教你了解自己身体的奥秘

王子安◎主编

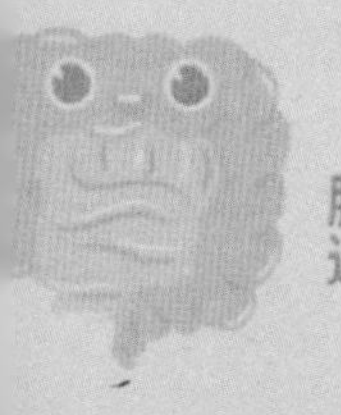

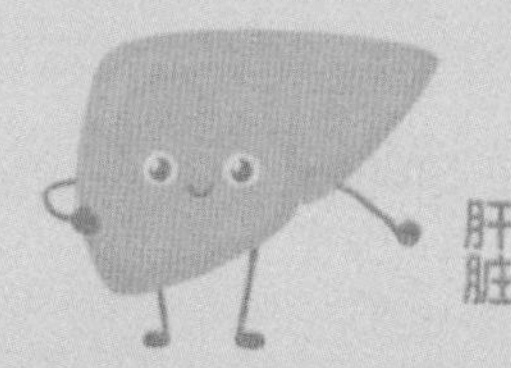

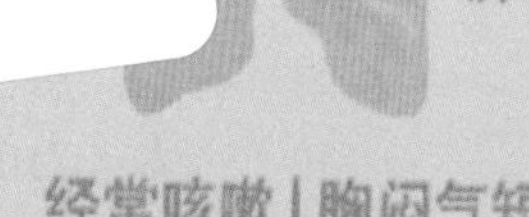

秘 | 易放屁　痘痘 | 指甲竖纹 | 易怒　胸闷刺痛 | 呼吸短促　经常咳嗽 | 胸闷气短

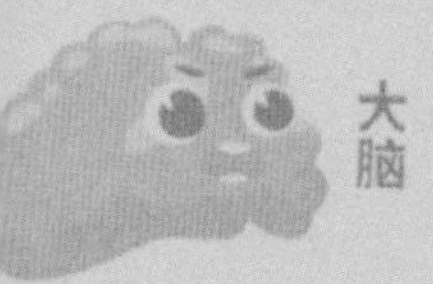

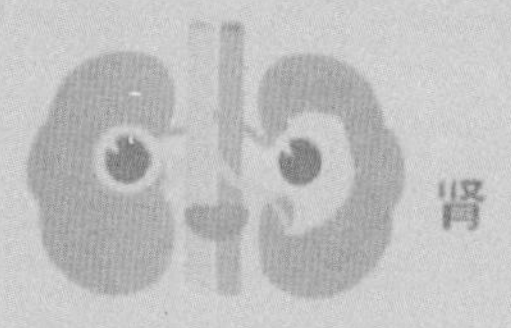

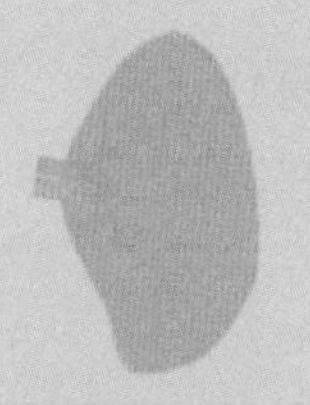

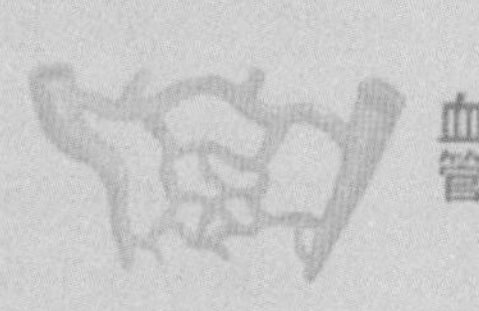

差 | 理解力下降　水肿 | 频繁起夜　口腔溃疡 | 精神不振　血压低 | 四肢无力

汕頭大學出版社

图书在版编目（ＣＩＰ）数据

教你了解自己身体的奥秘 / 王子安主编. -- 汕头 : 汕头大学出版社, 2012.5（2024.1重印）
ISBN 978-7-5658-0794-7

Ⅰ. ①教… Ⅱ. ①王… Ⅲ. ①人体－普及读物 Ⅳ. ①R32-49

中国版本图书馆CIP数据核字(2012)第096805号

教你了解自己身体的奥秘

主　　编：王子安
责任编辑：胡开祥
责任技编：黄东生
封面设计：君阅天下
出版发行：汕头大学出版社
　　　　　广东省汕头市汕头大学内　邮编：515063
电　　话：0754-82904613
印　　刷：唐山楠萍印务有限公司
开　　本：710 mm×1000 mm　1/16
印　　张：12
字　　数：75千字
版　　次：2012年5月第1版
印　　次：2024年1月第2次印刷
定　　价：55.00元
ISBN 978-7-5658-0794-7

前　言

这是一部揭示奥秘、展现多彩世界的知识书籍，是一部面向广大青少年的科普读物。这里有几十亿年的生物奇观，有浩淼无垠的太空探索，有引人遐想的史前文明，有绚烂至极的鲜花王国，有动人心魄的考古发现，有令人难解的海底宝藏，有金戈铁马的兵家猎秘，有绚丽多彩的文化奇观，有源远流长的中医百科，有侏罗纪时代的霸者演变，有神秘莫测的天外来客，有千姿百态的动植物猎手，有关乎人生的健康秘籍等，涉足多个领域，勾勒出了趣味横生的“趣味百科”。当人类漫步在既充满生机活力又诡谲神秘的地球时，面对浩瀚的奇观，无穷的变化，惨烈的动荡，或惊诧，或敬畏，或高歌，或搏击，或求索……无数的探寻、奋斗、征战，带来了无数的胜利和失败。生与死，血与火，悲与欢的洗礼，启迪着人类的成长，壮美着人生的绚丽，更使人类艰难执着地走上了无穷无尽的生存、发展、探索之路。仰头苍天的无垠宇宙之谜，俯首脚下的神奇地球之谜，伴随周围的密集生物之谜，令年轻的人类迷茫、感叹、崇拜、思索，力图走出无为，揭示本原，找出那奥秘的钥匙，打开那万象之谜。

人体是一台伟大的机器，内部充满了各种化学物质，它的各个部分能够精确的合作。它可以产生很多东西，从汗液到记忆。它还有许多你不知道的秘密。不要忽视你从头到脚的一些看似不明显的身体信号，那是身体在告诉你自己的健康状况：是否患上了什么疾病？造成了什么机能失调？

每个人在接到医生的最后定论之前，都可以先自我判定身体的健康状况。在需要的时候，你掌握的知识比别人多一点，那么你的生命可能就会多出很长一段距离。如何当好自己的保健医生呢？首先就需要了解自身的身体秘密。

《教你了解自己身体的奥秘》一书共五章，第一章则是对人体总的概述，包括人图的构成与构造等；第二章分述了人体的大脑与五官；第三章介绍了人体的系统，如运动系统与呼吸系统等；第四章叙述了人体与健康的关系；第五章则是对人体内部奥秘的解码。本书通过对人体各个器官的叙述与解码，使人们更加清楚科学地认识自身身体的零部件，从而更好地锻炼机能，保持健康。

此外，本书为了迎合广大青少年读者的阅读兴趣，还配有相应的图文解说与介绍，再加上简约、独具一格的版式设计，以及多元素色彩的内容编排，使本书的内容更加生动化、更有吸引力，使本来生趣盎然的知识内容变得更加新鲜亮丽，从而提高了读者在阅读时的感官效果。

由于时间仓促，水平有限，错误和疏漏之处在所难免，敬请读者提出宝贵意见。

2012年5月

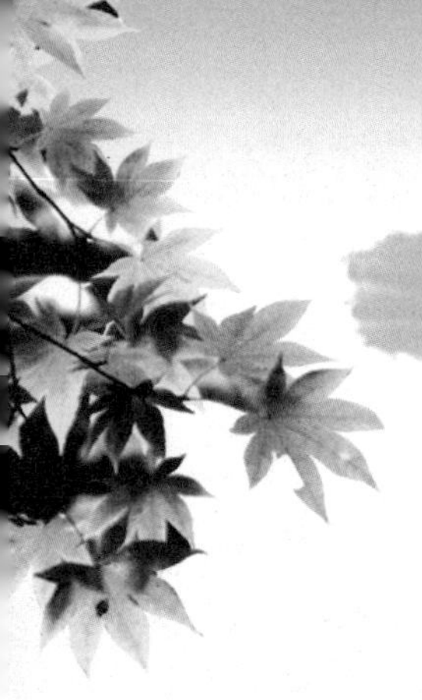

目　录 contents

第一章　人体

第二章　大脑与五官

第三章　人体系统

contents

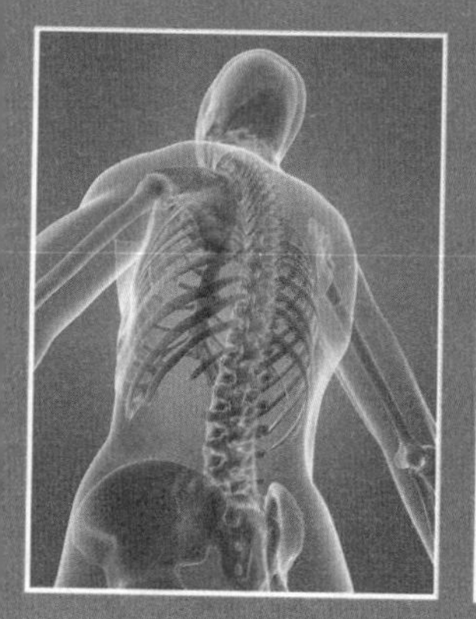
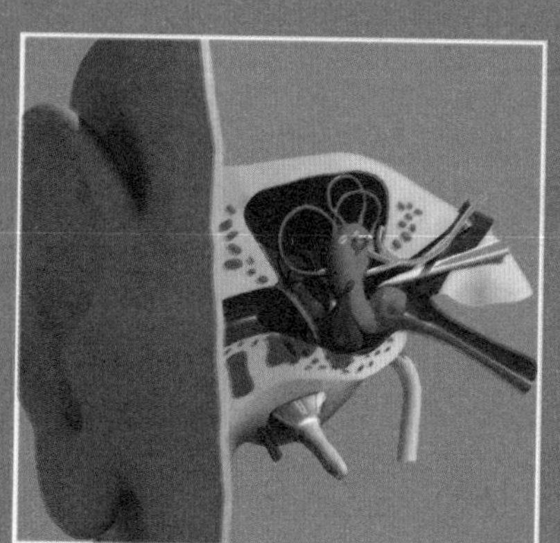
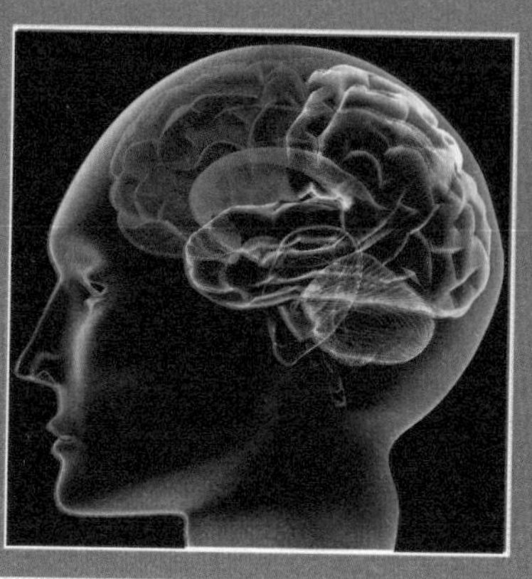

第一章

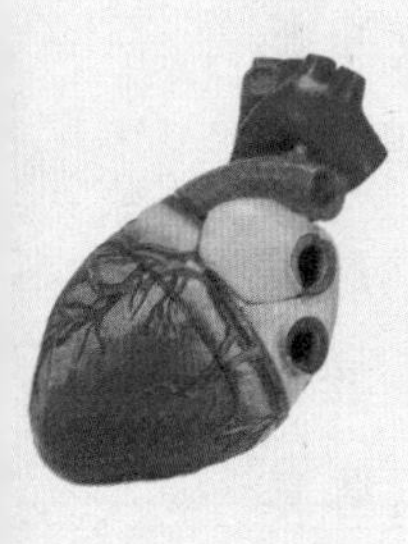
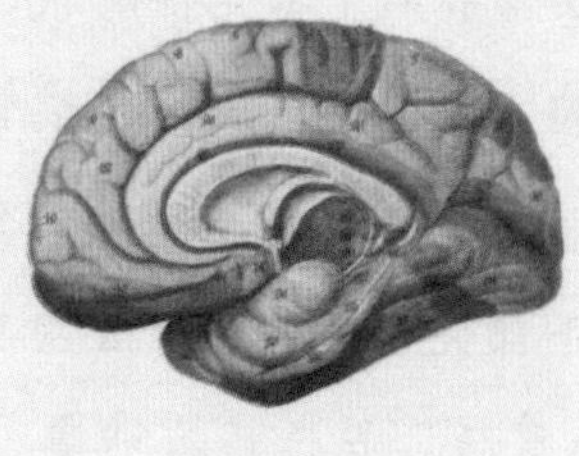
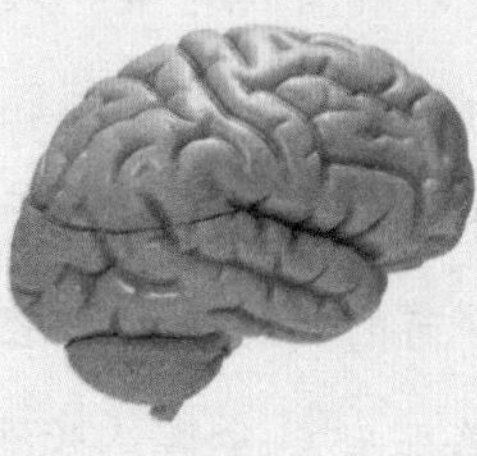
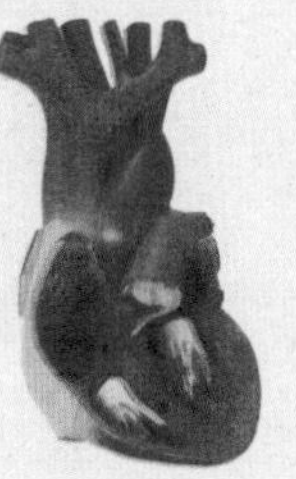

人　体

在茫茫宇宙中，最后成为地球主宰的是人类。虽然说恐龙、始祖鸟等是动物很神秘，但是，人类才是世间最为神秘莫测的，也是最值得人们探索的。人的神秘不仅仅体现在大脑上，也体现在人的身体上。人体身体其实就是一本百科全书。

人体是人们进行任何活动最为基本的实体，人体表面是皮肤，皮肤包裹着肌肉和骨骼。人体的头部和躯干部是由皮肤、肌肉和骨骼围成为的两个大腔：颅腔和体腔。颅腔内有脑，与椎管中的脊髓相连。体腔又由膈分为上下两个腔：上面的叫胸腔，内有心、肺等器官；下面的叫腹腔，腹腔的最下部又叫盆腔，腹腔内有胃、肠、肝、肾等器官，盆腔内有膀胱和直肠，女性还有卵巢、子宫等器官。

人体的奥妙奇妙无穷，只有真正了解人体，才能让身体更加健康，才能创造更美好的未来。本章主要从人体概况、构成和构造三个方面来来简单介绍人体，使读者能从整体上对人体有个大致的了解。

人体概况

人体表面是皮肤，皮肤下面有肌肉和骨骼。在头部和躯干部，由皮肤、肌肉和骨骼围成为两个大的腔：颅腔和体腔颅腔和脊柱里的椎管相通。颅腔内有脑，与椎管中的脊髓相连。体腔又由膈分为上下两个腔：上面的叫胸腔，内有心、肺等器官；下面的叫腹腔，腹腔的最下部（即骨盆内的部分）又叫盆腔，腹腔内有胃、肠、肝、肾等器官，盆腔内有膀胱和直肠，女性还有卵巢、子宫等器官。

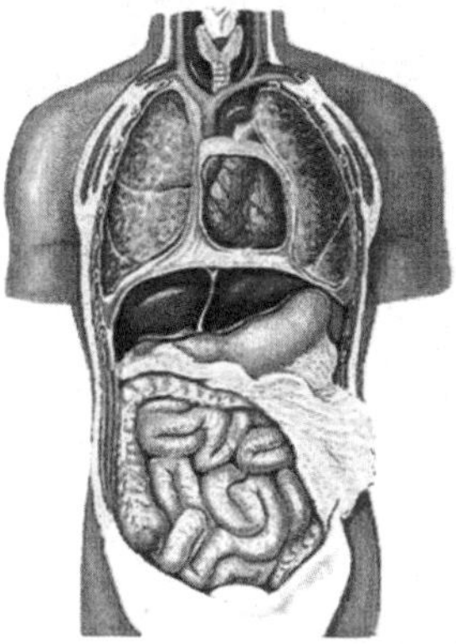

骨骼结构是人体构造的关键，在外形上决定着人体比例的长短、体形的大小以及各肢体的生长形状。人体约有206块骨，组成人体的支架。

人体“空间医学”是通过调整人体内部，存在的各空间部分之能量场的运动和功能，净化人体内部空间，为细胞的辐射与吸收提供良好的空间环境，同时推动与撞击各细胞群体，激活、改善细胞的活力，恢复细胞的消化、吸收功能，从而发挥和调整人体本身潜能状态，进而达到防治疾病及健康长寿的目的。

《空间医学》继承和发扬了中国传统医学精华，并融汇西医的细胞理论，以及传统中医：“天人合一”、养生健身、整体治疗、增智开慧等完美体现，是试创中医唯象理论的成功尝试。

人体构成

人体由无机物和有机物构成。无机物主要为钠、钾、磷和水等；有机物主要为糖类、脂类、蛋白质与核酸等。

人体结构的基本单位是细胞。细胞之间存在着非细胞结构的物质，称为细胞间质。细胞可分为三部分：细胞膜、细胞质和细胞核。细胞膜主要由蛋白质、脂类和糖类构成，有保护细胞，维持细胞内部的稳定性、控制细胞内外的物质交换的作用。细胞质是细胞新陈代谢的中心，主要由水、蛋白质、核糖核酸、酶、电解质等组成。细胞质中还悬浮有各种细胞器。主要的细胞器有线粒体、内质网、溶酶体、中心体等。细胞核由核膜围成，其内有核仁和染色质。染色质含有核酸和蛋白质。核酸是控制生物遗传的物质。

神经组织由神经元和神经胶质细胞构成，具有高度的感应性和传导性。神经元由细胞体、树突和轴突构成。树突较短，像树枝一样分支，其功能是将冲动传向细胞体；轴突较长，其末端为神经末梢，其功能是将冲动由胞体向外传出。

肌组织由肌细胞构成，肌细胞有收缩的功能。肌组织按形态和功能可分为骨骼肌、平滑肌和心肌三类。

结缔组织由细胞、细胞间质和纤维构成，其特点是细胞分布松散，细胞间质较多。结缔组织主要包括：疏松结缔组织、致密结缔组织，脂肪组织、软骨、骨、血液和淋巴等。它们分别具有支持、联结、营养、防卫、修复等功能。

人体构造

☆ 人体构造概述

人体的构造十分复杂。按现在的解剖学的学说，人体可以分为以下10个系统，分别是：皮肤系统：由皮肤、毛发、指甲/趾甲、汗腺及皮脂腺所组成；覆盖体表的器官神经系统，由脑、脊髓、以及与之相连并遍布全身

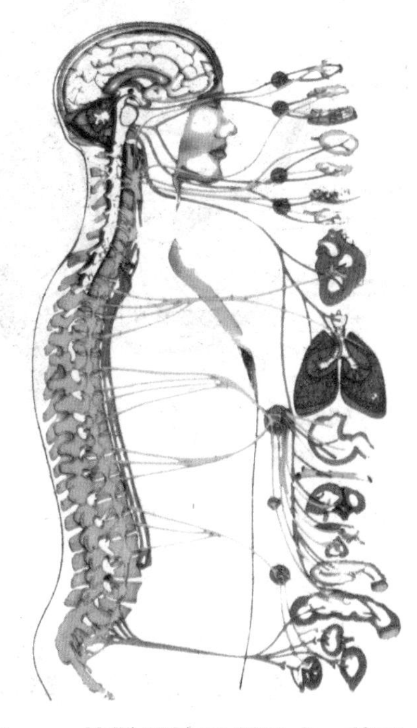

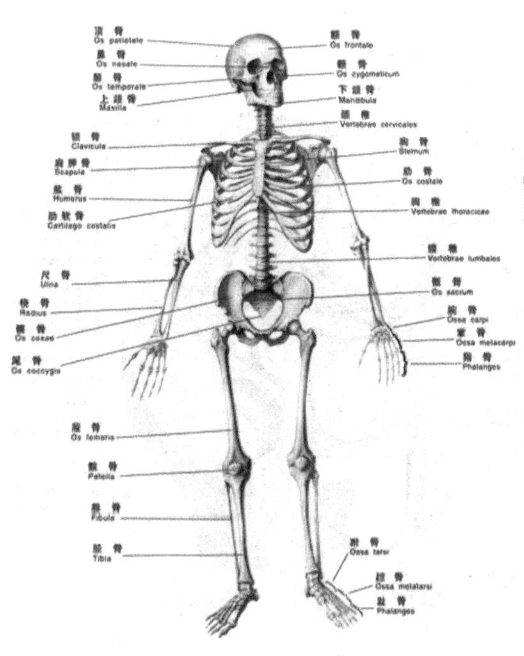

的周围神经所组成。其可分为中枢神经系统，包括脑和脊髓以及周围神经系统。其中不受人体主观意志控制的部分称为自主神经系统或植物神经系统；运动系统：由骨、关节和

骨骼肌组成，构成坚硬骨支架，赋予人体基本形态。骨骼支持体重、保护内脏。骨骼肌附着于骨，在神经系统支配下，以关节为支点产生运动。骨骼肌：属横纹肌，接受神经支配，随人的意志而收缩，又称随意肌。成人约有600多块骨骼肌。骨：骨主要由骨组织构成，有一定形态及构造，外被骨膜，内为骨髓，含在丰富的血管、淋巴管及神经。成人有206块骨，可分颅骨、躯干骨和四肢骨。关节：骨与骨之间借纤维组织、软骨或骨相连，称为关节或骨连结。可分为纤维连结（纤维关节）、软骨和骨性连结（软骨关节）以及滑膜关节三大类，滑膜关节常简称关；呼吸系统：由鼻、喉、气管及肺组成，主要为人体气体交换之所；循环系统：又称

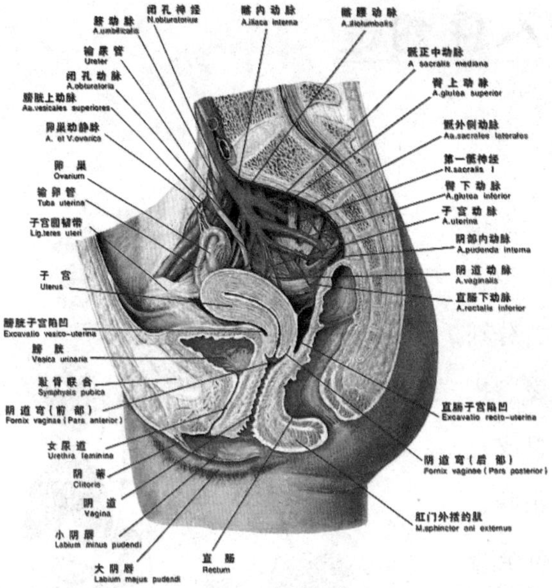

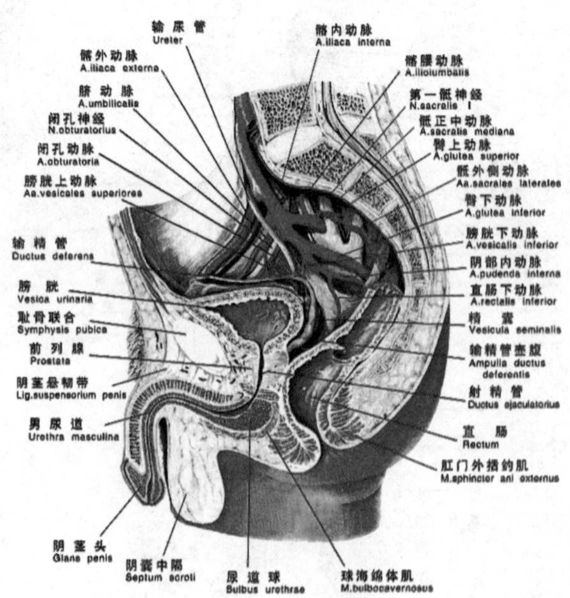

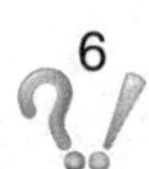

心血管系统，由心脏、血管及血液所组成，负责体内物质运输功能；消化系统：由口腔、咽、食管、胃、小肠、大肠、肛管、肝、胆、胰等组成。其主要为消化食物，吸

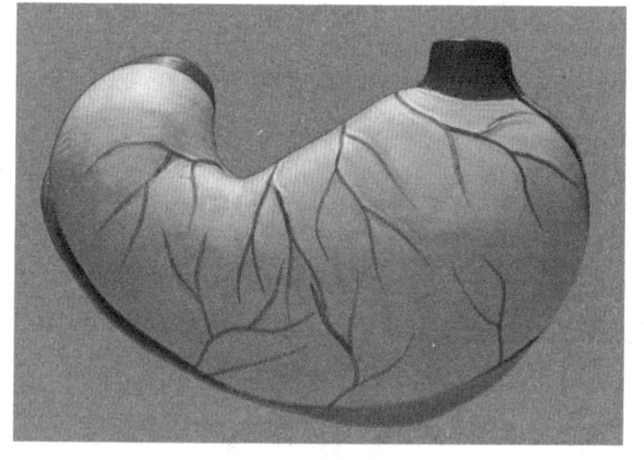

收营养，排出消化吸收后的食物残渣，其中咽与口腔还参与呼吸和语言活动；泌尿系统：由肾脏、输尿管、膀胱及尿道所组成，主要负责排除机体内溶于水的代谢产物；生殖系统：由内生殖器与外生殖器组成。其中男性生殖系统由生殖腺/睾丸、管道（附睾、输精管、射精管）、附属腺体（精囊、前列腺、尿道球腺）、阴囊、阴茎组成，女性生殖系统由生殖腺/卵巢、输送管道（输卵管、子宫、阴道）组成，具有繁衍的功能；内分泌系统：由身体不同部位和不同构造的内分泌腺和内分泌组织构成，其对机体的新陈代谢、生长发育和生殖活动等进行体液调节；淋巴系统：由淋巴器官、各级淋巴管道和散在的淋巴组织构成，其中流动着无色透明之淋巴。其主要协助静脉运送体液回归血循环，转动脂肪和其他大分子，且参与免疫过程，是人体重要的防护屏障。从外观可分类如下：头颈部、躯干部、手臂部、腿脚部。

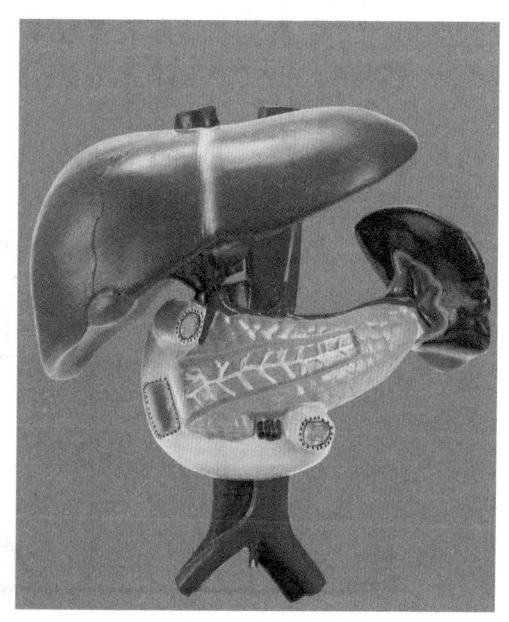

☆ 人体构造比例

达·芬奇是欧洲文艺复兴时代意大利的著名画家，他在长期的绘画实践和研究中，发现并提出了一些重要的人体绘画规律：标准人体的比例为头是身高的1/8，肩宽是身高的1/4，平伸两臂的宽度等于身长，两腋的宽度与臀部宽度相等，乳房与肩胛下角在同一水平上，大腿正面厚度等于脸的厚度，跪下的高度减少1/4。达·芬奇认为，人体凡符合上述比例，就是美的。这一人体比例规律在今天仍被

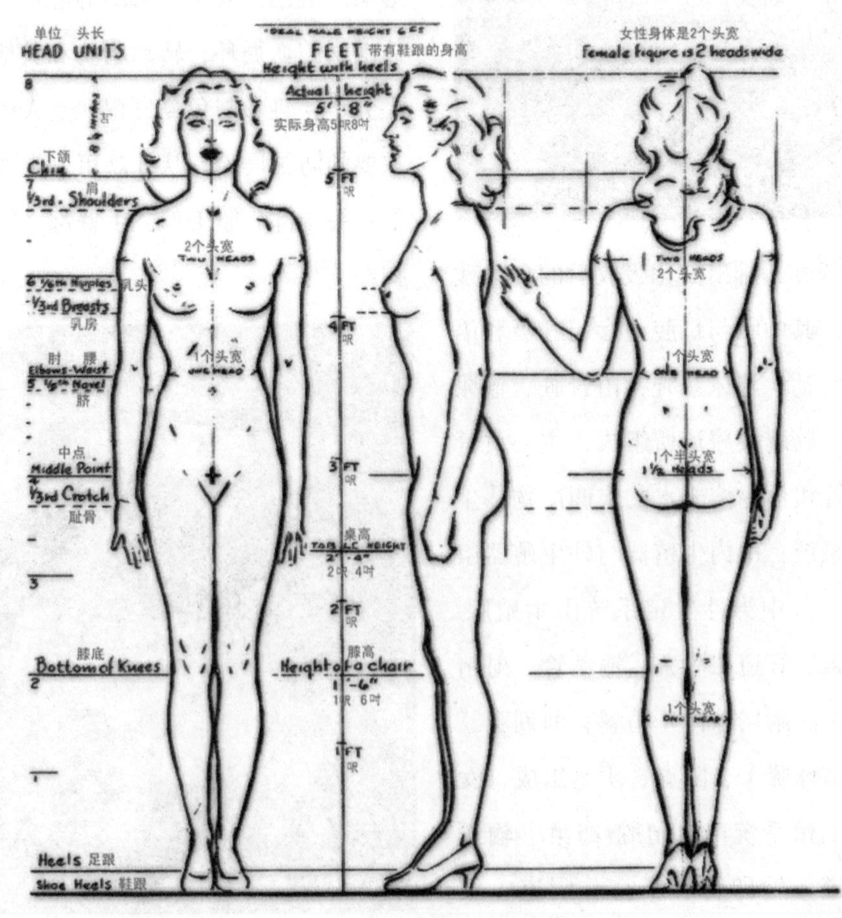

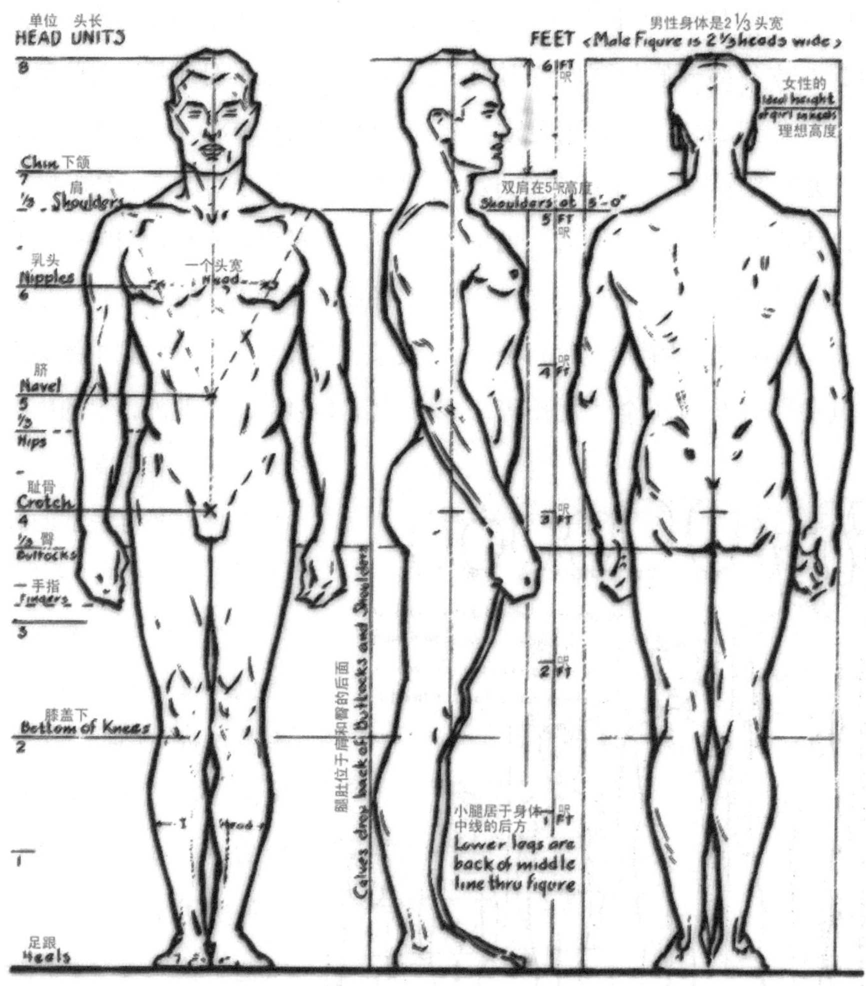

认为是十分有价值的。

进一步的研究发现，对称也是人体美的一个重要因素。人体的形体构造和布局，在外部形态上都是左右对称的。比如面部，以鼻梁为中线，眉、眼、颧、耳都是左右各一，两侧的嘴角和牙齿也都是对称的。身体前以胸骨、背以脊柱为中线，左右乳房、肩及四肢均属对称。倘若这种对称受到破坏，就不能给人以美感。因此，修复对称是人体美容的重要原则之一。但是，对称也是相对的，而不可能是绝对的。人体各部分假如真的绝对对称，那就会反而失去生动的美感。

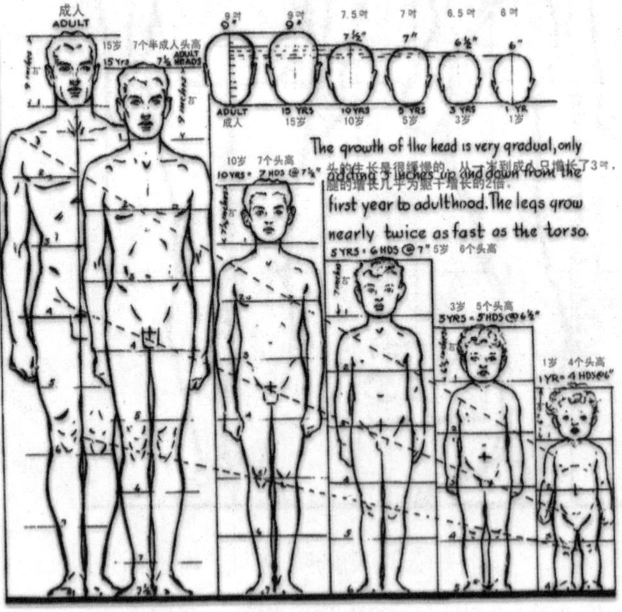

关于人体美的规律最伟大的发现，是关于“黄金分割定律”的发现。所谓黄金分割定律，是指把一定长度的线条或物体分为两部分，使其中一部分对于全体之比等于其余一部分对这部分之比。这个比值是0.618∶1。据研究，就人体结构的整体而言，每个部位的分割无一不是遵循黄金分割定律的。如肚脐，这是身体上下部位的黄金分割点：肚脐以上的身体长度与肚脐以下的比值是0.618∶1。人体的局部也有3个黄金分割点。一是喉结，它所分割的咽喉至头顶与咽喉至肚脐的距离比也为0.618∶1；二是肘关节，它到肩关节与它到中指尖之比还是0.618∶1；此外，手的中指长度与手掌长度之比，手掌的宽度与手掌的长度之比也是0.618∶1。牙齿的冠长与冠宽的比值也与黄金分割的比值十分接近。因此，有人提出，如人体符合以上比值，就算得上一个标准的美男子或美女。造型艺术按照黄金分割定律来安排各个部位，确实能给人以和谐的美感。更为有趣的是，人们发现，按照黄金分割定律来安排作息时间，即每天活动15小时，睡眠9小时，是最科学的生活方式。9小时的睡眠既有利于机体细胞、组织、器官的活动，又有利于机体各系统的协调，从而有利于机体的新陈代谢，恢复体力和精力。而这样的时间比例（15：24或9：15）大约是0.618。正因为黄金分割如此神奇，并在人体中表现得如此充分，因此有人把它视为人的内在审美尺度。按这种观点，任何东西只要符合黄金分割，就一定是美的。例如，人们的各种家具肯定不能都做成正方形，而几乎都要做成有一定长度比的形状，而这个比值一定与0.618接近。电视机的荧屏、电冰箱的开门、门窗的设计等等，无一不是有意或无意地遵循着黄金分割定律。就连舞台上报幕员所出现的位置，也大体上是在舞台全宽的0.618处，观众视觉形象最为美好。在舞台正中出现的效果肯定是不如那种位置的。

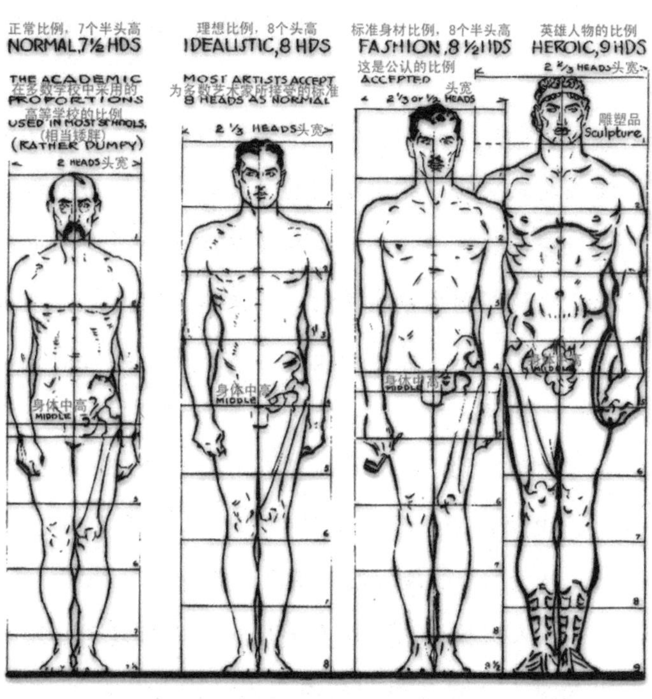

黄金分割经过数学家华罗庚的研究，发现了其中深奥的科学道理。由他推广的“优选法”（又叫0.618法）在科学实验和解决人们现实生活中许多难题方面，都做出过伟大贡献，而这种科学的奥妙竟然能在人体中得到最完美的表现，这不能不说是神奇大自然的造化。

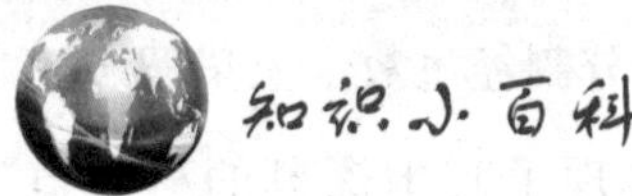

古人对生命的认识

生命科学是现代生理学知识的范围，古人对生命的认识是从实际生活经验而得的。战国时期的《黄帝内经》初步总结了一些人体生理活动的规律，以说明疾病的缘由及其变化的原因。中国古代早期的生理学知识主要从解剖生命实体的经验里积累起来，其中对内分泌的认识就是典型的例子。从甲骨文的记载，古人很早就对家畜，如猪、马等施行阉割术。《周礼·校人》也有关于阉马的记载。人们从施行阉割术的实际经验里，知道切除生物的生殖器官与内分泌变化的关系。经过阉割后的动物，由于内分泌作用出现变化，改变了其凶猛的性格，使它们变得温驯，便于饲养管理，及提高肉的产量和质量。

古人大概是从动物身上切除腺体后得到启发，因而在商周时期也出现了对人体实行类似的阉割术，即所谓的“宫刑”，《诗经·大雅》《周礼》中都有这方面的记载。后来历朝充当宫廷内侍的宦官也都被施行阉割术，人们逐渐从这些被阉割的宦官中观察到第二特征的明显变化，这些经验为古代生物学积累了不少相关的生理学知识。

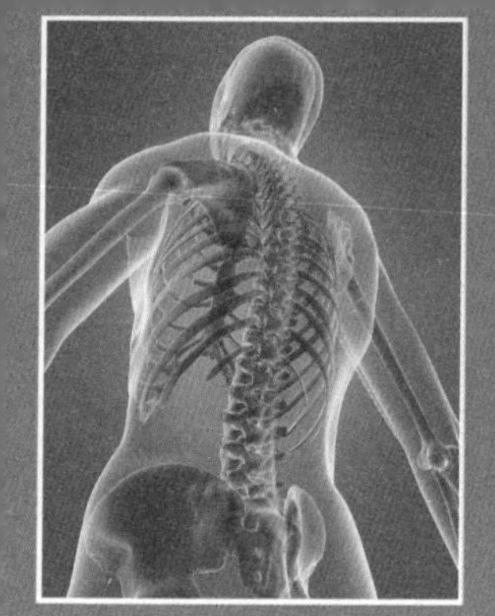
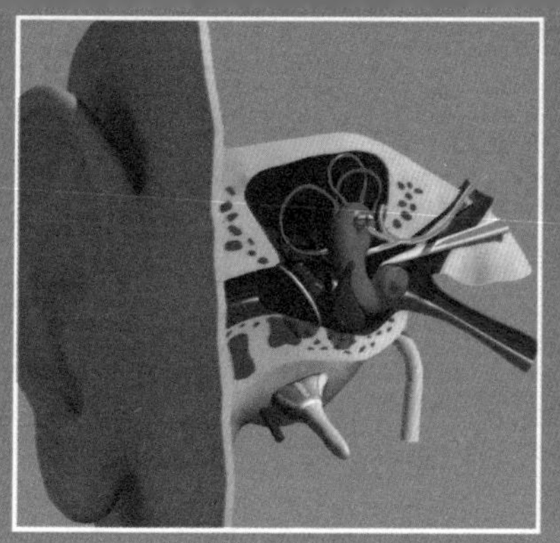
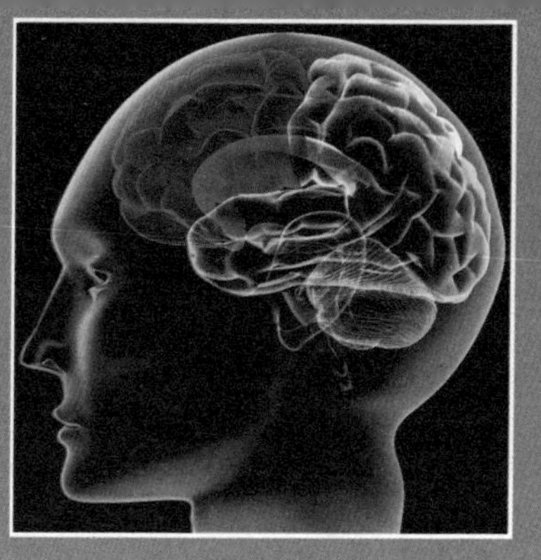

第二章

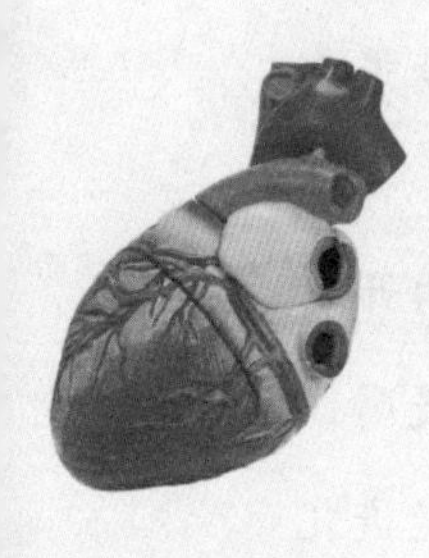
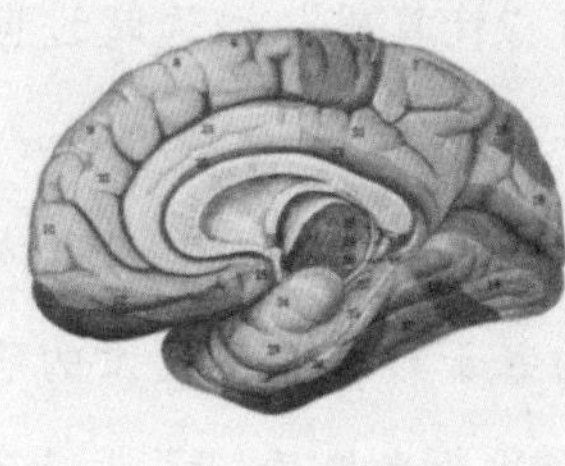
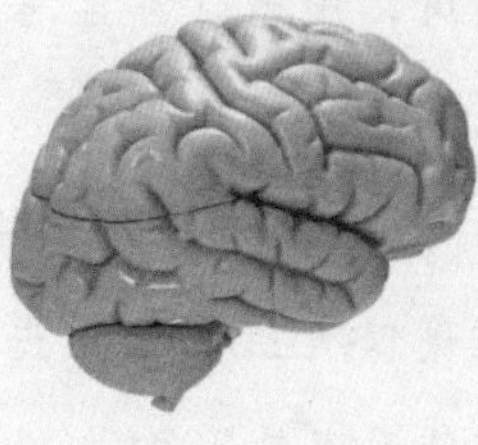
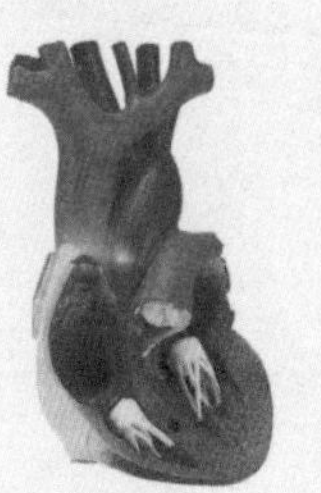

大脑与五官

人体所有的活动是在人的大脑的指挥下进行工作的，大脑的神秘更是不言而喻。

脑又称端脑，脊椎动物脑的高级神经系统的主要部分，由左右两半球组成，在人类为脑的最大部分，是控制运动、产生感觉及实现高级脑功能的高级神经中枢。广义的大脑指小脑幕以上的全部脑结构，即端脑、间脑和部分中脑。

人的大脑由140亿个脑细胞组成，每个脑细胞可生长出2万个树枝状的树突，用来计算信息。人脑“计算机”远远超过世界最强大的计算机。

人类对于大脑的研究有2500年的历史，然而对自身大脑的开发和利用程度仅有10%。但据最新的基于核磁共振技术的研究表明，人的大脑使用率是100%，从漫长的进化角度看，人类是不可能进化出利用率这么低的大脑。这表明：人类总是对未知的事物持乐观的态度，这样的态度有助于人类保持研究这个事物的热情。

头颅上的五官也是非常重要的器官，它们都非常神奇。本章主要介绍人的大脑和五官，通过本章的阅读，对大脑和五官会有较为深入的了解。

脑

☆ 结 构

脑又称端脑，是脊椎动物脑的高级神经系统的主要部分，由左右两半球组成，在人类为脑的最大部分，是控制运动、产生感觉及实现高级脑功能的高级神经中枢。脊椎动物的端脑在胚胎时是神经管头端薄壁的膨起部分，以后发展成大脑两半球，主要包括大脑皮层和基底核两部分。大脑皮层是被覆在端脑表面的灰质、主要由神经元的胞体构成。皮层的深部由神经纤维形成的髓质或白质构成。髓质中又有灰质团块即基底核，纹状体是其中的主要部分。广义的大脑指小脑幕以上的全部脑结构，即端脑、间脑和部分中脑。

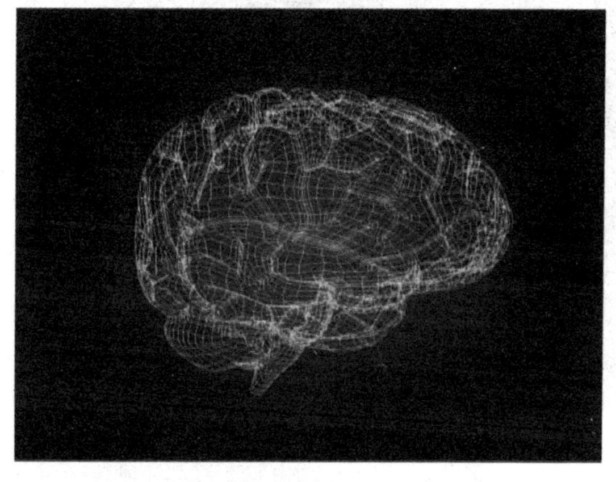

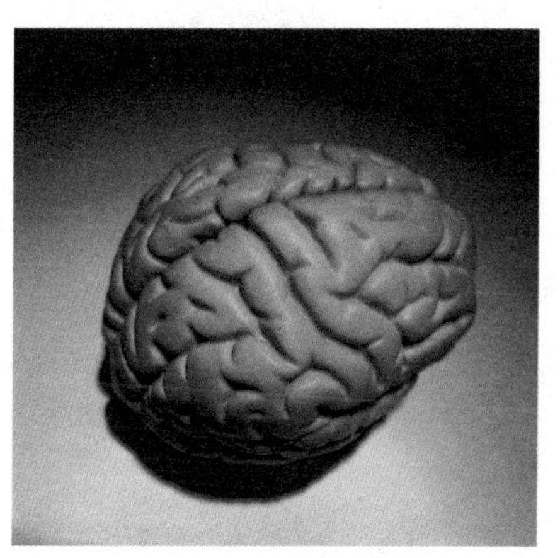

大脑大约由140亿个细胞构成，重约1400克，大脑皮层厚度约为2～3毫米，总面积约为2200平方

厘米，据估计脑细胞每天要死亡约10万个（越不用脑，脑细胞死亡越

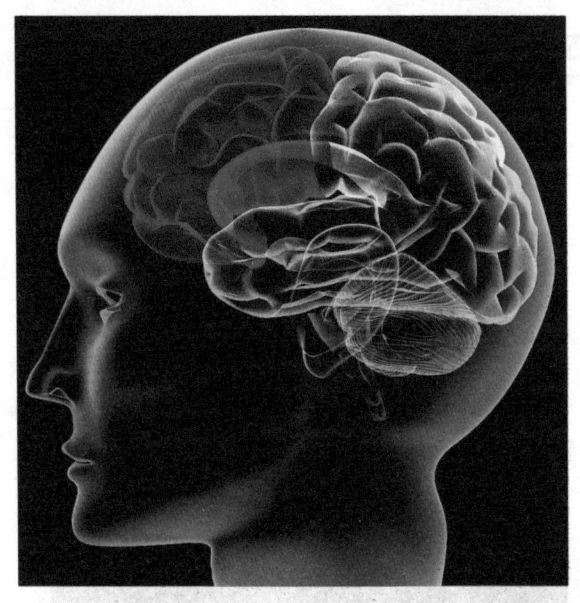

多）。一个人的脑储存信息的容量相当于1万个藏书为1000万册的图书馆，人脑中的主要成分是水，占80%。它虽只占人体体重的2%，但耗氧量达全身耗氧量的25%，血流量占心脏输出血量的15%，一天内流经大脑的血液为2000升。大脑消耗的能量若用电功率表示大约相当于25瓦。因为有80%是水，所以它就有些像豆腐，但是它不是方的，而是圆的；也不是白的而是淡粉色的。

大脑主要包括左、右大脑半球，是中枢神经系统的最高级部分。人类的大脑是在长期进化过程中发展起来的思维和意识的器官。大脑半球的外形和分叶左、右大脑半球由胼胝体相连。半球内的腔隙称为侧脑室，它们借室间孔与第三脑室相通。每个半球有三个面，即膨隆的背外侧面，垂直的内侧面和凹凸不平的底面。背外侧面与内侧面以上缘为界，背外侧面与底面以

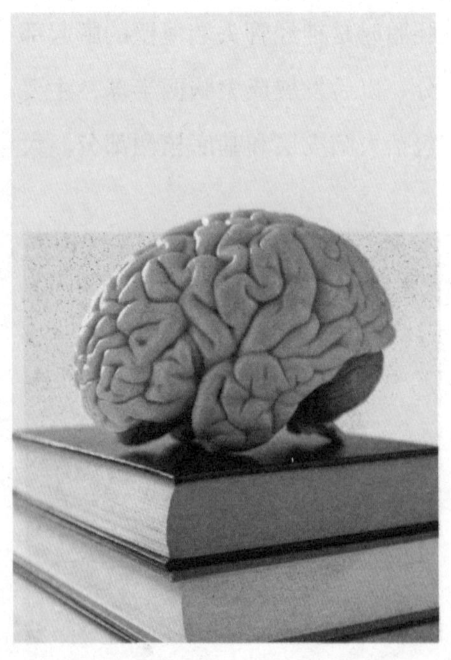

下缘为界。半球表面凹凸不平，布满深浅不同的沟和裂，沟裂之间的隆起称为脑回。背外侧面的主要沟裂有：中央沟从上缘近中点斜向前

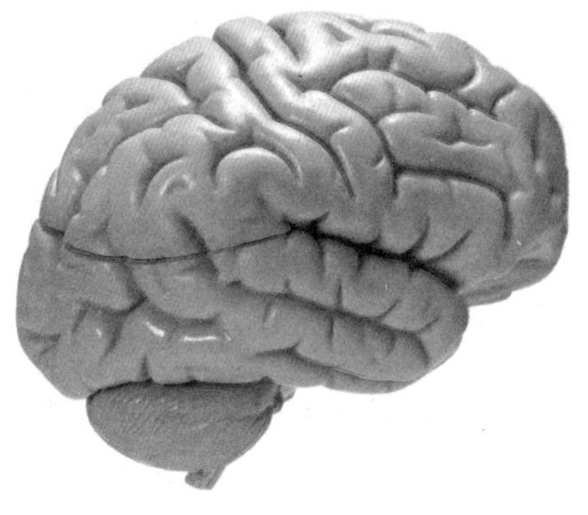

下方；大脑外侧裂起自半球底面，转至外侧面由前下方斜向后上方。在半球的内侧面有顶枕裂从后上方斜向前下方；距状裂由后部向前连顶枕裂，向后达枕极附近。这些沟裂将大脑半球分为五个叶：即中央沟以前、外侧裂以上的额叶；外侧裂以下的颞叶；顶枕裂后方的枕叶以及外侧裂上方、中央沟与顶枕裂之间的顶叶；以及深藏在外侧裂里的脑岛。另外，以中央沟为界，在中央沟与中央前沟之间为中央前回；中央沟与中央后沟之间为中央后回。

☆ 功　能

多少年来，人类的大脑一直是科学家们不懈研究的一个重要领域。根据最新研究，大脑的主要功能是分析产出样本，样本可以点亮丘脑的丘觉产生意识。目前，脑科学家们公认，人的大脑还有大量的潜力可挖。据报道，不久前，美国加利福尼亚大学的布鲁斯·米勒博士曾在人的大脑内成功地发现了“天才按钮”。米勒在自己的实验

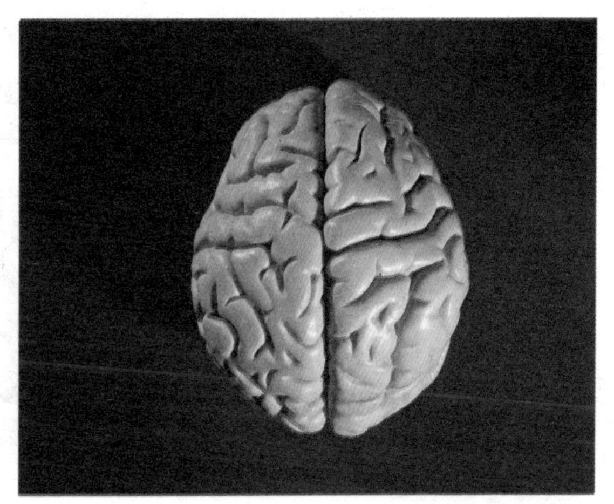

室里对72名因各种原因使大脑受过损伤的病人进行研究，发现了一

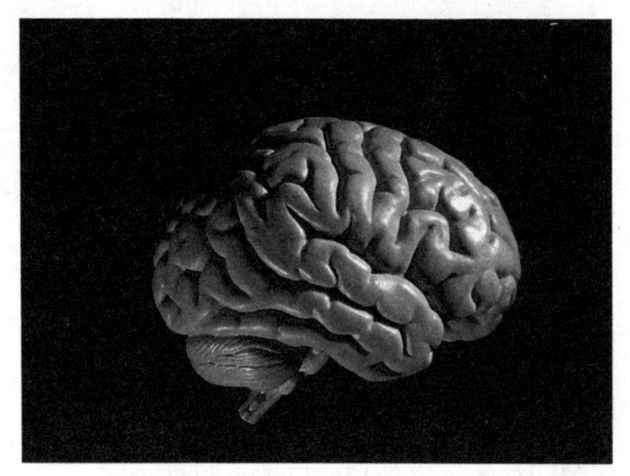

个规律：一旦人的右颞下受过伤，就有可能变成某个领域的天才。比如，一名9岁的男孩在部分大脑受损后竟成了一名天才的力学专家；还有一位56岁的工程师，大脑右半球皮质的部分神经元因病受到损伤后却激发了他的绘画天分，成了一位大画家。米勒博士认为这是因为受损神经元坏死后，大脑“天才区”被压抑了一辈子的天分被释放出来。而大脑连接左右半球的胼胝体具有信息沟通的功能，左右半球借此交换信息。曾经有一个病人被癫痫折磨，科学家们决定切除其胼胝体，一来也许可以解决患者的痛苦，二来可以研究胼胝体对大脑

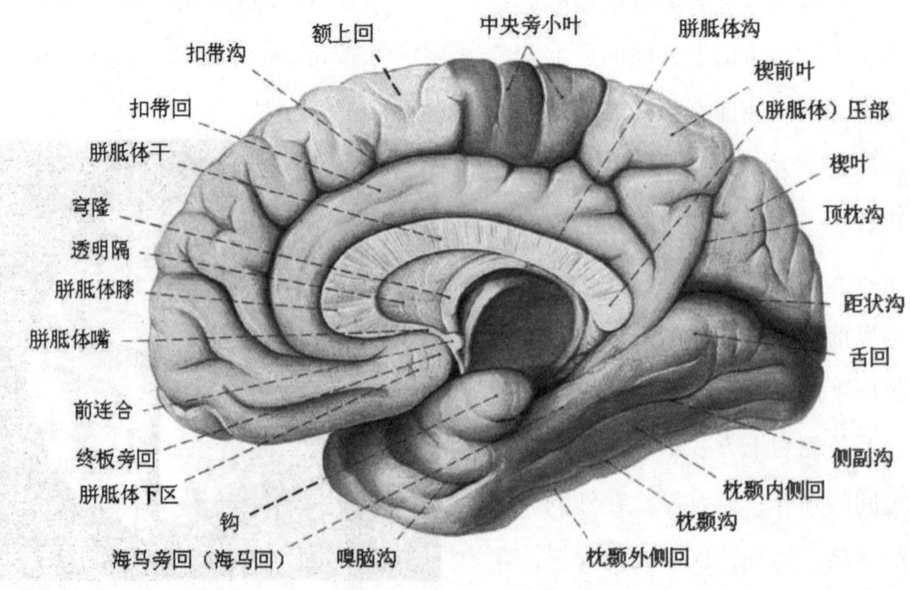

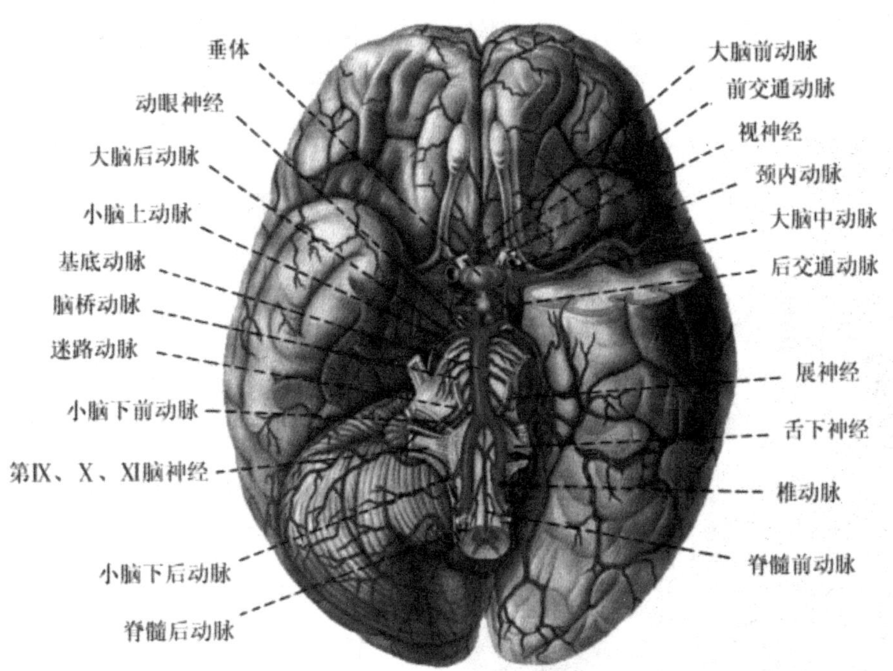

有何作用。结果，切除之后，患者的病痛减轻了，而跟踪观察也发现，患者的两个大脑半球“各自为战”，互不干涉，也不知道对方在干什么。也就是说，患者在使用大脑左半球的时候，却不知道自己的右脑得到了什么样的信息。

大脑分为古大脑和新大脑。古大脑是大脑的中心部分，相当于现在所说的大脑髓质部分和脊髓神经，是生命中枢所在地，是人类没有成为人类以前就存在的大脑；新大脑是人类大脑的边缘部分，相当于大脑皮质部分，它在地球上至少产生了500万年，虽然这500万年它的变化非常，可是它一直按照古大脑的某些特征在变，也就是说它是古大脑的一种功能上的扩大，这种变也不是凭空乱变，可以看出来，现在的鸟类智商不是很高，但是很会鸣啼，这种鸣啼一般在古大脑就已经产生了其功能，在新大脑只是使得这种功能可以变化而已。新大脑是人类之所以成为高智商人类的原因所在。古大脑依靠生物钟的母钟而发挥功能，新大脑依靠刺激发挥功能，但是它们又可相互影响，新大脑可以使古大脑产生功能变化，比如心跳和呼吸加快等等；

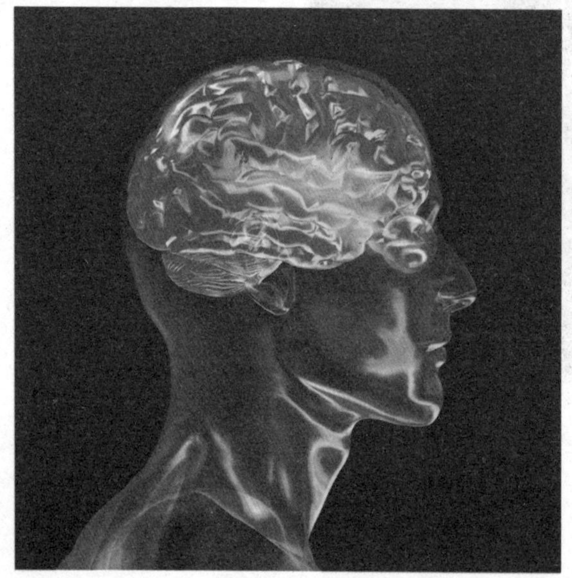

古大脑也可使新大脑发育和功能受阻，比如天生的痴呆儿。

人的大脑由140亿个脑细胞组成，每个脑细胞可生长出2万个树枝状的树突，用来计算信息。人脑“计算机”远远超过世界最强大的计算机。

人脑可储存50亿本书的信息，人脑神经细胞功能间每秒可完成信息传递和交换次数达1000亿次。

☆ **影响因素**

每个人的智力是有差别的，但归根结底是大脑功能的差别。大脑的化学物质绝大部分是先天的，但也有后天形成的，可以说人脑的聪明才智是先天和后天的“合金”。科学研究结果表明，人的智慧是遗传因素和环境因素相互作用的结果。因此，要使下一代更加聪明，就要提高人口质量，坚持优生优育。从化学角度来看，培育聪明的大脑，需要有良好的化学条件。研究表明，近亲联姻，夫妻双方或一方有智力缺陷，醉酒后受精等，对

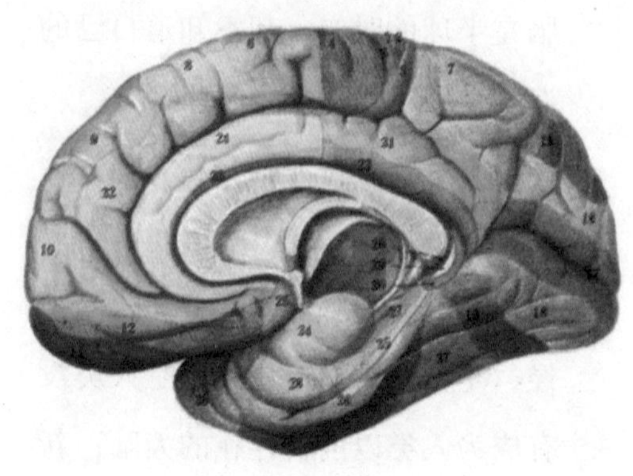

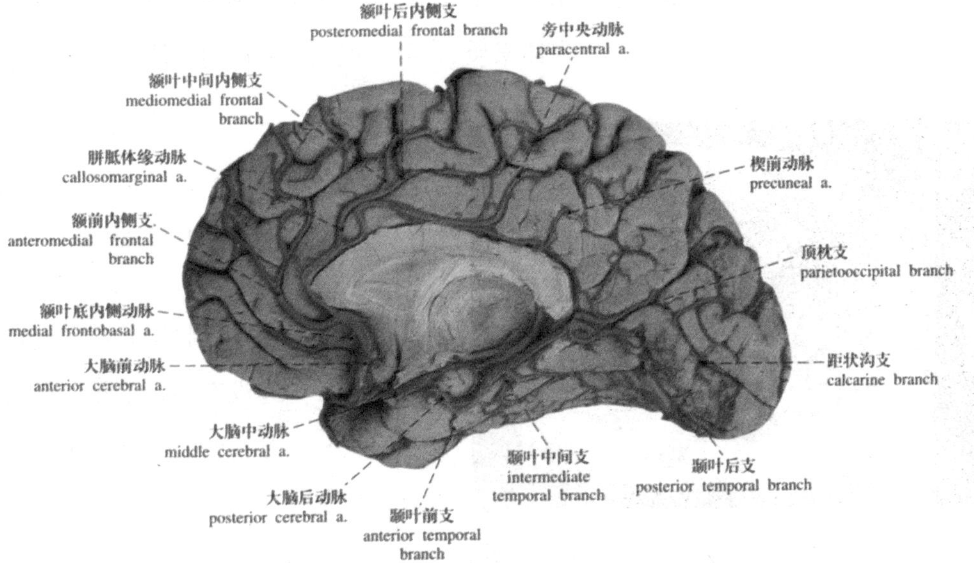

胎儿发育来说都是一种恶劣的化学环境。胎儿大脑的发育速度是相当惊人的。前三个月，其脑神经细胞竟以每分钟几十万个的速度增长。自7个月至9个月期间，主要是支持细胞体的神经纤维的发育并完善神经细胞间的联络体系。这段时间内，母亲应当有足够量的蛋白质、脂肪和碳水化合物以及各种维生素，同时要保持安定愉快的情绪，切忌焦虑、惊吓、生气和悲伤。终日焦虑的孕妇，脑中的肾上腺素会大量增加，从而使血管收缩，导致胎儿胆战心惊，心跳增快，大脑供血时急时慢。新生胎儿脑的平均重量为390克，出生后，大脑迅速发育。到3岁左右，平均为1100克。而成年人的脑重约1400克，也就是说，一个人大脑重量的80%是在3岁以前形成的。所以一些专家指出，在这段时间内，蛋白质对婴幼儿脑的发育是至关重要的。实验表明，当蛋白质摄入量充足时，脑中的儿茶酚胺浓度增加，去甲肾上腺素传递活跃，而去甲肾上腺素与大脑的学习、记忆关系十分密切。

日本在战后提倡更多地食用动物蛋白，特别是水产蛋白，使人体素质

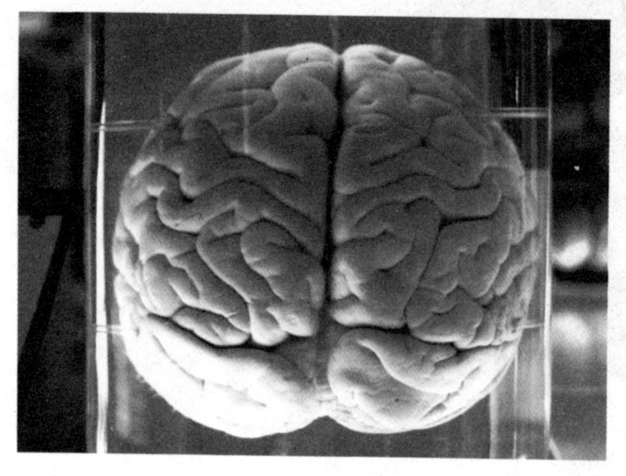

和寿命得到很大提高，现在已超越欧美，居世界领先地位。专家们还指出，胎儿和儿童的食物中如果缺乏蛋白质，会对大脑的智力产生灾难性影响，并把这种影响传给下一代，直至第三代才能恢复正常。蛋白质的来源仅仅依靠粮食是远远不够的。因为构成蛋白质所需要的20种氨基酸没有哪一种粮食能够全部提供。因此，现在不少国家，特别是发达国家都有专供孕妇和儿童食用的强化食品，以保证人口的整体素质。

☆ 记忆高峰

人的大脑每天有四个记忆高峰期。

第一个是早晨起床后：大脑在睡眠过程中并没有停止工作，而是在对头一天输入的信息进行编码整理。早晨醒后没有新的信息干扰，这时记东西会印象清晰。

第二个高峰期是在上午8点到10点：这时精力上升到旺盛期，处

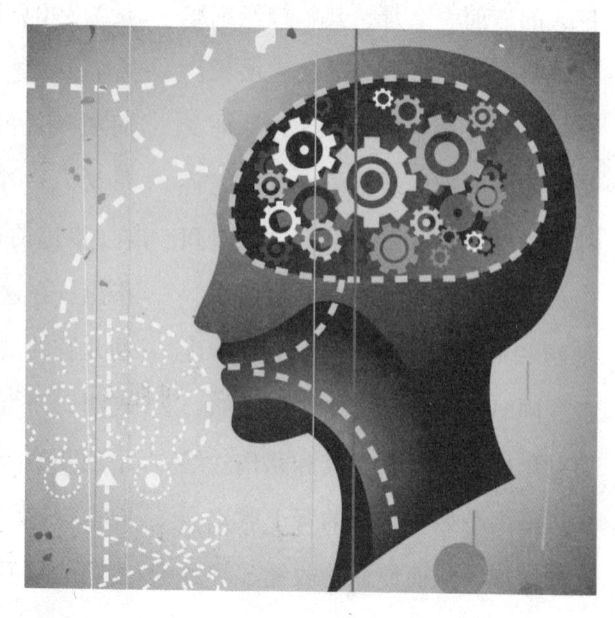

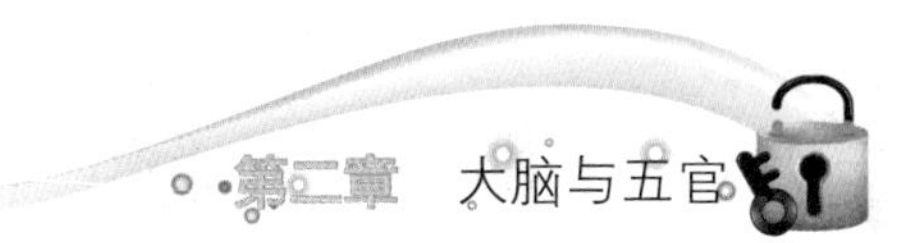

理识记效率高，记忆量增大。

第三个高峰期是在下午6到8点：这是一天中记忆最佳期。

第四个是临睡前1小时左右：这时识记材料后就入睡，不再有新信息输入，所以没有相互抑制的影响。

另外研究者还发现上午8点大脑具有严谨周密的思考能力，下午2点思考能力最敏捷，但推理能力则在白天12小时内递减。根据这些测试，早晨最好安排些严谨周密的工作，下午做一些需要快速完成的工作，晚上则做些需要加深记忆的工作。

在学习中，人们应该顺应大脑的这些“脾气”和“秉性”，扬长避短，合理安排工作学习，让大脑更好、更愉快地为我们工作。

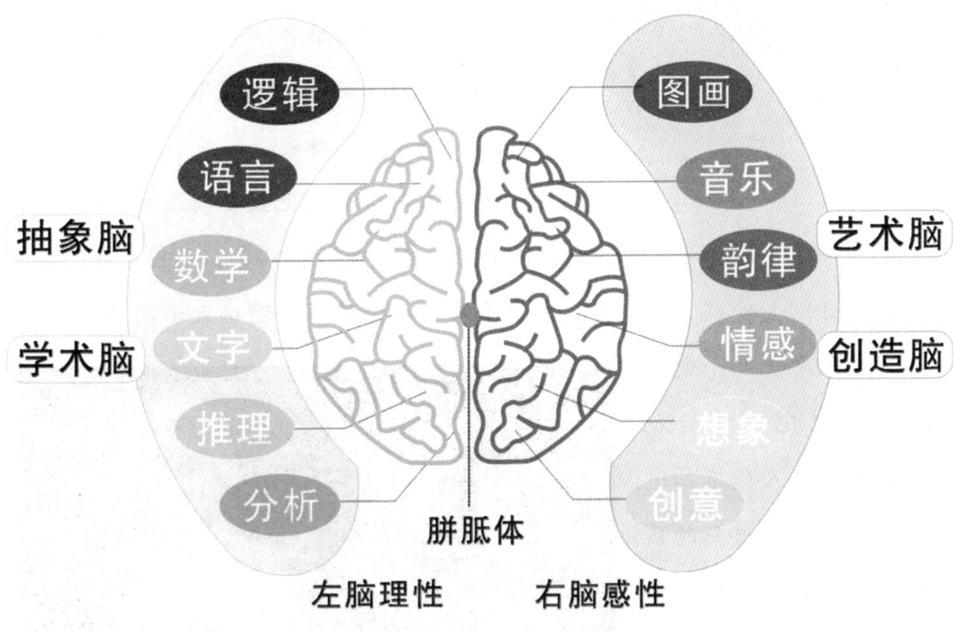

左右脑功能图

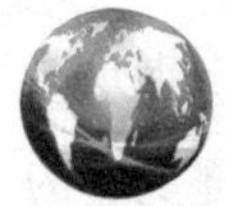

知识小百科

爱因斯坦的大脑之谜

科学泰斗爱因斯坦脑部结构的秘密，近年来被加拿大神经学家破解，他的大脑负责数学运算的部分，比常人的大脑大15%。这一发现一经宣布，立即在世界上引起轰动，爱因斯坦的身世也再次成为人们谈论的话题。

这位科学泰斗虽然聪明绝顶，但他肯定没想到，自己的大脑会给美国那些大搞克隆天才人物的科学家以启发，说不定有一天真的会克隆出另一个爱因斯坦来。

爱因斯坦被誉为人类历史上最具创造才华的科学家之一，也是20世纪最伟大的科学家。他出生于1879年，逝世于1955年4月18日。去世前，他在医院里亲手写下一份遗嘱，明确表示死后将重归“神秘之土”，遗体必须火化，然后把骨灰撒在人们不知道的地方。在遗嘱的最后，他庄重声明，不允许像其他一些名人那样把自己的住所改

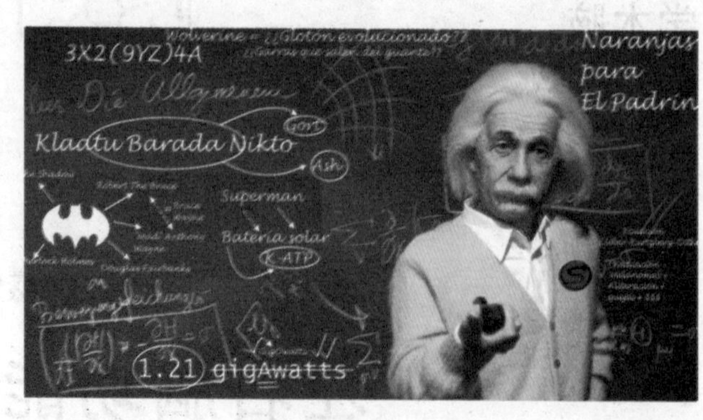

建成纪念馆。虽然遵照他的遗嘱，没有举行追悼会，也没有为他建立任何墓碑，但这位伟大的科学家永远被世人景仰和怀念。

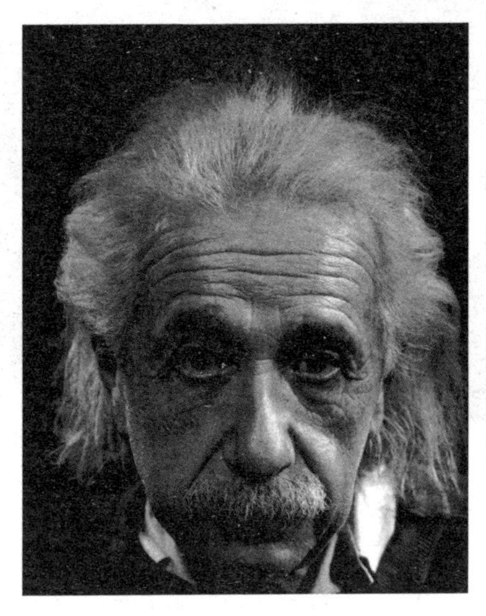

此后，有关他的遗嘱，社会上流传着许多种说法。有的人说，他生前已经明确表示，死后捐出脑部供科学研究；也有人说，爱因斯坦想到了自己大脑的重要性，但并没有表示捐出的意思；还有人说，他重病期间，与主治医生认真探讨过这个问题，但没有作出肯定的承诺。

分析人士认为，爱因斯坦当然知道自己大脑所具有的科研价值，因此如果他要力保脑袋和身体一起火化，不留给世人进一步研究，以其聪明，他必定会在遗嘱中详细声明，“死后遗体完整火化”，实际情况是，他并未写上“完整”这个字眼，所以他至少已经默许了“死后大脑可以供后人研究”。那个年代已经开始流行脑切片研究，爱因斯坦应该知道，要阻止人们进行脑切片研究几乎是不可能的。

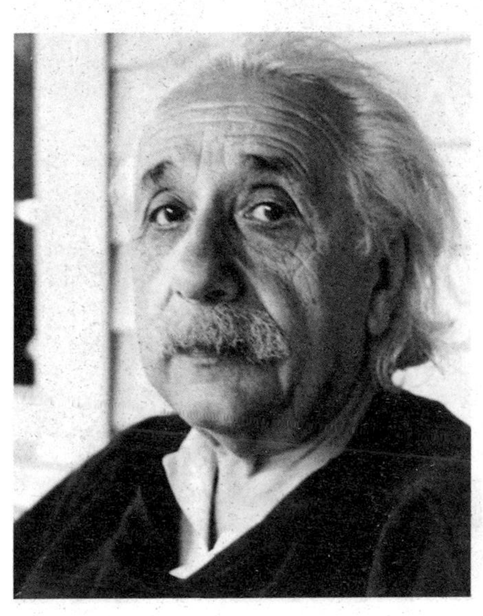

爱因斯坦去世时，在普林斯顿医院为他治病的医师名叫托马斯·哈维，他当时42岁。哈维医师对这位科学泰斗仰慕已久，他也一

直在考虑爱因斯坦的才智超群这个问题。事有凑巧，那天负责验尸的正是哈维医生，所以他顺顺当当地把爱因斯坦的大脑完整地取了出来。哈维医师把大脑悄悄带回家中，浸泡在消毒防腐药水里，后来又用树脂固化，再切成大约200片，并亲自动手研究大脑，同时也给科学界提供切片进行研究。

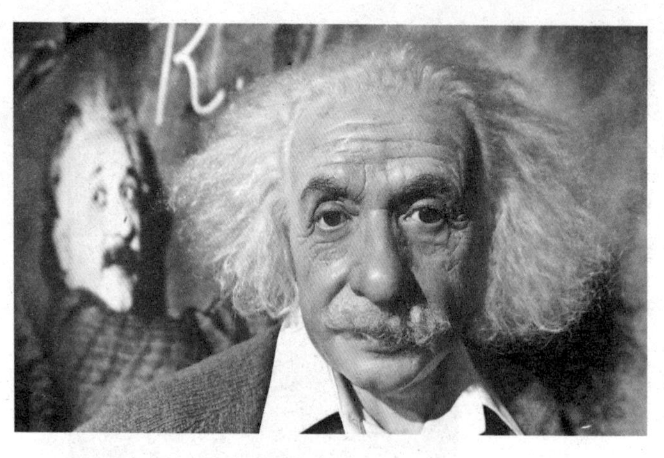

哈维医师将爱因斯坦的大脑保存了40多年，此间科学界对爱因斯坦的大脑进行了全面的研究。据不完全统计，研究过爱因斯坦大脑的科学家不下百名。有人猜测，这其中肯定有惊人的发现，但很多科学家是在政府的授意下进行研究的，成果属于国家秘密，不便发表。

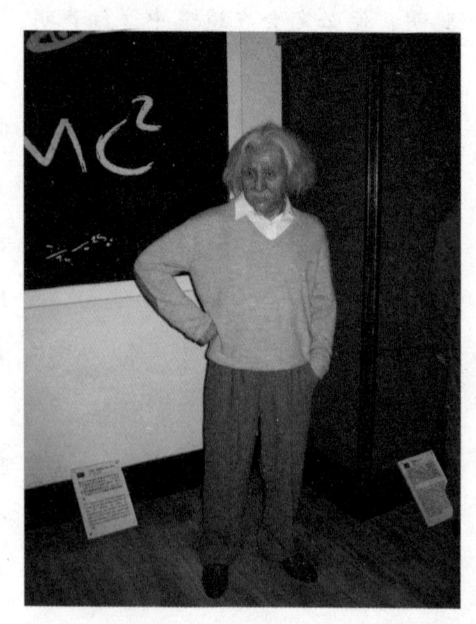

1997年，哈维医师已经84岁高龄，他想到自己身体再健康，也会有死的那一天，便决定把所有的大脑切片送还爱因斯坦生前工作的地方——普林斯顿大学。此脑经历了43年的辗转，最终回到了爱因斯坦逝世的地方。大脑送回后，院方很快便收到几份希望进行研究的申请，其中包括加拿大安大略省麦克马斯特大学女教授桑德拉·威尔特森、日本群马大学医学院的山口晴保教授。

山口教授于1998年11月公开了初步的研究结果，他发现爱因斯坦的大脑有明显的老年痴呆症状，爱因斯坦去世的时候已经76岁了，患腹部大动脉肿瘤。山口教授仍努力从大脑揭示爱因斯坦的天才秘密。

威尔特森教授领导的研究小组，则发现爱因斯坦的天才是“天生”的，并非后天用功求学得来。虽然科学研究证实，后天的努力也能成才，但与生俱来的天才的的确确是存在的。

据威尔特森研究的结果，爱因斯坦大脑左右半球的顶下叶区域，比常人大15%，非常发达。大脑后上部的顶下叶区发达，对一个人的数学思维、想象能力以及视觉空间认识，都发挥着重要的作用，这也解释了爱因斯坦为何具有独特的思维。

爱因斯坦大脑的另一个特点是表层的很多部分没有凹沟（回间沟），这些凹沟就像脑中的路障，使神经细胞受阻，难以互相联系，如果脑中没有这些障碍，神经细胞就可以畅通无阻地进行联系，使得大脑的思维活跃无比。威尔特森的研究小组，把爱因斯坦的大脑与99名已死老年男女的脑部比较，得出了这一结论。

威尔特森的发现轰动了世界，但有些西方科学家呼吁，这一发现固然可喜，但应谨慎对待，因为仅凭爱因斯坦的一个大脑就得出这样的结论，理由并不充分，因为那可能只是一般聪明的犹太人普遍具有的脑部特征。爱因斯坦尽管生来是天才，但如果没有后天的培养和个人的努力，天才也难以发挥出超人的智慧。哈佛大学比尼斯教授指出，爱因斯坦脑部的最新发现，无疑有重要的意义，但仍需要作更深入的研究和比较，才可对这个“天才之脑”下最后的结论。

五 官

☆ 耳——采听官

（1）耳的结构

耳包括外耳、中耳和内耳三部分。听觉感受器和位觉感受器位于内耳，因此耳又叫位听器。也有人将外耳和中耳列为位听器的附属器。外耳包括耳廓和外耳道两部分。另有一种分法，外耳还包括鼓膜。

耳廓的前外面上有一个大孔，叫外耳门，与外耳道相接。耳廓呈漏斗状，有收集外来声波的作用。它的大部分由位于皮下的弹性软骨作支架，下方的小部分在皮下只含有结缔组织和脂肪，这部分叫耳垂。耳郭在临床应用上是耳穴治疗和耳针麻醉的部位，而耳垂还常作临床采血的部位。

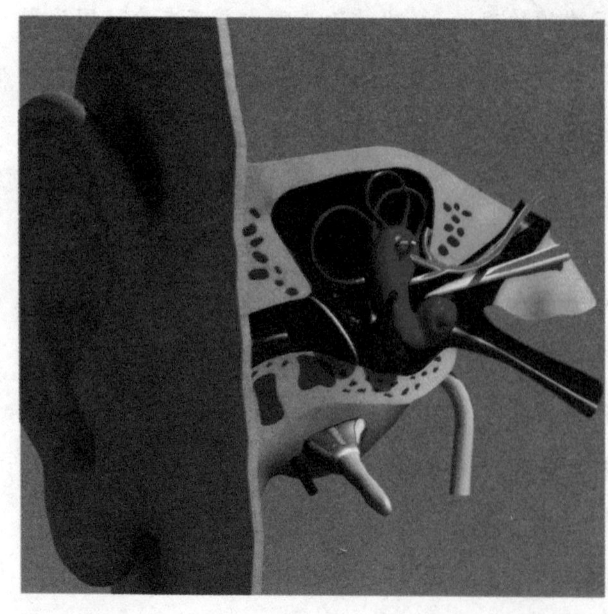

外耳道是一条自外耳门至鼓膜的弯曲管道，长约2.5~3.5厘米，其皮肤由耳廓延续而来。靠外面三分之一的外耳道壁由软骨组成，内三分之二的外耳道壁由骨质构

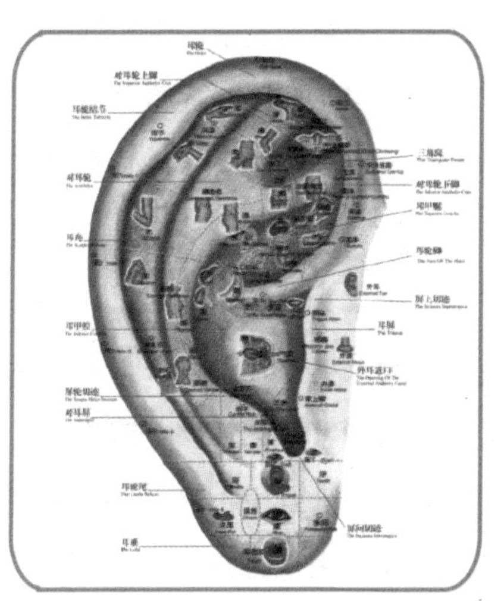

成。软骨部分的皮肤上有耳毛、皮脂腺和耵聍腺。

鼓膜为半透明的薄膜，呈浅漏斗状，凹面向外，边缘固定在骨上。外耳道与中耳以它为界。经过外耳道传来的声波，能引起鼓膜的振动。

鼓室位于鼓膜和内耳之间，是一个含有气体的小腔，容积约为1立方厘米。鼓室是中耳的主要组成部分，里面有三块听小骨：锤骨、砧骨和镫骨，镫骨的底板附着在内耳的卵圆窗上。三块听小骨之间由韧带和关节衔接，组成为听骨链。鼓膜的振动可以通过听骨链传到卵圆窗，引起内耳里淋巴的振动。

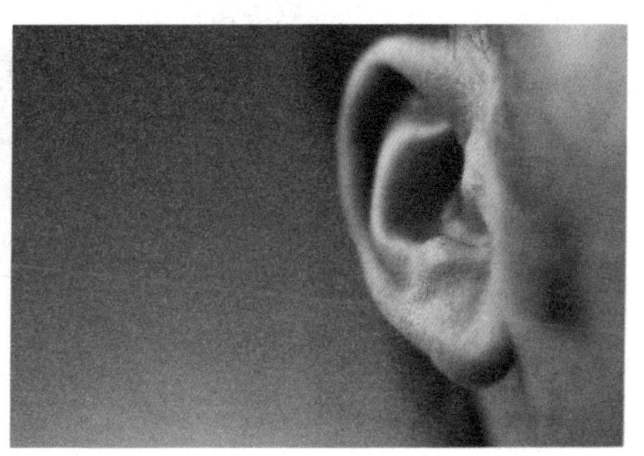

鼓室的顶部有一层薄的骨板把鼓室和颅腔隔开。某些类型的中耳炎能腐蚀、破坏这层薄骨板，侵入脑内，引起脑脓肿、脑膜炎。所以患了中耳炎要及时治疗，不能大意。鼓室有一条小管——咽鼓管从鼓室前下方通到鼻咽部。它是一条细长、扁平的管道，全长约3.5～4厘米，靠近鼻咽部的开口平时闭合着，只有在吞咽、打呵欠时才开放。咽鼓管的主要作用是使鼓室内的空气与外界空气相通，因而使鼓膜内、外的气压维持平衡，这样，鼓膜才能很好地振动。鼓室内气压

高，鼓膜将向外凸；鼓室内气压低，鼓膜将向内凹陷，这两种情况都会影响鼓膜的正常振动，影响声

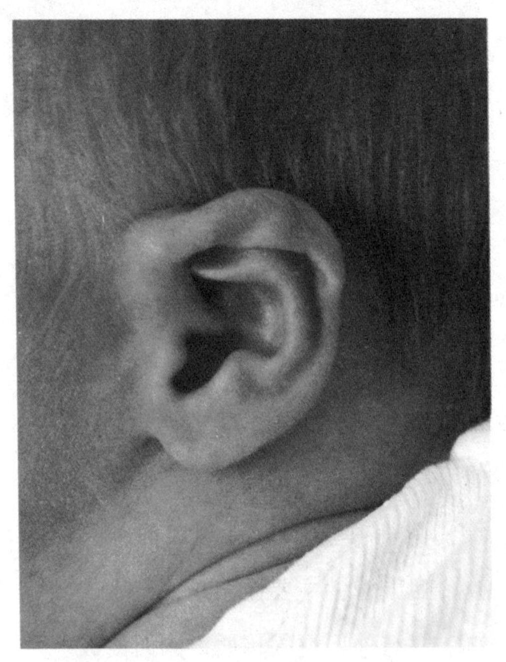

波的传导。人们乘坐飞机，当飞机上升或下降时，气压急剧降低或升高，因咽鼓管口未开，鼓室内气压相对增高或降低，就会使鼓膜外凸或内陷，因而使人感到耳痛或耳闷。此时，如果主动作吞咽动作，咽鼓管口开放，就可以平衡鼓膜内外的气压，使上述症状得到缓解。

内耳包括前庭、半规管和耳蜗三部分，由结构复杂的弯曲管道组成，所以又叫迷路。迷路里充满了淋巴，前庭和半规管是位觉感受器的所在处，与身体的平衡有关。前庭可以感受头部位置的变化和直线运动时速度的变化，半规管可以感受头部的旋转变速运动，这些感受到的刺激反映到中枢以后，就引起一系列反射来维持身体的平衡。耳蜗是听觉感受器的所在处，与听觉有关。那么听觉是怎样形成的呢？人类的听觉很灵敏，从每秒振动16次到20000次的声波都能听到。当外界声音由耳郭收集以后，从外耳道传到鼓膜，引起鼓膜的振动。鼓膜振动的频率和声波的振动频率完全一致。声音越响，鼓膜的振动

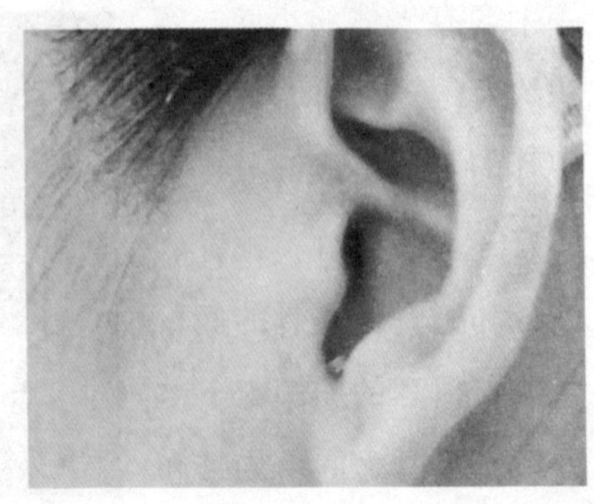

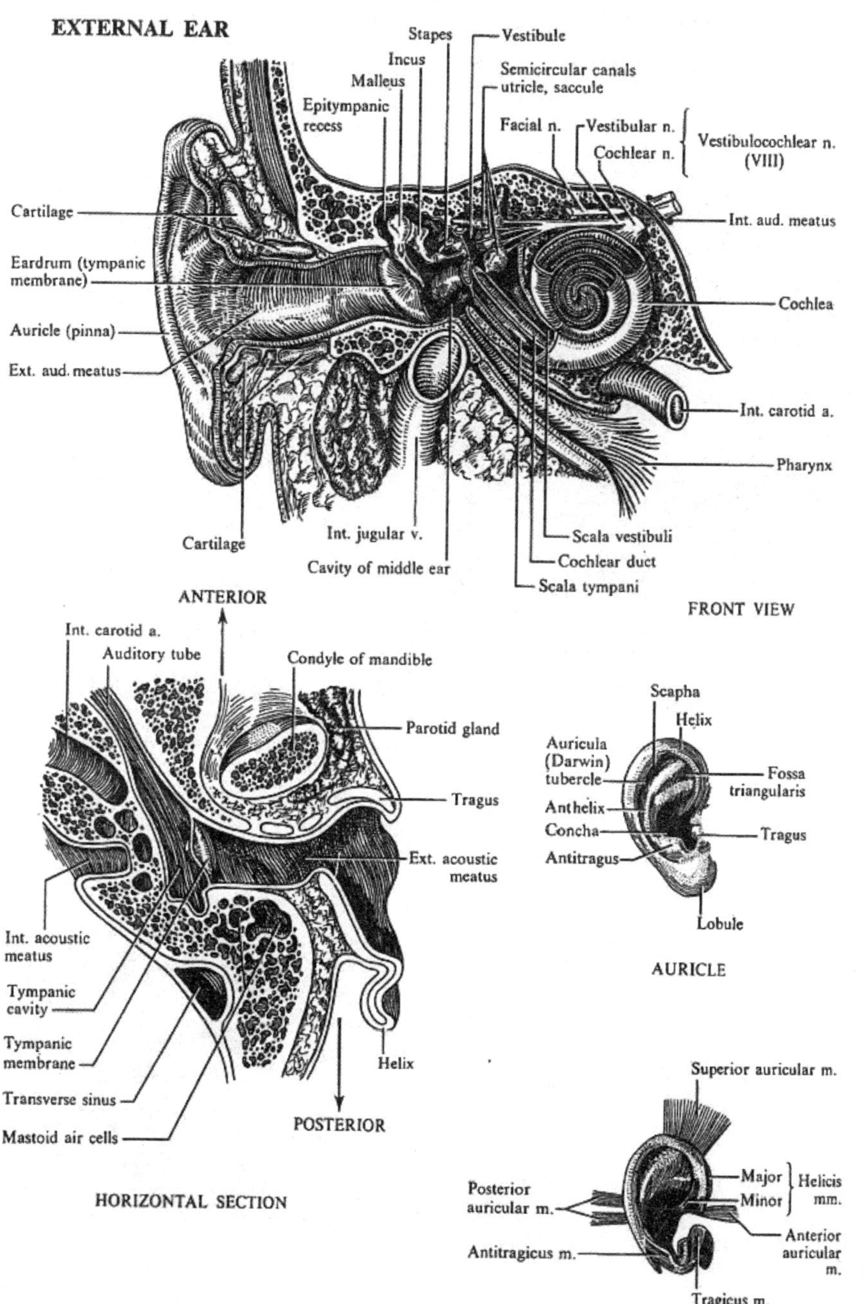
EXTERNAL EAR
Stapes
Vestibule
Incus
Malleus
Semicircular canals utricle, saccule
Epitympanic recess
Facial n.
Vestibular n.
Cochlear n.
Vestibulocochlear n. (VIII)
Cartilage
Int. aud. meatus
Eardrum (tympanic membrane)
Cochlea
Auricle (pinna)
Ext. aud. meatus
Int. carotid a.
Pharynx
Cartilage
Int. jugular v.
Cavity of middle ear
Scala vestibuli
Cochlear duct
Scala tympani
FRONT VIEW
ANTERIOR
Int. carotid a.
Auditory tube
Condyle of mandible
Parotid gland
Tragus
Ext. acoustic meatus
Int. acoustic meatus
Tympanic cavity
Tympanic membrane
Transverse sinus
Mastoid air cells
Helix
POSTERIOR
HORIZONTAL SECTION
Scapha
Helix
Auricula (Darwin) tubercle
Fossa triangularis
Anthelix
Concha
Tragus
Antitragus
Lobule
AURICLE
Superior auricular m.
Major
Minor
Helicis mm.
Posterior auricular m.
Anterior auricular m.
Antitragicus m.
Tragicus m.

幅度也越大。鼓膜的振动再引起三块听小骨同样频率的振动。振动传导到听小骨以后，由于听骨链的作用，大大加强了振动力量，起到了扩音的作用。听骨链的振动引起耳蜗内淋巴的振动，刺激内耳的听觉感受器，听觉感受器兴奋后所产生的神经冲动沿位听神经中的耳蜗神经传到大脑皮层的听觉中枢，产生听觉。

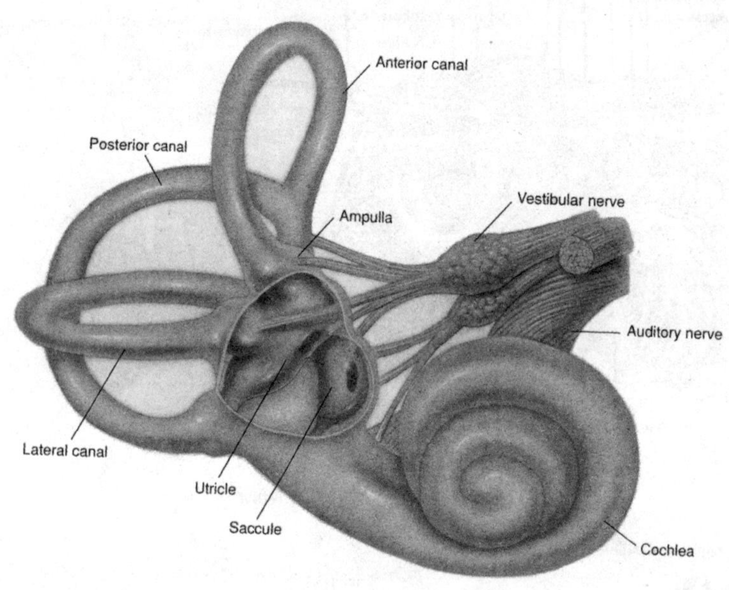

耳的形成和逐步完善是动物进化的一种表现，不同动物耳的结构也有很大差异。

（2）耳的功能

①产生听觉

要想知道耳朵是怎样听到声音的，首先要了解什么是声音。

声音其实是由物体振动产生，并能向四周传播的一种空气波动。和水波一样，一块石子投入平静的湖里，水面就会产生一层层的波浪，向四周传动。而声波波动的物质不是水，而是耳朵看不见、摸不着的空气罢了。声波是有能量的，它能使被接

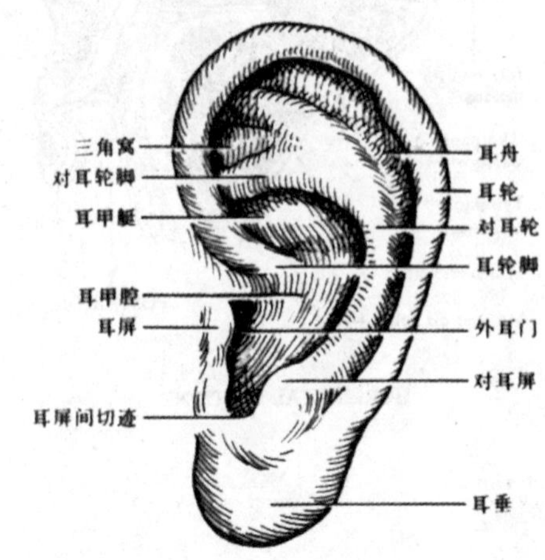

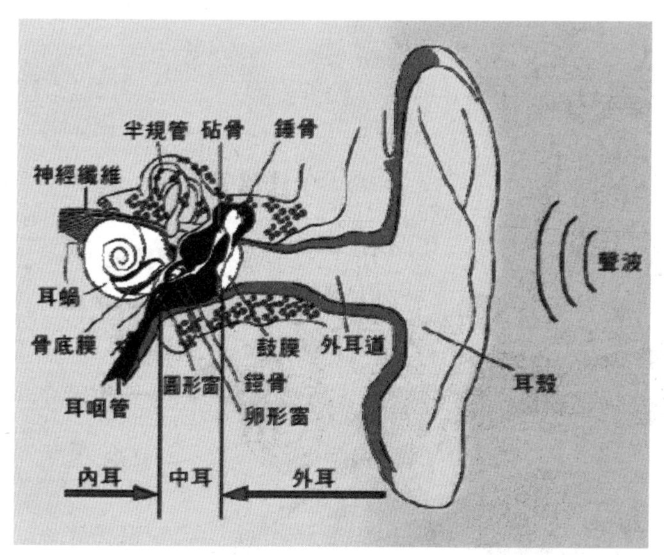

触到的物体产生振动，就象水波能让水面上的物体摇摆一样。物体振动得越快产生的声音就越高越细；振动的越慢，声音就越低越粗。物体每秒钟振动的次数叫做频率。科学家为了研究方便，把每秒钟振动一次叫做一赫兹。赫兹就是频率的单位了。人耳并不是什么声音都听得到，只有振动频率在20～20000赫兹范围内的声音才会引起听觉。

听觉产生分两个阶段，第一阶段叫声音的传导过程。参与声音传导的结构有外耳、中耳和内耳的耳蜗。而声音传入内耳有两条路径：一是空气传导，它的过程是这样的：声音经过外耳廓收集到外耳道，然而引起鼓膜振动，随之带动锤骨运动，传向砧骨、镫骨，镫骨底板振动后将能量透过前庭窗传给内耳的外淋巴，外淋巴流动就象瓶子里的水一样晃来晃去，带动了其内的基底膜波动。在这个过程中，耳廓的作用就是收集声音，辨别声音的来源方向。人的耳廓已经退化

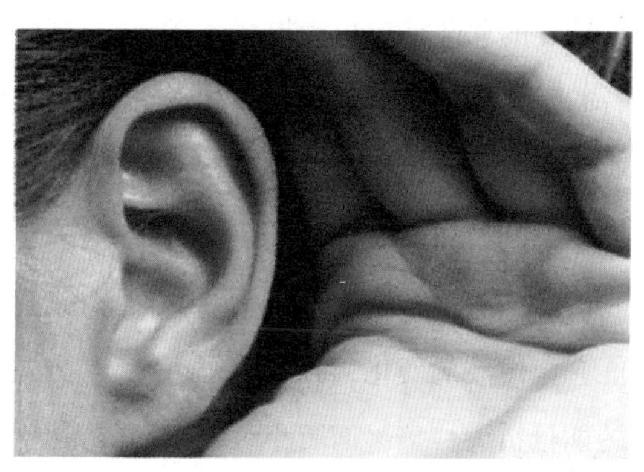

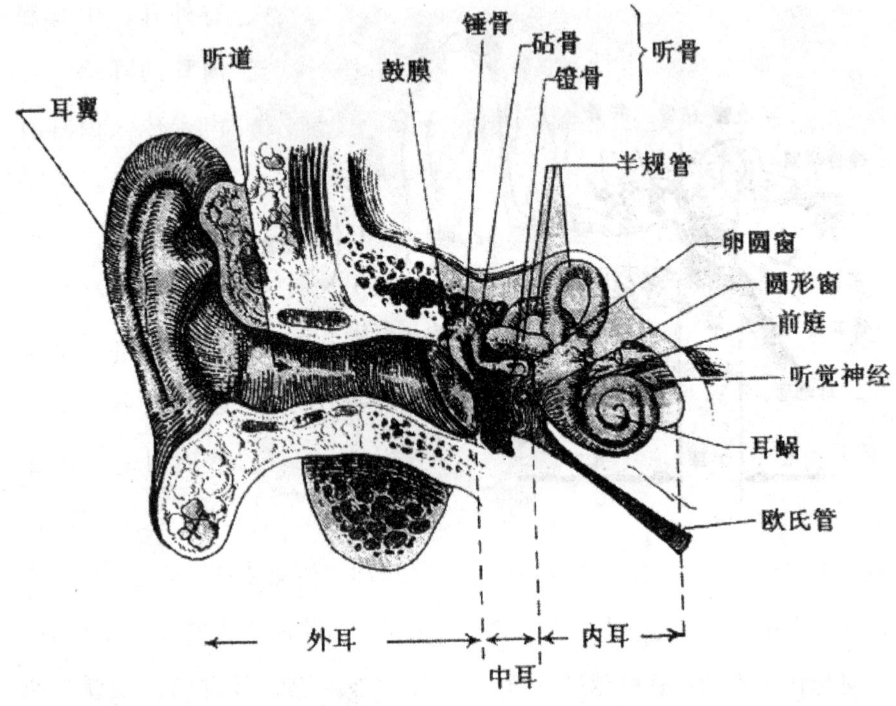

了，不像其他动物那样大而灵活，可以动来动去，所以有时候听声音需要手放在耳廓上或转动头部来帮忙。外耳道能对声音进行增压并保护耳的深部结构免受损伤。在声音的空气传导过程中，鼓膜和三块听小骨组成的听骨链作用最大。因为鼓膜为一层薄薄的膜状物，它的振动频率一般与声波一致，最能感应声波的变化，并且能把声波的能量扩大17倍。而听小骨以最巧妙的杠杆形式连接成听骨链，又把声音能量提高了1.3倍。二是骨传导，声波能引起颅骨的振动，把声波能量直接传到外淋巴产生听觉。这好像有点不可思议，看不到抓不着的声波能振动坚硬沉重的头颅骨？但这的确是事实，而且有移动式骨导和压缩式骨导两种方式。只是骨导在声音传导过程中不是主要方式罢了。

听觉产生的第二个阶段就是声

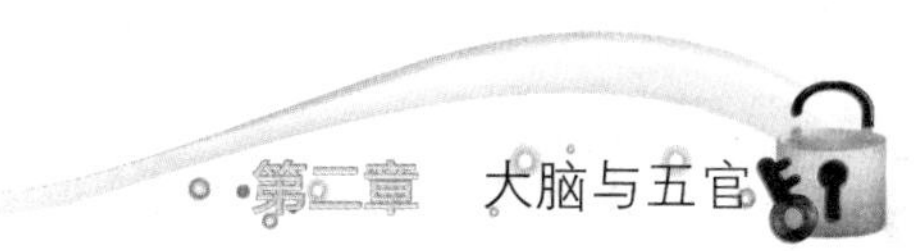

音的感觉过程，它主要是由内耳的耳蜗完成的。当空气传导和骨传导的声音振动了外淋巴后，也就波动了生长于其内的基底膜。基底膜就象一大排并排排列的从长到短的牙刷。声波能量使“牙刷毛”（既基底膜上的纤毛细胞）发生弯曲或偏转，这种弯曲和偏转能产生电能，并沿着“牙刷柄”传向神经中枢，产生听觉。不同频率的声音总能找到一个长短合适的“牙刷”配对，产生最佳共振。而这时，基底膜和水利发电站的发电机作用差不多，把水流的机械能转化成电能。

②保持身体平衡

耳朵能帮助人们保持身体的平衡。在每个耳朵里，有3个充满了液体的半规管。当头部运动时，液体流动，感受器向脑发送关于头部位置改变的信号，脑于是发出指令，确保身体平衡。

人体维持平衡主要依靠内耳的前庭部、视觉、肌肉和关节等本体感觉三个系统的相互协调来完成

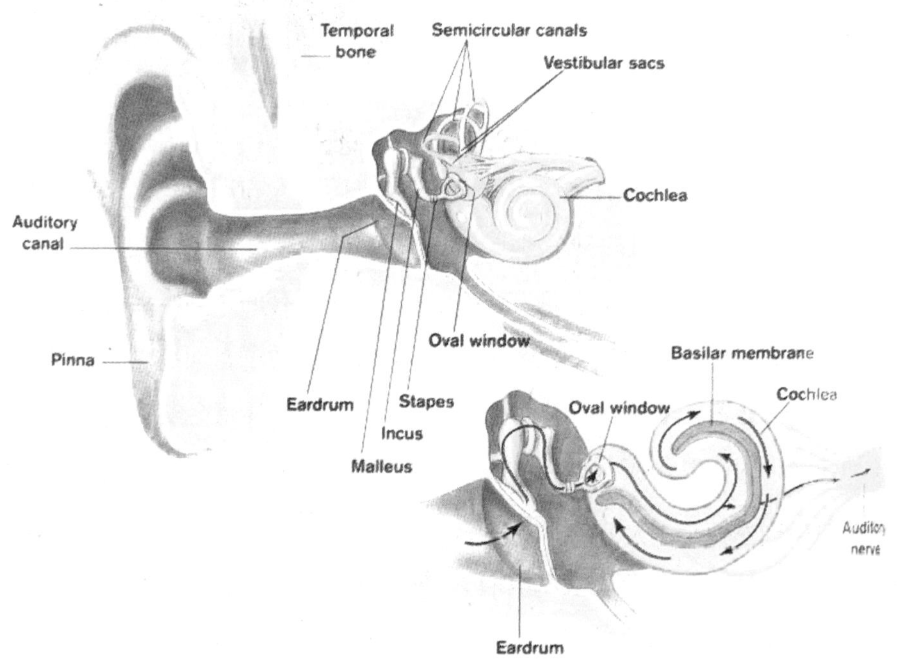

的。其中内耳的前庭系统最重要，它的功能结构上其实就象眼睛一样，是一种特殊分化的感受器，主要感知头位及其变化。

在人类内耳的构造中，象蜗牛触角一样的三个半圆形管道，叫半规管。在半规管内也有内淋巴，而半规管的两个脚里边也有毛细胞。所以内淋巴流动的时候也会带动毛细胞弯曲倾倒，产生一种运动的感觉。半规管主要是感受正负角加速度的刺激，也就是感受旋转运动的变化。由于三个半规管所在平面互相垂直，所以可以感受四面八方旋转运动的刺激。

如果人做前后左右直来直去的运动是靠什么感觉到的呢？那是靠内耳的前庭部里的球囊和椭圆囊了。球囊和椭圆囊也有内淋巴和毛细胞，另外还有耳石膜。当人做直线加速运动时，耳石膜里的位觉砂会向相反的方向运动，道理和瓶子里的石子一样，当向右晃动瓶子的时候，石子会滚动到瓶子左边，向左晃动瓶子的时候，石子会滚动到瓶子右边，从而刺激毛细胞起到平衡的作用。

总之，耳朵的平衡感觉是范围广泛的反射运动，需要眼球、颈肌和四肢的肌反射共同参与完成。

（3）人耳会动的原因

为什么有些人耳朵会动呢？

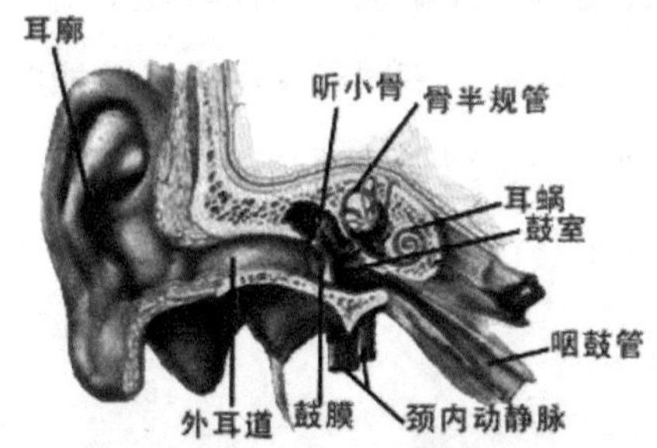

众所周知，人是由动物一步步进化来的。人和动物一样，耳后有一块动耳肌，在神经支配下可以活动。只不过有的人动耳肌退化了，耳朵就不会动了；而有的人动耳机没退化，所以耳朵会动。

生物学上证明耳朵会动是天生的，不是后期成长的，是大脑皮层发达的表现，脑神经更有力，往往有更强的意志力与洞察。

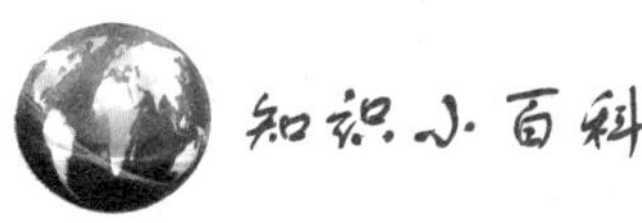

贝多芬耳聋之谜

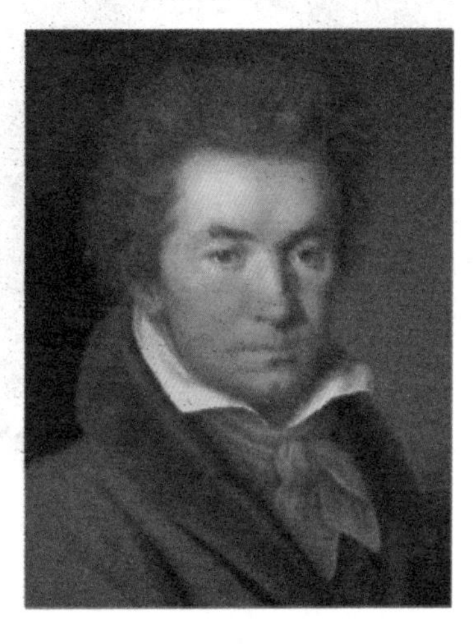

世界著名作曲家贝多芬（1770—1827年）和他的不朽的作品都家喻户晓，但让人们更惊讶的是，他的最伟大的作品《第九交响曲》竟是他耳朵全聋后的杰作。耳聋者能作音乐，已是奇迹，更何况所作的又是世间最伟大的作品！

贝多芬的耳病起于1798年，他28岁的时候，直到57岁（1827年）逝世，其间20余年全是耳聋为祟的时期。然而他大部分的作品却都在这时期产生。到了后来全聋期，他仍是坚持作曲，终于作出了最伟大的《第九交响曲》而搁笔。临终的时候，他口中还这样叹到："唉！我只写了几个音符！"。

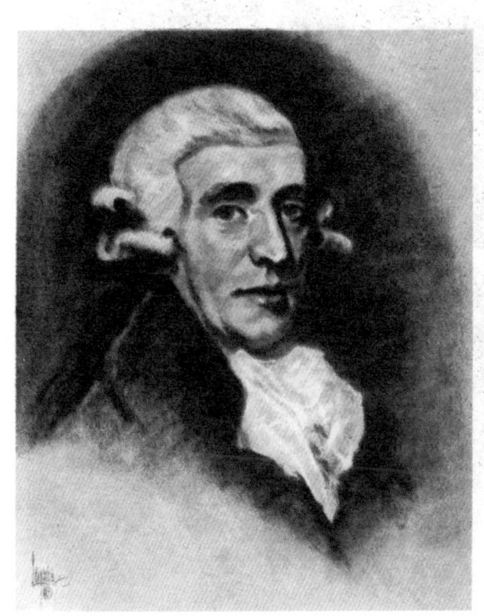

贝多芬为什么会耳聋的呢？根据病历，许多医学专家认为贝多芬是先天梅毒病人。由于梅毒的慢性进行性损害使他的听力丧失。也有医生认为贝多芬的耳聋是某种结核病引起的，还有人认为是由Paget病或Whipple病所致。这位音乐家一生贫病交加，得过天花、伤寒、水痘、营养失调、肝损伤等疾病，这众多因素也能导致听力衰退，但真相如何，目前已难以澄清。

根据早年贝多芬写给朋友Wegeler医生的书信分析，贝多芬早期的听力损失以高频为主，并伴有重振和严重的耳鸣，耳聋的性质可能是传导性的。后来他的健康每况愈下，晚期还患有进行性黄疸、呕吐、腹泻和持续水肿。1827年3月26日，这位伟大的音乐家在维也纳去世，死因为现今的肝肾综合征。当时Johann Wagner和Rokitansky两位医生一起对贝多芬做了尸检。贝多芬的耳廓很大，外形不规则，耳甲宽阔；外耳道盖满鳞片，鼓膜被鳞片覆盖；颞骨岩部，尤其是耳蜗周围血管丰富，乳突很大，内衬含血管的膜性组织；位听神经皱缩并有脱髓鞘改变。许多耳科专家赞同贝多芬的耳聋属于耳蜗型耳硬化症，这可以解释其进行性混合性高频听力减退伴有重振，音语辨别率减低和

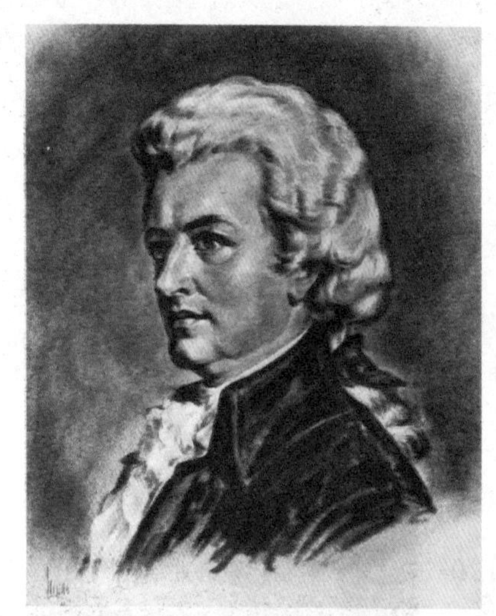

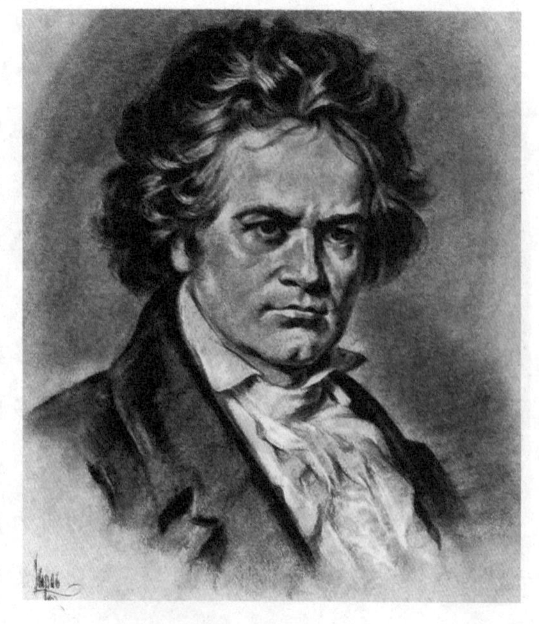

耳鸣，发病年龄也与该病相符。

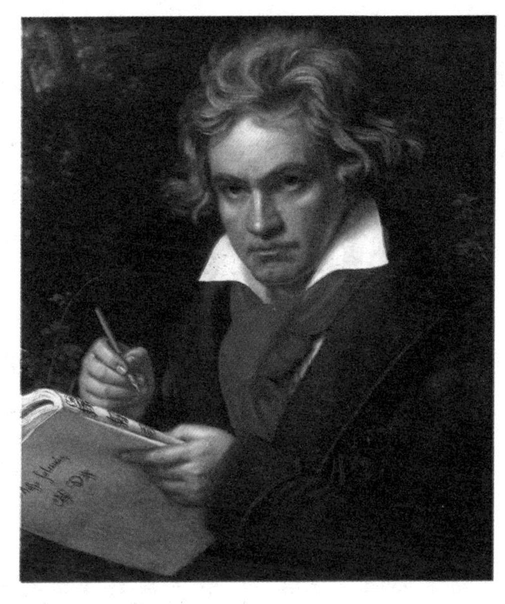

因为耳病，贝多芬渐渐失去了听觉，可以想象他的悲痛和绝望，他曾经想到自杀，甚至连遗嘱都写好了。但是，经过无数次激烈的思想斗争之后，贝多芬挺过来了，决心坚强地活下去，并且决心要把自己的音乐才华献给人类。于是，贝多芬以顽强的毅力同耳聋做斗争，勇敢地向命运挑战。据说，他请机械师为他特制了一个助听器来帮助作曲。开始，他戴上助听器，还可以听到一些微弱的声音，但是后来渐渐感到助听器也不管用了。他又请人为他特制了一支小木棒，创作时，他将这支小棒的一端插在钢琴共鸣箱里，另一端咬在牙齿中间，利用小木棒的震动，来察觉音调，帮助作曲，就这样，一直坚持到他去世。

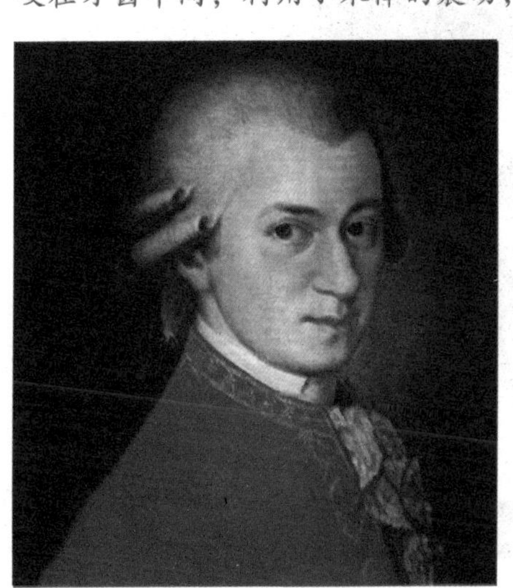

两耳失聪的贝多芬为什么还能创作出伟大的作品呢？这就与内心听觉有关了。音乐的内心听觉是一种心理现象，它是一种不依赖音响，仅凭记忆表象和思维而准确地构成内心音乐意象的能力，或者说是音乐的各种音响以听觉表象的形式在人脑中的想象与再现，它与人的过去感知音乐的经验积累、对音乐感性体验的质量以及人的音乐审美情感都有着直接、内在的联系，是人在音乐实践活动中逐步培养建立起来的。内心音乐听觉发展水平的高低，直接影响着音乐创作、音乐表演及音乐欣赏等音乐实践活动的质量以及创作灵感的产生。

在贝多芬这样杰出的作曲家脑海里，早已积累了各式各样的音乐音响，并掌握了各种音乐表现手段。他“显然是利用了过去所积累的丰富材料和敏慧的听觉经验的高度修养，以及强有力的音乐想象力和深刻的音乐逻辑手段。”他的耳聋“迫使他利用了听觉表象的综合及纯理智的，非感性的发展。”音乐家在过去经验积累的基础上，可以完成对音乐作品的构思，只有丰富的音响想象，娴熟的创作技巧，并把炽热的激情全部倾注在乐谱上，才能创作出不朽的音乐作品，这正是由于他早已具备了非凡的内心音乐听觉能力的缘故。贝多芬在失聪后以顽强的毅力创作了《第九交响曲》，并在首演时，亲自指挥交响乐团进行了演奏。被称为捷克新音乐之父的斯美塔那也是两耳全聋后创作了交响诗《我的祖国》。他们所创作的不朽名作，正是音乐内心听觉重要作用的佐证。

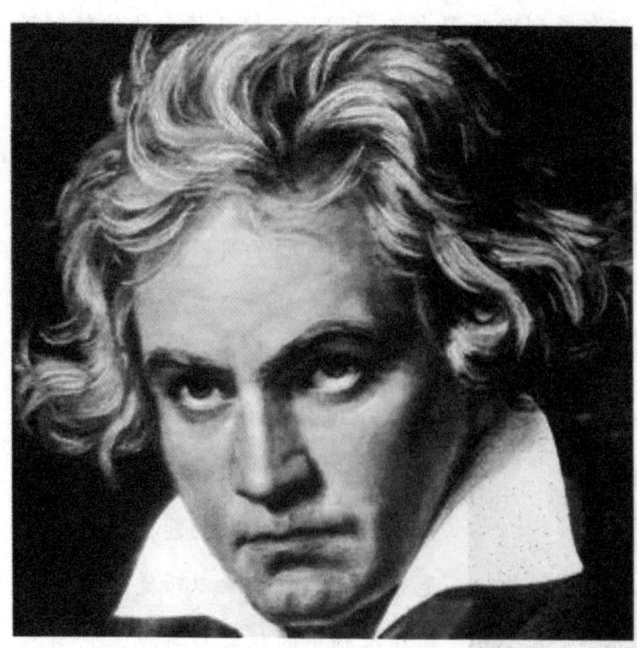

☆ 眉——保寿官

眉毛是人体毛发之一，位于眼睛上方，对眼睛有保护的作用。

古代也将蛾眉用作绝代佳人的代称。白居易的《长恨歌》中有这样的描绘："宛转蛾眉马前死"。

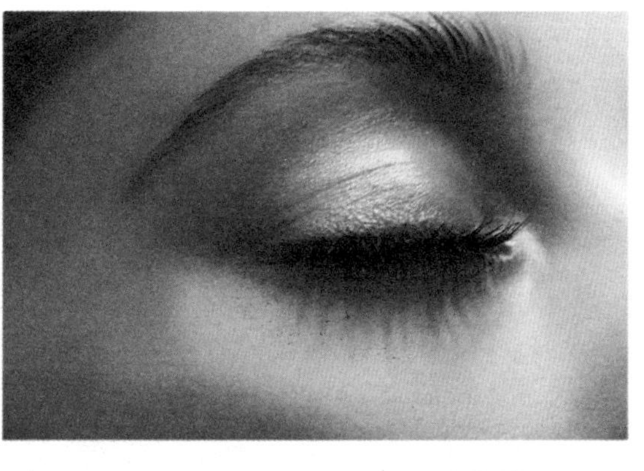

（1）生理特征

眉毛长的好与坏与毛囊、毛乳头密不可分，每个正常毛囊的基底部分或乳头部分，均有各自数量不等的血管伸入毛球，这些血管和毛囊下部周围的血管分支相互交通，构成向毛乳头部的毛细血管网，而毛囊两侧乳头下的毛细血管网，以及毛囊结缔组织层的毛细血管网，又形成丰富的血管丛，血液通过这些血管网和血管丛，提供毛发生长所需要的物质营养。

毛发生长除依靠毛囊周围的血液循环供给营养以外，还靠神经及内分泌控制和调节。内分泌对毛发的影响明显，男性激素对毛囊鞘有一定的促进作用。内分泌包括垂体、性腺、甲状腺、肾上腺等。因此，精神紧张、生理性原因也会导致脱眉、少眉。

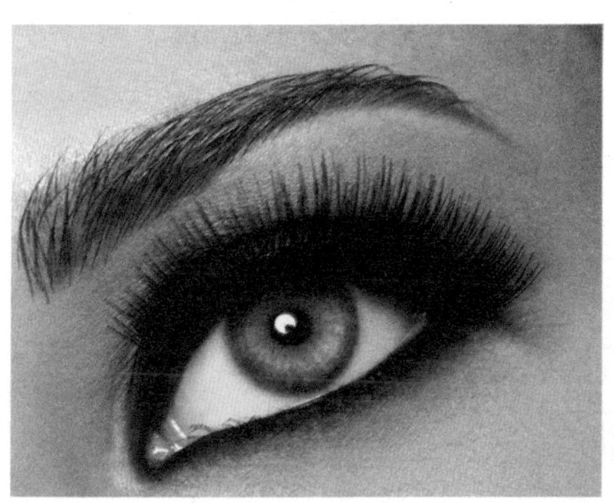

眉毛的生长和替换也有一定的规律，并非连续不断，而是呈周期性的。

毛发的生长周期分为三个阶段：从生长（即活跃期）、休止期、脱落期。

眉毛的生长期约为2个月，休止期可长达3～9个月，之后便自然脱落。毛发生长的速度受性别、年龄、部位和季节等因素的影响。如：头发每天生长约0.3～0.4毫米，腋毛则为0.2～0.38毫米，眉毛约0.2毫米。毛发生长以15～30岁时最旺盛，夏季比冬季长得略快。

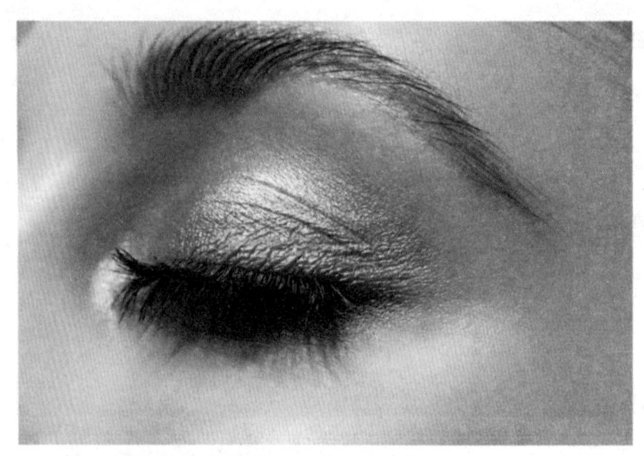

（2）眉与心情

人们常说“眼睛是心灵的窗户”。那么，我们可以把眉毛看成是窗帘；眼睛是人生的一幅画，那眉毛就是画框。

长在眼睛上方的眉毛，在面部占有重要的位置，它具有美容和表情的作用，能丰富人的面部表情，双眉的舒展、收拢、扬起、下垂可反映出人的喜、怒、哀、乐等复杂的内心活动。在中国文学里，有很多形容眉毛的成语，如：扬眉剑出鞘、眉飞色舞、剑眉入鬓、蛾眉谈扫、眉头紧锁、喜上眉梢、柳叶弯眉、眉目传情等。

（3）眉与健康

通过观察眉毛，可以看出一个

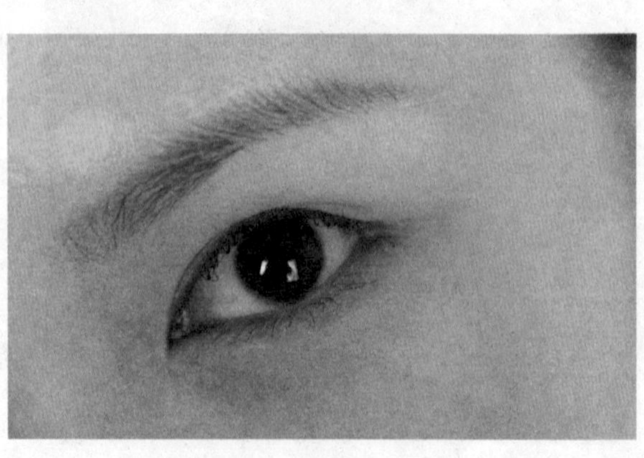

人的身体状况。《黄帝内经》有云："美眉者，足太阳之脉血气多，恶眉者，血气少也。"由此可见，眉毛长粗、浓密、润泽，则反映人的足太阳经血气旺盛；如眉毛稀短、细淡、脱落，则是人足太阳经血气不足的象征。眉毛浓密，说明其肾气充沛，身强力壮；而眉毛稀淡恶少，则说明其肾气虚亏，体弱多病。

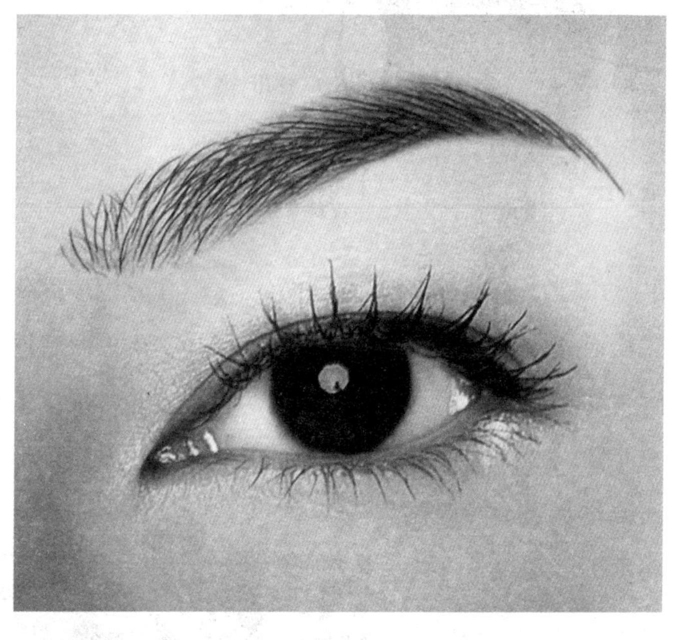

另外，眉毛还是眼睛的"卫士"，是眼睛的一道天然屏障，对眼睛有很好的保护作用。当脸上出汗或被雨淋了之后，它能把汗水和雨水挡住，防止流入眼睛而刺激眼睛，也能防止眼睛上方落下来的尘土和异物。

仔细观察，可以发现：如眉毛经常脱落，特别是眉毛外侧脱落，是患有甲状腺功能减退和脑下垂体功能减退症；麻风病患者早期可出现眉毛外部1/3的皮肤肥厚和眉毛脱落；有白癜风的人，眉毛的根毛首先变白；有的斑秃患者眉毛会在一夜之间突然脱落；眉毛不时紧蹙，则是疼痛的表现；眉根皮肤若出现一些小粒，可能是糖尿病或心绞痛发作的表现；有营养缺乏症的患者，还会出现倒眉与脱眉。

☆ 眼——监察官

眼睛是人和动物的视觉器官。人眼是望远镜放大倍数的基准，就是说放大倍数是1，口径就是人

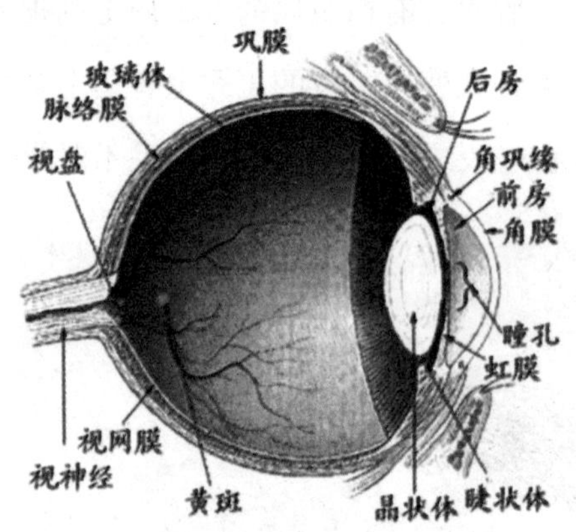

眼瞳孔的大小，它随着光照强度的变化而变化，一般在2到7毫米之间波动。眼睛是人类感观中最重要的器官，大脑中大约有一半的知识和记忆都是通过眼睛获取的。读书认字、看图赏画、看人物、欣赏美景等都要用到眼睛。眼睛能辨别不同的颜色、不同的光线，再将这些视觉、形象转变成神经信号，传送给大脑。由于视觉对人如此重要，所以每个人每隔一两年都应检查一次视力。

视网膜的视轴正对终点为黄斑中心凹。黄斑区是视网膜上视觉最敏锐的特殊区域，直径约1～3毫米，其中央为一小凹，即中心凹。黄斑鼻侧约3毫米处有一直径为1.5毫米的淡红色区，为视盘，也称视乳头，是视网膜上视觉纤维汇集向视觉中枢传递的出眼球部位，无感光细胞，故视野上呈现为固有的暗区，称生理盲点。

人的眼睛近似球形，位于眼眶内。正常成年人其前后径平均为24毫米，垂直径平均23毫米。最前端

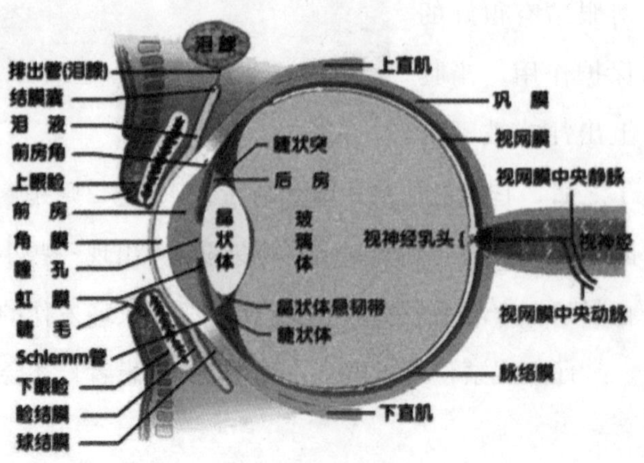

突出于眶外12～14毫米，受眼睑保护。眼球包括眼球壁、眼内腔和内容物、神经、血管等组织。

眼球壁主要分为外、中、内三层。外层由角膜、巩膜组成。前1/6为透明的角膜，其余5/6为白色的巩膜，俗称“眼白”。眼球外层起维持眼球形状和保护眼内组织的作用。角膜是接受信息的最前哨入口。角膜是眼球前部的透明部分，光线经此射入眼球。角膜稍呈椭圆形，略向前突。横径为11.5～12毫米，垂直径约10.5～11毫米。周边厚约1毫米，中央为0.6毫米。角膜前的一层泪液膜有防止角膜干燥、保持角膜平滑和光学特性的作用。

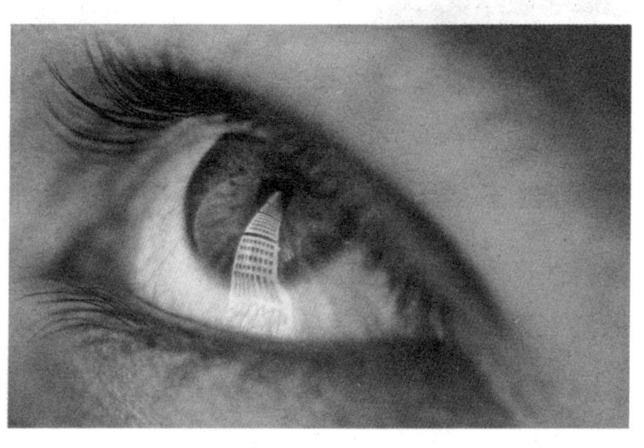

角膜含丰富的神经，感觉敏锐。因此角膜除了是光线进入眼内和折射成像的主要结构外，也起保护作用，并是测定人体知觉的重要部位。巩膜为致密的胶原纤维结构，不透明、呈乳白色、质地坚韧。中层又称葡萄膜、色素膜，具有丰富的色素和血管，包括虹膜、睫状体和脉络膜三部分。

不同种族人的虹膜颜色不同。中央有一个2.5～4毫米的圆孔，称瞳孔。睫状体前接虹膜根部，后接脉络膜，外侧为巩膜，内侧则通过悬韧带与晶体赤道部相连。脉络膜位于巩膜和视网膜之间。脉络膜的血循环营养视网膜外层，其含有的丰富色素起遮光暗房作用。内层为视网膜，是一层透明的膜，也是视觉形成的神经信息传递的第一站，具有很精细的网络结构及丰富的代谢和生理功能。

☆ 鼻——审辨官

鼻是呼吸道的起始部分，能净化吸入的空气并调节其温度和湿度。它是最重要的嗅觉器官，还可

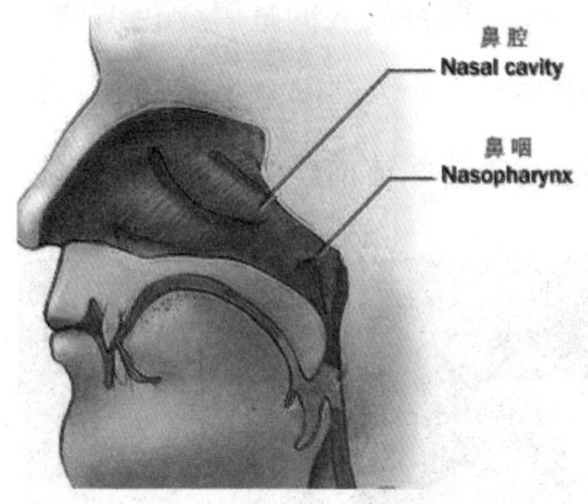

辅助发音。鼻包括外鼻、鼻腔和鼻旁窦（鼻窦）三部分。鼻的骨架由上侧及外侧的软骨所组成。在鼻腔的上方，上后方和两旁，由左右成对的四对鼻窦环绕，鼻腔和鼻窦位于颅前窝、颅中窝、口腔及眼眶之间，相互之间，仅收一层薄骨板相隔，因此严重的鼻外伤可伴发其周围结构的外伤，鼻部疾病也可向邻近器官扩散。

（1）外鼻

鼻球外鼻是指突出于面部的部分，由骨和软骨为支架，外面覆以皮肤构成。外鼻形如三边锥体，突出于颜面中央，易受外伤。上端较窄，最上部位于两眼之间，叫鼻；下端高突的部分叫鼻尖；中央的隆起部叫鼻梁，鼻梁两侧为鼻背；鼻尖两侧向外方膨隆的部分叫鼻翼。

鼻尖和鼻翼处的皮肤较厚，富含皮脂腺和汗腺，与深部皮下组织和软骨膜连接紧密，容易发生疖肿，故发炎时，局部肿胀压迫神经末梢，可引起较剧烈疼痛。

鼻骨左右成对，中线相接，上接额骨鼻部成鼻额缝，外缘接左右两侧上颌骨额突，后面以鼻骨嵴与筛骨正中板相接，下缘以软组织与鼻外侧软骨相接。鼻骨上部窄厚，下部宽薄，易受外伤而骨折或者发

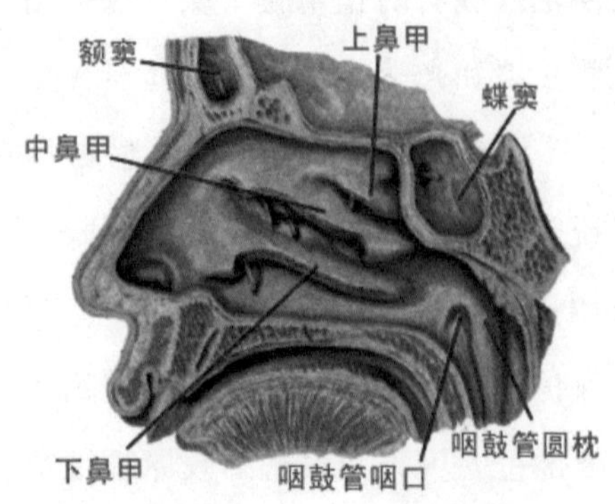

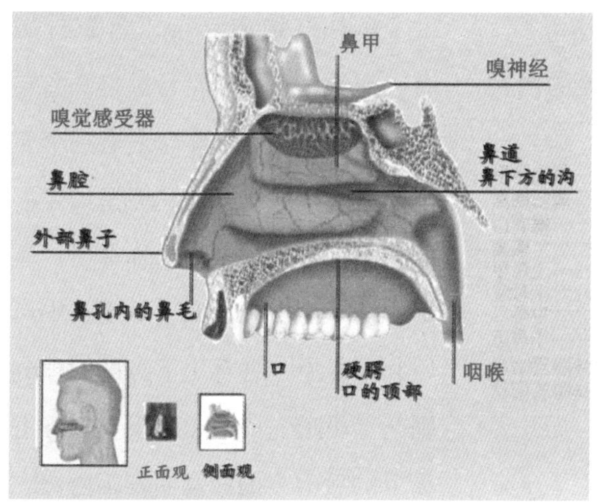

生鞍鼻，由于鼻骨血管丰富，骨折复位后易愈合。

外鼻的静脉主要经内眦静脉及面静脉汇入颈内、外静脉。由于内眦静脉经眼上、下静脉与颅内海绵窦相通，面部静脉且无瓣膜，血液可上下液动，故当鼻或上唇（称危险三角区）患疖肿时如误挤压或治疗不当则有引起海绵窦血栓性静脉炎之虞。

（2）鼻腔

鼻腔是位于两侧面颅之间的腔隙，以骨性鼻腔和软骨为基础，表面衬以粘膜和皮肤而构成。鼻腔是顶狭底宽、前后径大于左右两侧的不规则的狭长腔隙，前起前鼻孔，后止后鼻孔通鼻咽部。鼻腔由鼻中隔分为左、右两腔，前方经鼻孔通外界，后方经鼻后孔通咽腔。每侧鼻腔可分为鼻前庭和固有鼻腔两个部分。

鼻前庭是指由鼻翼所围成的扩大的空间，内面衬以皮肤，生有鼻毛，有滞留吸入尘埃的作用，此外皮肤与软骨膜紧密相

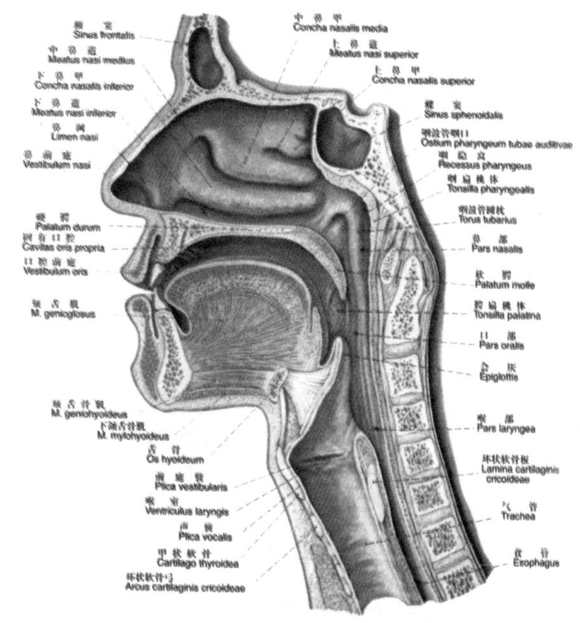

贴，所以发生疖肿时，疼痛历害。鼻前庭的前部相当于鼻尖的内角

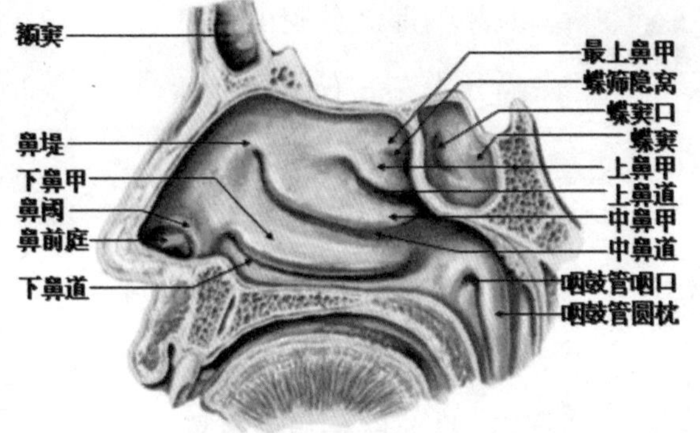

处，有一向外膨隆出的隐窝，称为鼻前庭隐窝，常为疖肿、痤疮好发之处。

固有鼻腔是指鼻前庭以后的部分，内壁为鼻中隔。固有鼻腔后借鼻后孔通咽，其形态与骨性鼻腔基本一致，由骨和软骨覆以粘膜而成。每侧鼻腔有上、下、内、外四个壁。上壁（顶）较狭窄，与颅前窝相邻，由鼻骨、额骨、筛骨筛板和蝶骨构成，筛板的筛孔有嗅神经穿过，下壁（底）即口腔顶，由硬腭构成。内侧壁为鼻中隔，由骨性鼻中隔和鼻中隔软骨共同构成，鼻中隔多偏向一侧，偏向左侧者多见。

鼻外壁构造复杂，由鼻骨额突、泪骨、筛骨、腭骨垂直部和蝶同翼突等组成。外侧壁上有三个突出的呈阶梯状排列的、略呈贝壳形的长条骨片外覆粘膜，称鼻甲。鼻甲，由上而下依次叫上鼻甲、中鼻甲和下鼻甲，各鼻甲下方的间隙分别叫上鼻道、中鼻道和下鼻道。上鼻甲的后上方的凹窝叫蝶筛隐窝。各鼻甲与鼻中隔之间的间隙叫总鼻道。切除中鼻甲后，在中鼻道中部可见一个凹向上的弧形裂隙叫半月裂孔，裂孔上方的圆枕形隆起叫筛泡。

在中、上鼻道和蝶筛隐窝有鼻旁窦开口，下鼻道有鼻泪管开口。

顶壁很窄，呈穹隆状，与颅前

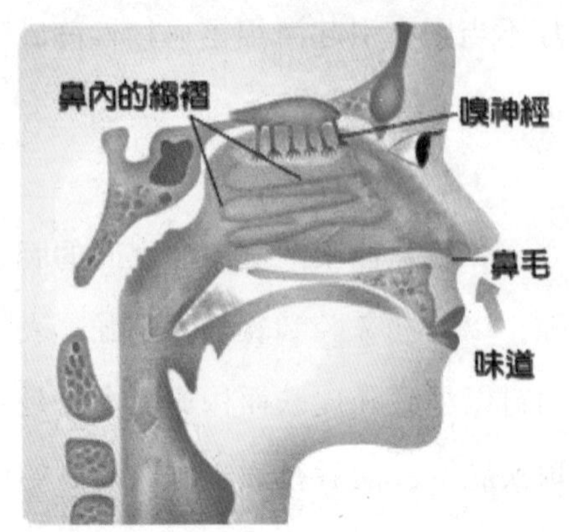

窦仅以筛骨垂直板相隔。筛板薄且脆，受外伤易骨折，且为鼻部手术的危险区。

底壁即硬腭的鼻腔面，与口腔相隔。

固有鼻腔粘膜按其性质可分为嗅部和呼吸部。嗅部粘膜覆于上鼻甲以上及其相对的鼻中隔部分，呈淡黄色或苍白色，内含嗅细胞，能感受气味的刺激。其余部分覆以粉红色的呼吸部粘膜，粘膜内含丰富的毛细血管和粘液腺，上皮有纤毛，可净化空气并提高吸入空气的温度和湿度。

鼻腔呼吸区粘膜的无纤毛柱状细胞表面有丰富的微绒毛，粘膜下层含丰富的粘液腺和浆液腺及杯状细胞，能分泌大量的粘液和浆液，对空气起到调湿作用。鼻腔呼吸区粘膜面积较大，其固有的上、中、下三个鼻甲及相应的三个鼻道也增大了粘膜与空气的接触面积，粘膜下毛细血管丰富；当冷空气进入鼻腔，鼻甲和鼻道粘膜下血管象暖气片一样对其起到加温作用。据测试：0℃的冷空气经鼻、咽进入肺部，温度可升至36℃，与人体正常体温基本接近，可见鼻腔对冷空气具有明显的加温作用。

（3）鼻窦

鼻窦是鼻腔周围，颅骨与面骨内的含气空腔，又称鼻旁窦。鼻旁窦由骨性鼻旁窦表面衬以粘膜构成，鼻旁窦粘膜通过各窦开口与鼻腔粘膜相续。鼻旁窦对发音有共鸣作用，也能协助调节吸入空气的温度和湿度。

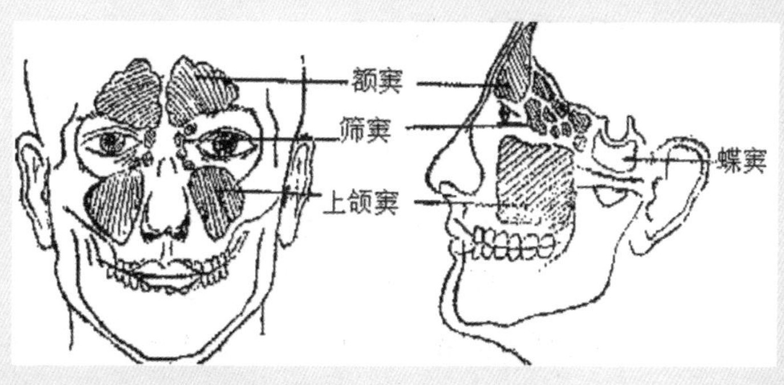

鼻窦一般左右成对，共有四对，为上颌窦、筛窦、额窦和蝶窦。窦的大小和形态各有不同，常有发育变异，鼻窦内粘膜与鼻腔粘

膜相连续，各窦均有窦口与鼻腔牙相通，按其解剖位置和窦口的所在部位，可将鼻窦分为前后两组，前组鼻窦包括上颌窦、前组筛窦及额窦，均开口于中鼻道；后组鼻窦包括后组筛窦、蝶窦，前者开口于上鼻道，后者开口于蝶筛隐窝。故在前鼻镜检查时如发现中鼻道有脓，是前组鼻窦炎所致，后组鼻窦为发炎时见下流之脓液积聚于嗅裂，如改用后鼻镜检查，则可见上鼻道或嗅裂后段有脓，藉此对临床鉴别诊断方面有其重要意义。

☆ 口——出纳官

口指整个口腔，包括口唇、舌、齿、腭等。下连气管、食道。口是饮食物摄入的门户，为脾之外窍，脾胃功能调和，则口食知味，唾液分泌正常。《灵枢·脉度》记载：“脾气通于口，脾和则口能知五谷矣。”口唇、舌与喉咙、会厌等协调动作而发出声音。口也是气体出入的门户之一，也有助肺行呼吸的作用。

口腔是经脉循行的要冲，手阳明大肠经、足阳明胃经、足太阴脾

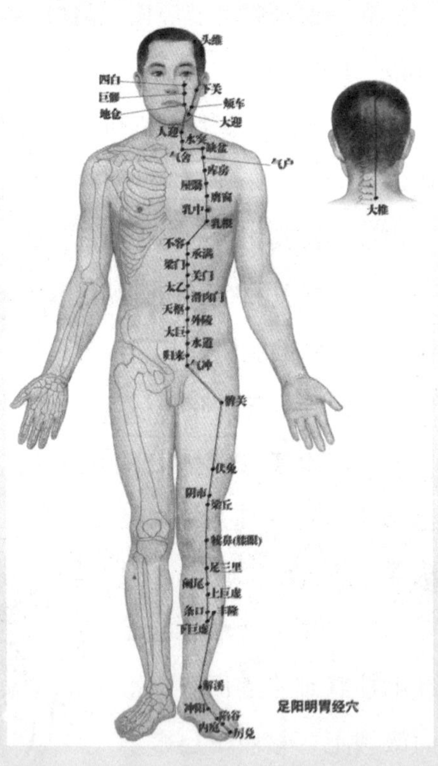

足阳明胃经穴

经、手少阴心经、足少阴肾经、手少阳三焦经、足少阳胆经、足厥阴肝经，以及督脉、任脉、冲脉均循行于此。脾开窍于口，其华在唇。《素问·五脏生成篇》曰：“脾之合肉也，其荣唇也。”故临床上常观察口唇的变化，以诊察脾之病变。

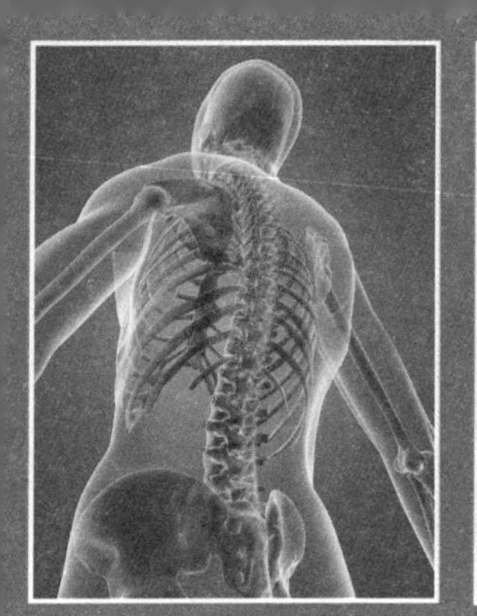
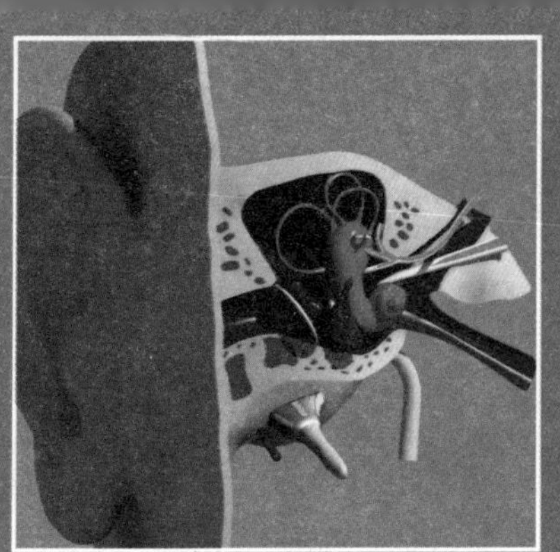
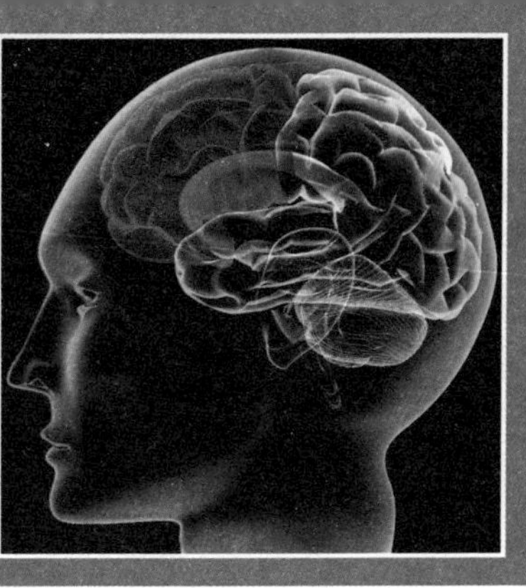

第三章

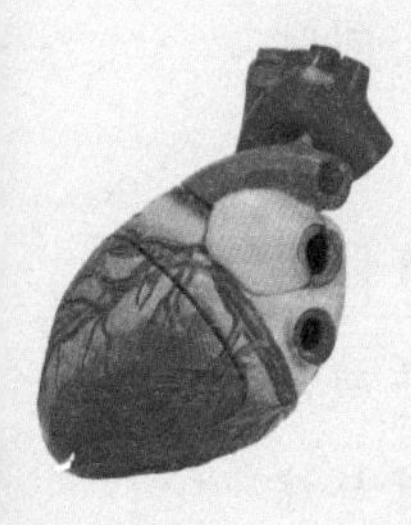
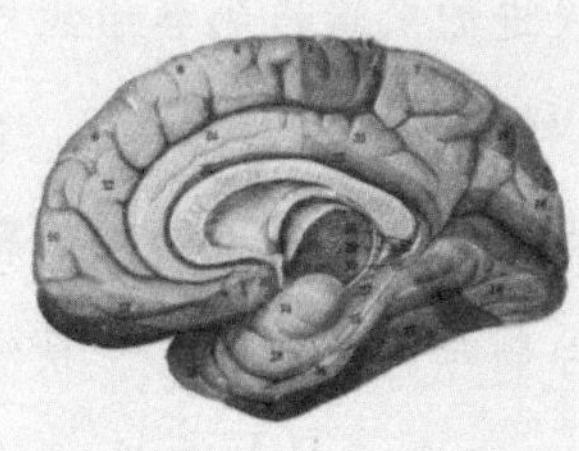
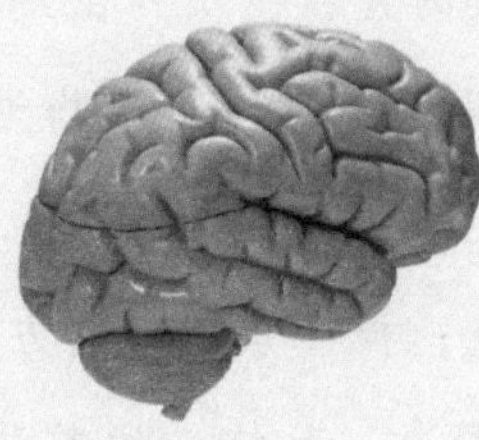
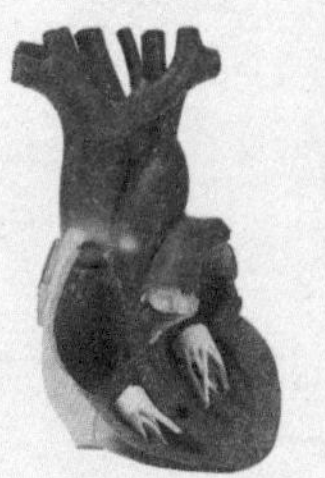

人体系统

人体其实就像是一个巨大工厂，各个部分都在分工和合作，有条不紊地进行着各种工作，这样才能维持身体机能的全面运转。

人体其实是一个相互联系着的系统，医学上将人体分为八个大的运动循环系统，它们分别为：运动系统，它主要是起支架作用、保护作用和运动作用；消化系统，它的基本功能是进行食物的消化和吸收，供机体所需的物质和能量；呼吸系统，它主要是为人体提供生命所需的氧气；循环系统，它是生物体内的运输系统，它将消化道吸收的营养物质和由鳃或肺吸进的氧输送到各组织器官，同时将各组织器官的代谢产物通过同样的途径输入血液，经肺、肾排出。它还输送热量到身体各部以保持体温，输送激素到靶器官以调节其功能；神经系统，它方面它控制与调节各器官、系统的活动，使人体成为一个统一的整体。另一方面通过神经系统的分析与综合，使机体对环境变化的刺激作出相应的反应，达到机体与环境的统一；泌尿系统，它排除人体的代谢产物和有毒物质，维持人体的酸碱平衡，分泌或合成一些物质，调节人体的生理功能；内分泌系统，它对整个机体的生长、发育、代谢和生殖起着调节作用；生殖系统，它主要是起到排泄废弃物和后代遗传的作用。

本章主要介绍详细地介绍人体八大系统。

运动系统

运动系统在神经系统的支配下对身体起运动、支持和保护等作用。在运动中，骨起杠杆作用，关节是运动的枢纽，骨骼肌则是运动的动力，骨骼肌收缩时，以关节为支点牵引骨移动位置而产生运动。全身各骨借骨连结组成骨骼。骨骼是人体的支架，并与骨骼肌共同构成体腔的壁，以保护脑、心、肺、肝、脾等器官。在体表能看到或摸到的骨和肌的突起及凹陷等，称为体表标志。临床上常用这些标志来确定内脏器官、血管和神经的位置。运动系统器官的重量约占人体总重量的60%。

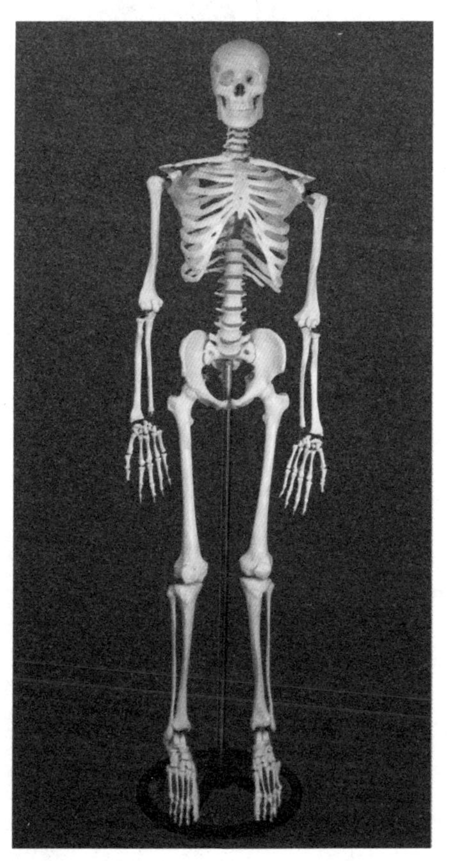

☆ 构　造

运动系统主要是由骨骼构成，因此，主要介绍骨。

（1）骨的组成部分

骨是以骨组织为主体构成的器官，是在结缔组织或软骨基础上经过较长时间的发育过程（骨化）

形成的。成人骨共206块，依其存

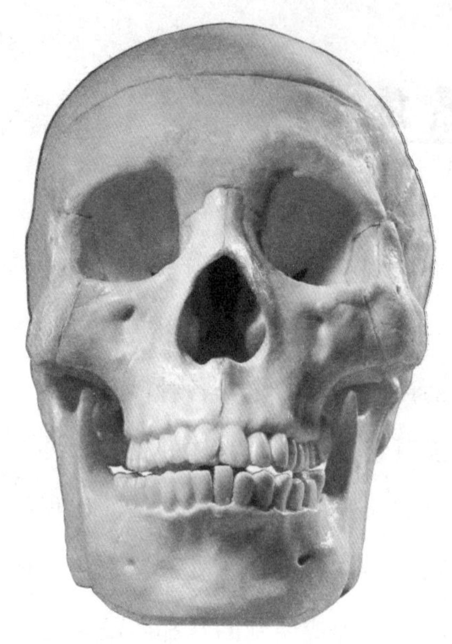

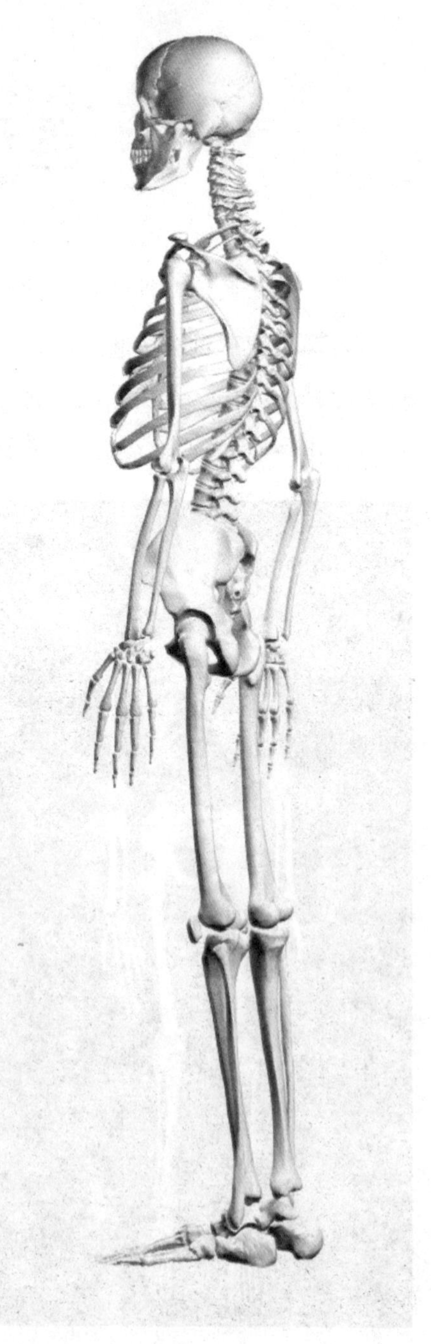

在部位可分为颅骨、躯干骨和四肢骨。

人体的骨由于存在部位和功能不同，形态也各异，按其形态特点可概括为下列四种。

①长 骨

长骨主要存在于四肢，呈长管状，可分为一体两端。体又叫骨干，其外周部骨质致密，中央为容纳骨髓的骨髓腔。两端较膨大，称为骺。骺的表面有关节软骨附着，形成关节面，与相邻骨的关节面构成运动灵活的关节，以完成较大范围的运动。

②短 骨

短骨为形状各异的短柱状或立方形骨块，多成群分布于手腕、足的后半部和脊柱等处。短骨能承受较大的压力，常具有多个关节面与相邻的骨形成微动关节，并常辅以坚韧的韧带，构成适于支撑的弹性结构。

③扁 骨

扁骨呈板状，主要构成颅腔和胸腔的壁，以保护内部的脏器，扁骨还为肌肉附着提供宽阔的骨面，如肢带骨的肩胛骨和髋骨

④不规则骨

不规则骨形状不规则且功能多样，有些骨内还生有含气的腔洞，叫做含气骨，如构成鼻旁窦的上颌骨和蝶骨等。

（2）骨的构造

骨以骨质为基础，表面复以骨膜，内部充以骨髓，分布于骨的血管、神经中，先进入骨膜，然后穿

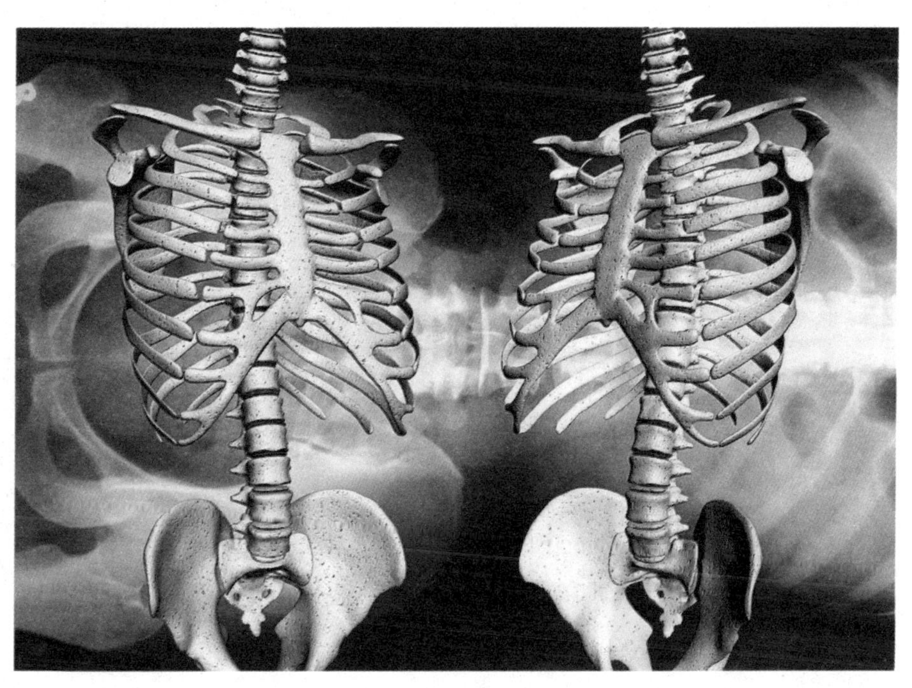

入骨质再进入骨髓。

①骨质

骨质由骨组织构成。骨组织中含大量钙化的细胞间质和多种细胞——即骨细胞、骨原细胞、成骨细胞和破骨细胞。骨细胞数量最多，位于骨质内，其余的则位于骨质靠近骨膜的边缘部。骨质由于结构不同可分为两种：一种由多层紧密排列的骨板构成，叫做骨密质；另一种由薄骨板即骨小梁互相交织构成立体的网，呈海绵状，叫做骨松质。骨密质质地致密，抗压抗扭曲性很强；而骨松质则按力的一定方向排列，虽质地疏松但却体现出既轻便又坚固的性能，符合以最少的原料发挥最大功效的构筑原则。不同形态的骨，由于其功能侧重点不同，在骨密质和骨松质的配布上也呈现出各自的特色。以保护功能为主的扁骨，其内外两面是薄层的骨密质，叫做内板和外板，中间镶夹着当量的骨松质，叫做板障，骨髓即充填于骨松质的网眼中。以支持功能为主的短骨和长骨的骨骺，外周是薄层的骨密质，内部为大量的骨松质，骨小梁的排列显示两个基本方向，一是与重力方向一致，叫做压力曲线；另一则与重力线相对抗而适应于肌肉的拉力，叫做张力曲线，二者构成最有效的承担重力的力学系统。以运动功能见长的长管状骨骨干，则有较厚的骨密质，向两端逐渐变薄而与骺的薄层骨密质相续，在靠近骨骺处，内部有骨松质充填，但骨干的大部分骨松质甚少，中央形成大的骨髓腔。在承力过程中，长骨骨干的骨密质与骨骺的骨松质和相邻骨的压力曲线，共同构成与压力方向一致的统一功能系统。

骨质在生活过程中，由于劳动、训练、疾病等各种因素的影响，表现出很大的可塑性，如芭蕾舞演员的足跖骨骨干增粗，骨密质变厚；卡车司机的掌骨和指骨骨干增粗；长期卧床的患者，其下肢骨小梁压力曲线系统变得不明显等。

②骨膜

骨膜由致密结缔组织构成，被

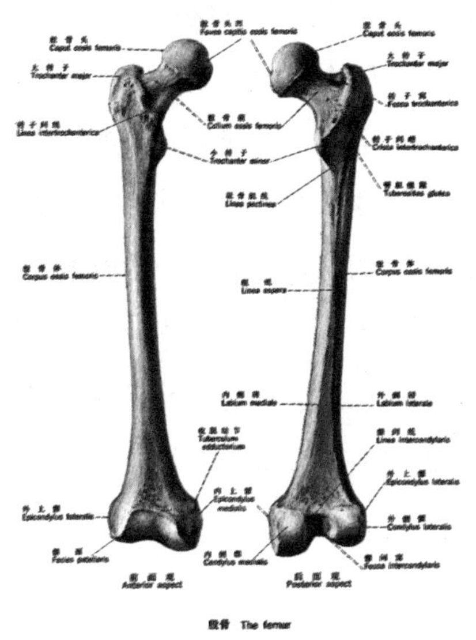

股骨 The femur

覆于除关节面以外的骨质表面，并有许多纤维束伸入于骨质内。此外，附着于骨的肌腱、韧带于附着部位都与骨膜编织在一起。因而骨膜与骨质结合甚为牢固。

骨膜富含血管、神经，通过骨质的滋养孔分布于骨质和骨髓。骨髓腔和骨松质的网眼也衬着一层薄的结缔组织膜，叫做骨内膜。骨膜的内层和骨内膜有分化成骨细胞和破骨细胞的能力，以形成新骨质和破坏、改造已生成的骨质，所以对骨的发生、生长、修复等具有重要意义。老年人骨膜变薄，成骨细胞和破骨细胞的分化能力减弱，因而骨的修复机能减退。

③骨髓

骨髓是柔软的富于血管的造血组织，隶属于结缔组织。存在于长骨骨髓腔及各种骨松质的网眼中，在胚胎时期和婴幼儿时，所有骨髓均有造血功能，由于含有丰富的血液，肉眼观呈红色，故名红骨髓。约从六岁起，长骨骨髓腔内的骨髓逐渐为脂肪组织所代替，变为黄红色且失去了造血功能，叫做黄骨

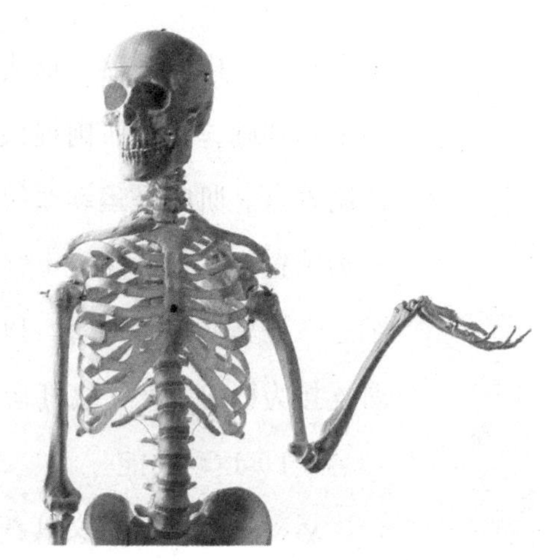

髓。所以成人的红骨髓仅存于骨松质的网眼内

☆ **功　能**

运动系统由骨、骨连接和骨骼肌三种器官组成。骨以不同形式（不动、微动或可动）的骨连接联

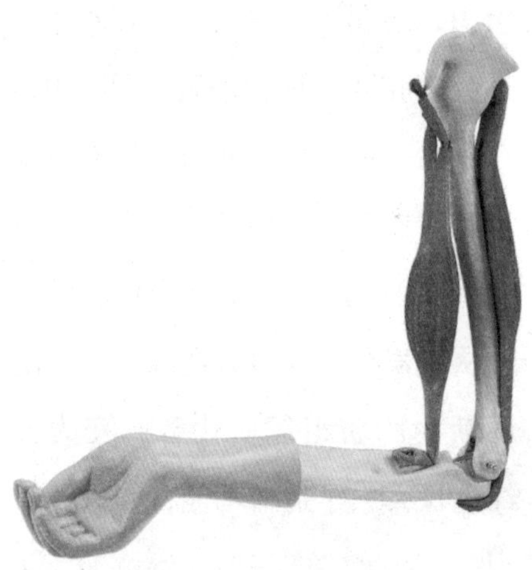

结在一起，构成骨骼，形成了人体体形的基础，并为肌肉提供了广阔的附着点。肌肉是运动系统的主动动力装置，在神经支配下，肌肉收缩，牵拉其所附着的骨，以可动的骨连接为枢纽，产生杠杆运动。

（1）运动功能

运动系统顾名思义其首要的功能是运动。人的运动是很复杂的，包括简单的移位和高级活动如语言、书写等，都是以在神经系统支配下，肌肉收缩而实现的。即使一个简单的运动往往也有多数肌肉参加，一些肌肉收缩，承担完成运动预期目的角色，而另一些肌肉则予以协同配合，甚或有些处于对抗地位的肌肉此时则适度放松并保持一定的紧张度，以使动作平滑、准确，起着相反相成的作用。

（2）支持功能

运动系统的第二个功能是支持，包括构成人体体形、支撑体重和内部器官以及维持体姿。人体

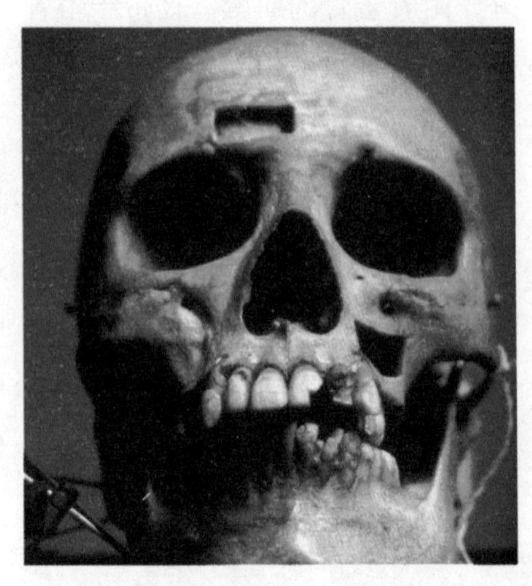

姿势的维持除了骨和骨连接的支架作用外，主要靠肌肉的紧张度来维持。骨骼肌经常处于不随意的紧张状态中，即通过神经系统反射性地维持一定的紧张度，在静止姿态，需要互相对抗的肌群各自保持一定的紧张度所取得的动态平衡。

（3）保护功能

运动系统的第三个功能是保护。众所周知，人的躯干形成了几个体腔，颅腔保护和支持着脑髓和感觉器官；胸腔保护和支持着心、大血管、肺等重要脏器；腹腔和盆腔保护和支持着消化、泌尿、生殖系统的众多脏器。这些体腔由骨和骨连接构成完整的壁或大部分骨性壁；肌肉也构成某些体腔壁的一部分，如腹前、外侧壁、胸廓的肋间隙等，或围在骨性体腔壁的周围，形成颇具弹性和韧度的保护层，当受外力冲击时，肌肉反射性地收缩，起着缓冲打击和震荡的重要作用。

运动系统主要由骨、软骨、关节和骨骼肌等组成。

人体的运动系统是否强壮、坚实、完善，对人的体质强弱有重大影响。例如，骨架和肌肉对人体起着支撑和保护作用。它不仅为内脏器官，如心、肺、肝、肾以及脑、脊髓等的健全、生长发育了可能，而且能保护这些器官使之不易受到外界的损伤。骨、软骨、关节、骨骼肌是人体运动器官，骨的质量，关节连接的牢固性、灵活性，肌肉纠缩力量的大小和持续时间的长短等，在很大程度上决定人体的运动能力。

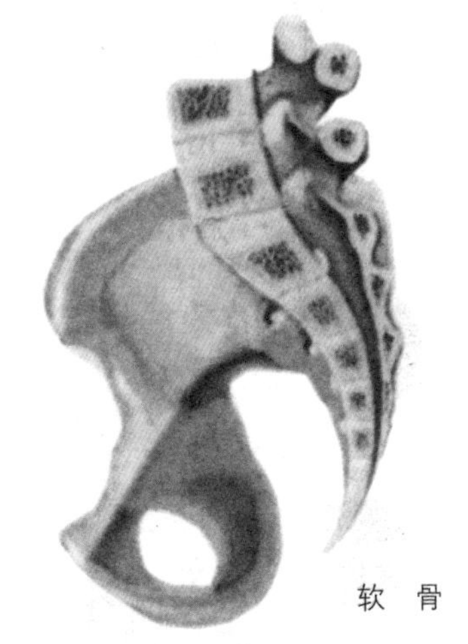

软　骨

消化系统

☆ **结　构**

消化系统由消化道和消化腺两部分组成。

消化道是一条起自口腔延续为咽、食道、胃、小肠、大肠、终于肛门的很长的肌性管道，包括口腔、咽、食管、胃、小肠（十二指肠、空肠、回肠）和大肠（盲肠、结肠、直肠）等部。

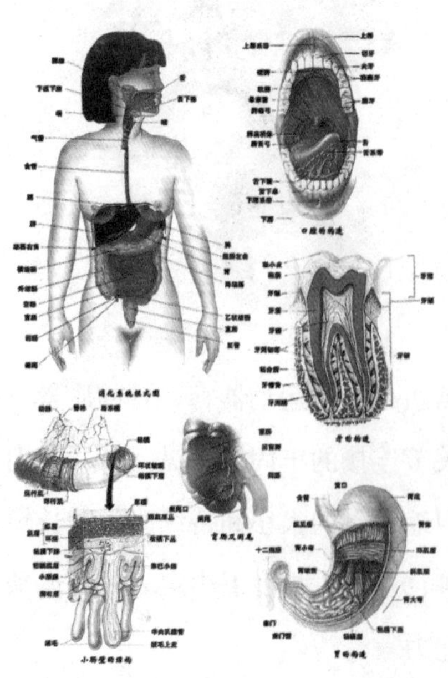

消化腺有小消化腺和大消化腺两种。小消化腺散在于消化管各部的管壁内，大消化腺有三对唾液腺（腮腺、下颌下腺、舌下腺）、肝和胰，它们均借导管，将分泌物排入消化管内。

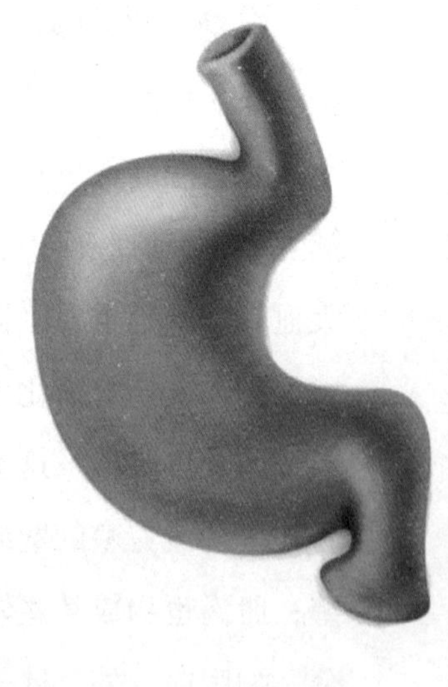

消化系统共有5个消化腺，分别为：唾液腺（分泌唾液、将淀粉初步分解成麦芽糖）、胃腺（分泌胃液、将蛋白质初步分解成多肽）、肝脏（分泌胆汁、将大分子的脂肪初步分解成小分子的脂肪，

称为物理消化）、胰脏（分泌胰液，胰液是对糖类、脂肪、蛋白质都有消化作用的消化液）、肠腺（分泌肠液、将麦芽糖分解成葡萄糖，将多肽分解成氨基酸，将小分子的脂肪分解成甘油和脂肪酸，也是对糖类、脂肪、蛋白质有消化作用的消化液）。

☆ 功　能

消化系统的基本功能是食物的消化和吸收，供机体所需的物质和能量，食物中的营养物质除维生素、水和无机盐可以被直接吸收利用外，蛋白质、脂肪和糖类等物质均不能被机体直接吸收利用，需在消化管内被分解为结构简单的小分子物质，才能被吸收利用。食物在消化管内被分解成结构简单、可被吸收的小分子物质的过程就称为消化。这种小分子物质透过消化管粘膜上皮细胞进入血液和淋巴液的过程就是吸收。对于未被吸收的残渣部分，消化道则通过大肠以粪便形式排出体外。

在消化过程中包括机械性消化和化学性消化两种形式。

食物经过口腔的咀嚼，牙齿的磨碎，舌的搅拌、吞咽，胃肠肌肉的活动，将大块的食物变成碎小的，使消化液充分与食物混合，并推动食团或食糜下移，从口腔推移到肛门，这种消化过程叫机械性消化或物理性消化。

化学性消化是指消化腺分泌的消化液对食物进行化学分解而言。由消化腺所分泌的种消化液，将复杂的各种营养物质分解为肠壁可以吸收的简单的化合物，如糖类分解为单糖，蛋白质分解为氨基酸，脂类分解为甘油及脂肪酸。然后这些分解后的营养物质被小肠（主要是空肠）吸收进入体内，进入血液和淋巴液。这种消化过程叫化学性消化。

机械性消化和化学性消化两功能同时进行，共同完成消化过程。

呼吸系统

☆ 结　构

呼吸系统包括呼吸道（鼻腔、咽、喉、气管、支气管）和肺。

动物体在新陈代谢过程中要不断消耗氧气，产生二氧化碳。机体与外界环境进行气体交换的过程称为呼吸。气体交换地有两处，一是外界与呼吸器官如肺、腮的气体交换，成肺呼吸或腮呼吸（或外呼吸）。另一处由血液和组织液与机体组织、细胞之间进行气体交换（内呼吸）。

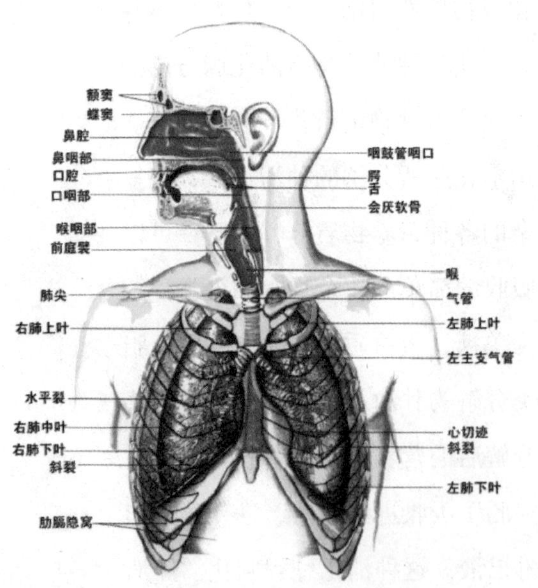

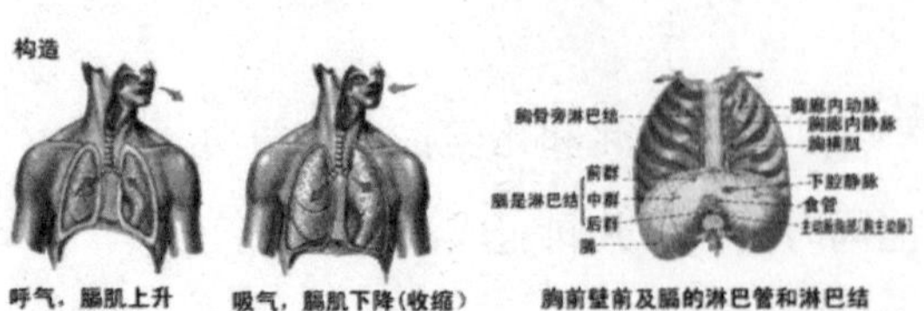

呼气，膈肌上升　　吸气，膈肌下降(收缩)　　胸前壁前及膈的淋巴管和淋巴结

呼吸器官的共同特点是壁薄、面积大、湿润、有丰富的毛细血管分布。进入呼吸器官的血管含少氧血，离开呼吸器官的血管含多氧血。

低等水生动物无特殊呼吸器官，依靠水中气体的扩撒和渗透进行气体交换。在较高等的水生动物腮成为主要呼吸器官。陆生无脊椎动物以气管或书肺交换气体。而陆生脊椎动物中肺成了唯一的气体交

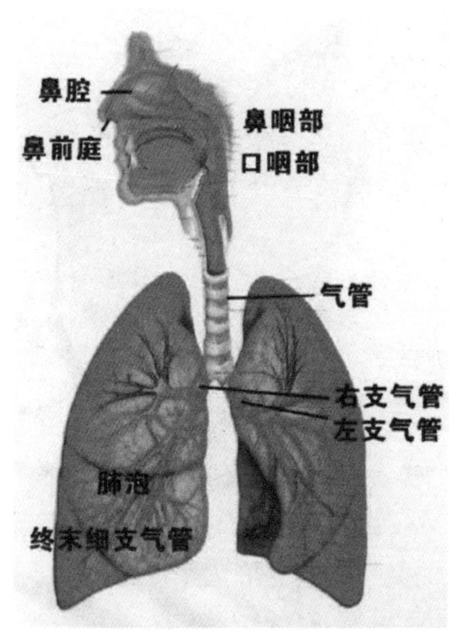

大气摄取新陈代谢所需要的O_2，排出所产生的CO_2，因此，呼吸是维持机体新陈代谢和其它功能活动所必需的基本生理过程之一，一旦呼吸停止，生命也将终止。

在高等动物和人体，呼吸过程由三个相互衔接并且同进进行的环节来完成：外呼吸或肺呼吸，包括肺通气（外界空气与肺之间的气体交换过程）和肺换气（肺泡与肺毛细血管之间的气体交换过程）；气换器官。

肺是一个内含大而潮湿的呼吸表面的腔，位于身体内部，受到体壁保护。哺乳类的呼吸系统除肺以外还有一套通气结构即呼吸道。

机体与外界环境之间的气体交换过程，称为呼吸。通过呼吸，机体从

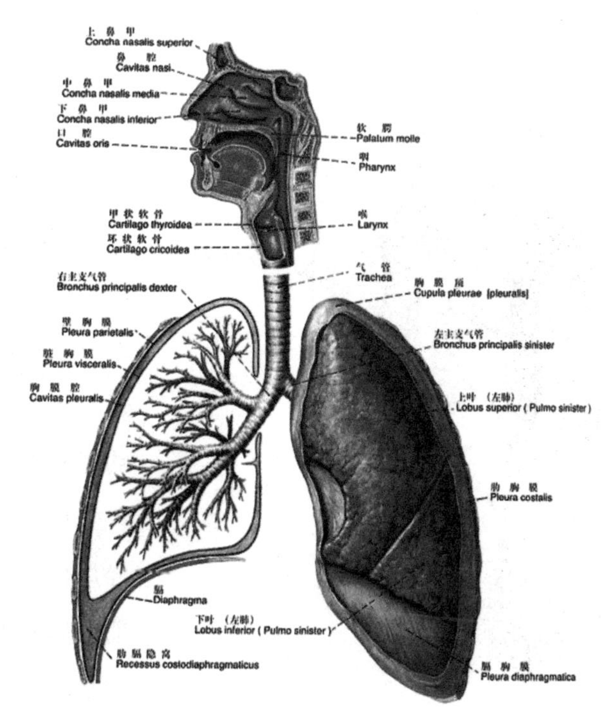

体在血液中的运输；内呼吸或组织呼吸，即组织换气（血液与组织、细胞之间的气体交换过程），有时也将细胞内的氧化过程包括在内。可见呼吸过程不仅依靠呼吸系统来完成，还需要血液循环系统的配合，这种协调配合以及它们与机体代谢水平的相适应，又都受神经和体液因素的调节。

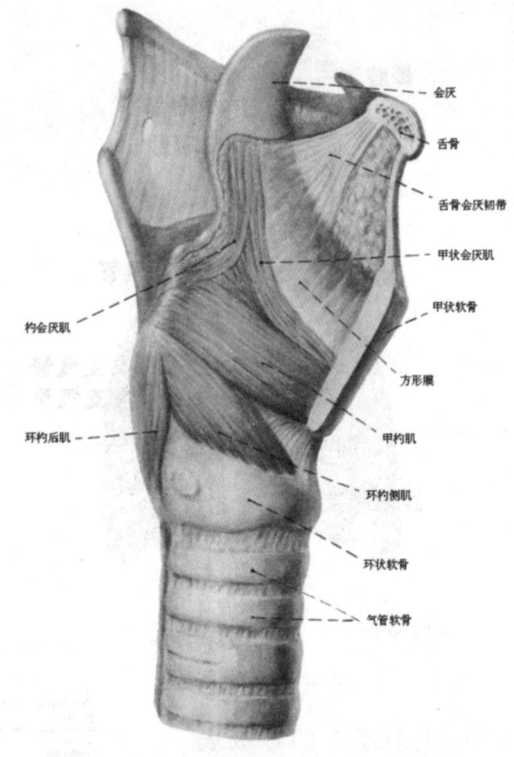

在吸气时，膈肌收缩，膈顶部下降，使胸廓的上下径也增大。呼气时，正好相反，膈肌舒张，膈顶部回升，胸廓的上下径缩小

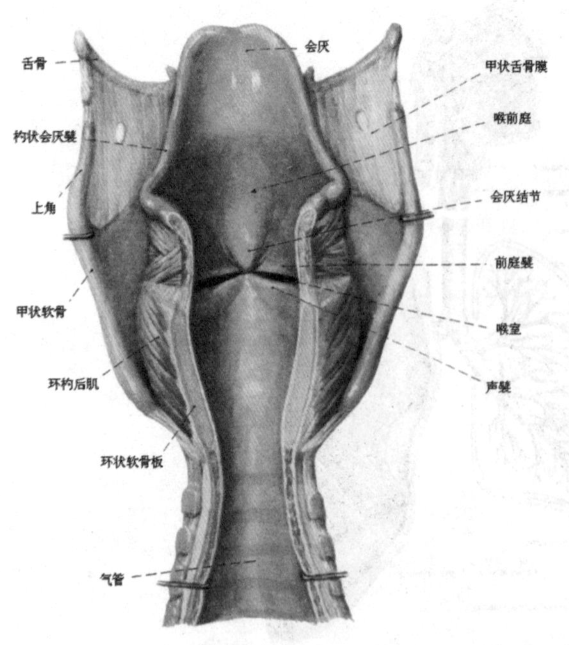

在所有呼吸系统疾病的治疗中，营养治疗是重要的治疗部分。营养不良可减弱呼吸肌强度，改变通气能力及损害免疫功能，引起肺功能的下降。营养状况的恢复能改善受损肺功能、可以提高疗效，当经口自然进食不足时，对有消化功能的病人来说，肠内营养比静脉更为常用。

☆ 功 能

呼吸系统中的鼻、咽、喉、气管、支气管是气体进出肺的通道，叫做呼吸道。呼吸道都有骨或软骨作支架。

呼吸道的作用是保证气体顺畅通过和对吸入气体进行处理（能力有限）。呼吸道分为上呼吸道和下呼吸道。

（1）上呼吸道：鼻和鼻咽腔相对短小、鼻道狭窄、鼻粘膜柔软、富有血管及淋巴管，轻度鼻炎即可发生鼻塞，使吸吮和呼吸发生困难。新生儿副鼻窦未发育，故不患鼻旁窦炎。耳咽管宽、直且短、呈水平位，其鼻腔开口处低，易患中耳炎（得感冒时易并发中耳炎）。轻微炎症可导致喉肿胀，而发生呼吸紊乱。其声带短，故声音特别高。

（2）下呼吸道：气管长约4厘米、口径狭窄、右支气管较直，似气管的延续，故异物多落于右支气管内。支气管口径狭窄，支气管壁弹力纤维发育不成熟，容易闭合而使相应肺泡发生肺不张。肺不张减少了换气，但仍有血流通过，血液

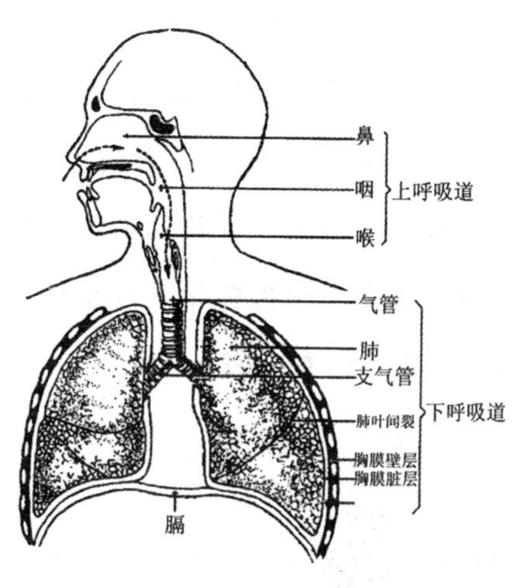

未经气体交换，又回到血循环，造成肺内短路，易发生缺氧。因此，在正压呼吸时，使肺泡张开效果较好。气管内粘膜柔软，富于血管及淋巴管，易发生炎症反应，且炎症过程进展也快。初生儿肺泡数量较成人少，而且易被粘液堵塞，所以，易发生肺不张、肺气肿和肺后下部坠积性淤血。

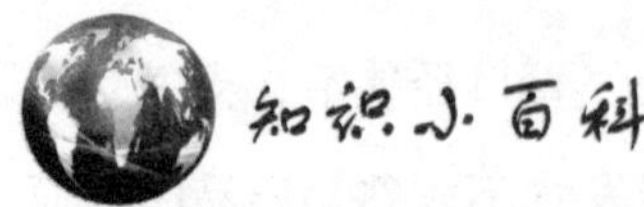

曹操杀华佗之迷（一）

华佗（约公元2世纪～3世纪初），字元化，沛国谯（即今安徽省亳县）人。他在年轻时，曾到徐州一带访师求学，他“兼通数经，晓养性之术”。沛相陈圭推荐他为孝廉、太尉黄琬请他去做官，都被他——谢绝，遂专志于医药学和养生保健术。他行医四方，足迹与声誉遍及安徽、江苏、山东、河南等省。

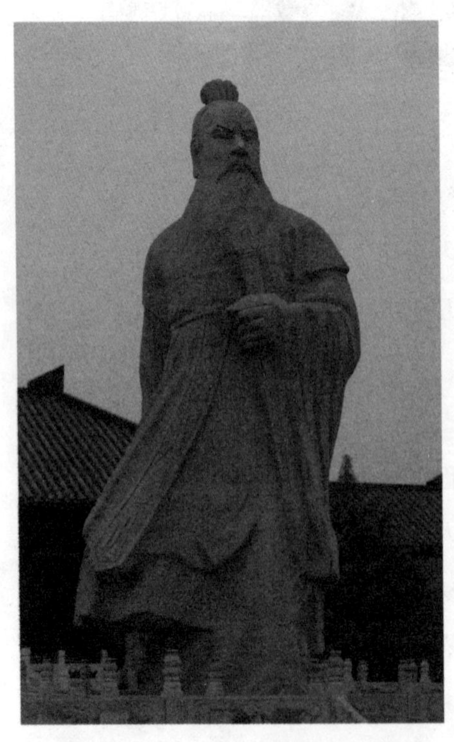

曹操闻听华佗医术精湛，征召他到许昌为自己看病。曹操常犯头风眩晕病，经华佗针刺治疗有所好转。《三国志》对此的记载是：“佗针鬲，随手而差。”后来，随着政务和军务的日益繁忙，曹操的“头风”病越来越严重，于是，他想让华佗专门为他治疗“头风”病，做自己的侍医，但是华佗却不愿意。他借口妻子有病，告假回家，不再到曹操那里去了。因此曹操非常愤怒，派人到华佗家里去调查。曹操对派去的人说：“如果华佗的妻子果然有病，就送给他小豆四十斛；要是没有病，就把他逮捕来办罪。”

传说华佗被逮捕送到曹操那里以后，曹操仍旧请他治病。他给曹操诊断了以后，对曹操说：“此近难济，恒事攻治，可延岁月。”意思是说，曹操的病在短期内很难彻底治好，即使长期治疗，也只能苟延岁月。而要全部治好，使之不再重犯则需要先饮“麻沸散”，麻痹脑部，然后用利斧砍开脑袋，取出“风涎”，这样才可能去掉病根。多疑的曹操以为华佗是要借机杀他，为关羽报仇，于是命令将华佗杀害。

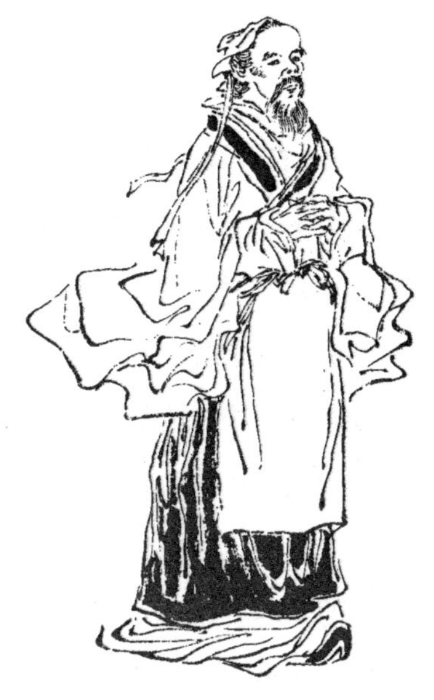

被关进牢狱以后，华佗知道曹操不会放过他的，于是抑制住悲愤的心情，逐字逐句地整理他的三卷医学著作——《青囊经》，希望把自己的医术流传下去。这三卷著作整理好以后，华佗把它交给牢头，牢头不敢接受。在极度失望之下，华佗把它掷在火盆里烧掉。牢头这时候才觉得可惜，慌忙去抢，只抢出一卷，据说这一卷是关于医治兽病的记载。华佗没有留下专门著作，这是我国医学的一个重大损失。

但是，华佗之死责任果真全在曹操吗？华佗真的没有任何过失吗？

《三国演义》中有一节“治风疾神医身死，传遗命奸雄数终”，描写了华佗被曹操杀害的情形。《三国演义》虽然是文学作品，其中有着大量的虚构成分，但是，华佗因为要给曹操“开颅医病”而被曹操杀害确是不争的历史事实。受《三国演义》的影响，今天的许多史学家大都认为，华佗不仅医术高明，而且医德高尚，时刻心系天下百姓的疾苦，不肯服侍权贵。华佗真是这样一个人吗？

循环系统

循环系统是生物体的细胞外液（包括血浆、淋巴和组织液）及其借以循环流动的管道组成的系统。从动物形成心脏以后循环系统分心脏和血管两大部分，叫做心血管系统。循环系统是生物体内的运输系统，它将消化道吸收的营养物质和由鳃或肺吸进的氧输送到各组织器官并将各组织器官的代谢产物通过同样的途径输入血液，经肺、肾排出。它还输送热量到身体各部以保持体温，输送激素到靶器官以调节其功能。

循环是指各种体液（如血液、淋巴液）不停地流动和相互交换的过程。循环系统是进行血液循环的动力和管道系统，由心血管系统和淋巴系统组成。循环系统的功能是不断地将O_2、营养物质和激素等运送到全身各组织器官，并将各器官、组织所产生的CO_2和其它代谢

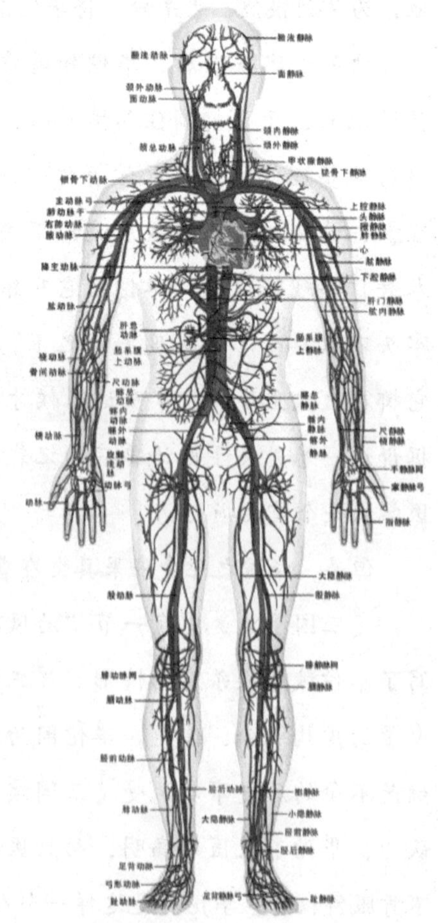

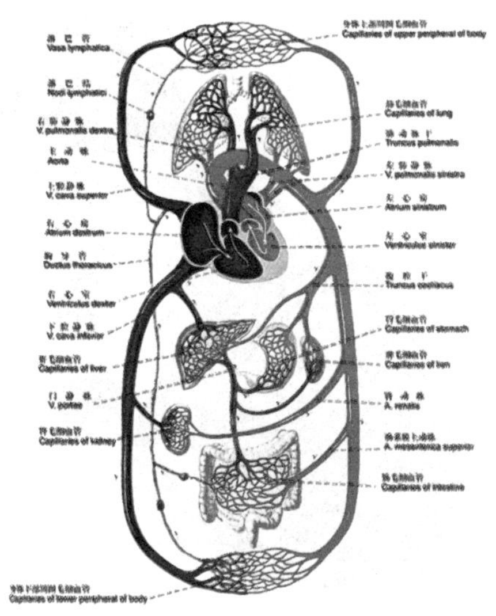

产物带到排泄器官排出体外，以保证机体物质代谢和生理功能的正常进行。如血液循环一旦停止，则机体所有器官和组织将失去氧及营养供应，新陈代谢将不能正常进行，造成体内一些重要器官的损害而危及生命。

人的循环系统包括心血管系统和淋巴系统。

☆ 心血管系统

（1）定 义

心血管系统具有三个主要部分：血液，即运输的介质或载体；管道系统，运送血液到身体各部分的结构；心脏，像一个泵，维持血液流动，是血液循环的动力器官。

心血管系是一个封闭的管道系统，由心脏和血管所组成。心脏是动力器官，血管是运输血液的管道。通过心脏有节律性收缩与舒张，推动血液在血管中按照一定的方向不停地循环流动，称为血液循环。血液循环是机体生存最重要的生理机能之一。由于血液循环，血液的全部机能才得以实现，并随时

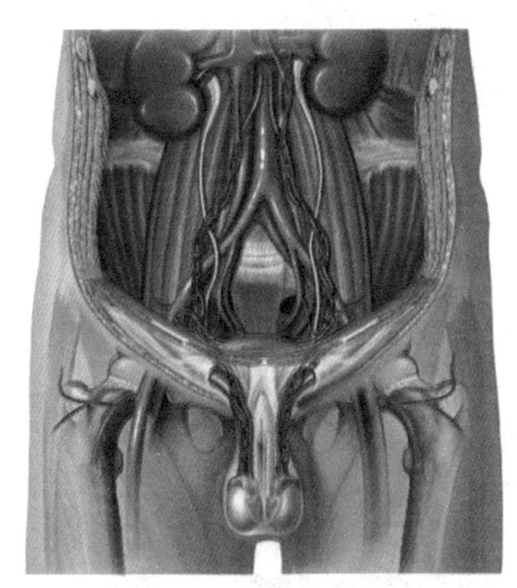

调整分配血量，以适应活动着的器官、组织的需要，从而保证了机体内环境的相对恒定和新陈代谢的正

常进行。循环一旦停止，生命活动就不能正常进行，最后将导致机体的死亡。

（2）结　构

①心 脏

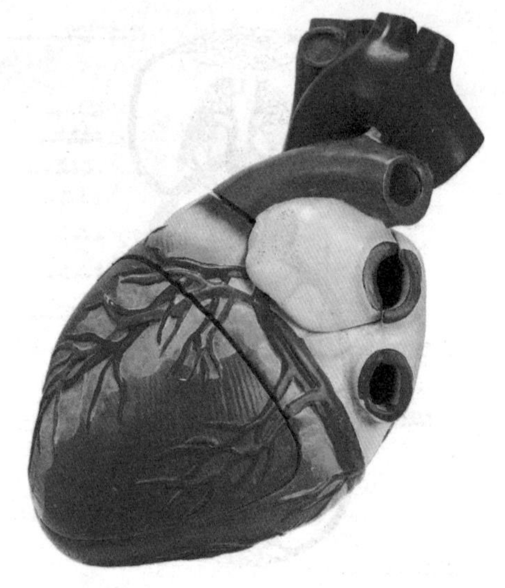

心脏位于胸腔内，两肺之间。它的大小与成年人的拳头相似。心脏的内腔被房间隔和室间隔分隔为左右不相通的两半。心腔可分为左心房、左心室，右心房、右心室四个部分。左心房和左心室借左房室口相通，右心房和右心室借右房室口相通，同时在左房室口周围附有二尖瓣，右房室口周围附有三尖瓣，其主要作用是防止血液从心室倒流回心房。右心房与上、下腔静脉和冠状窦的开口，左心房上有肺静脉的开口。

右心室发出肺动脉，左心室发出主动脉。在主动脉和肺动脉的起始处分别有主动脉瓣和肺动脉瓣，能防止血液从动脉逆流入心室。

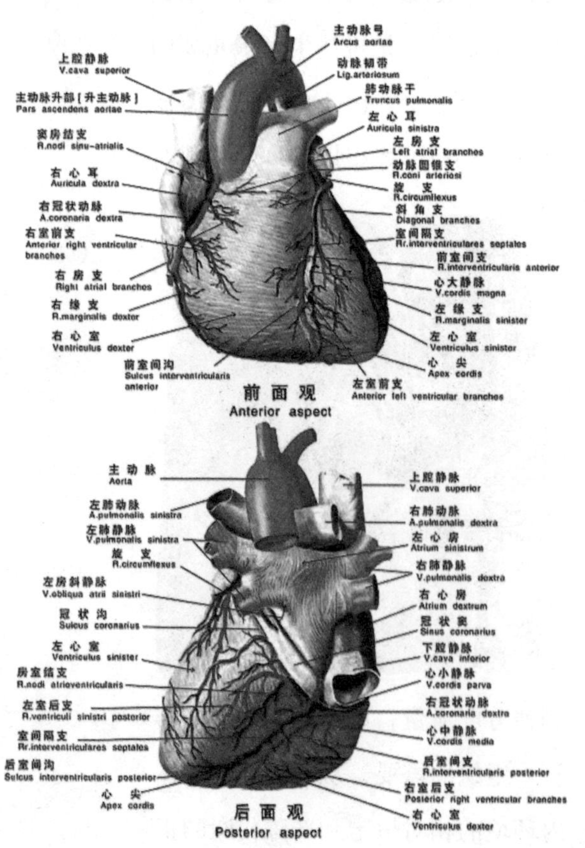

前面观
Anterior aspect

后面观
Posterior aspect

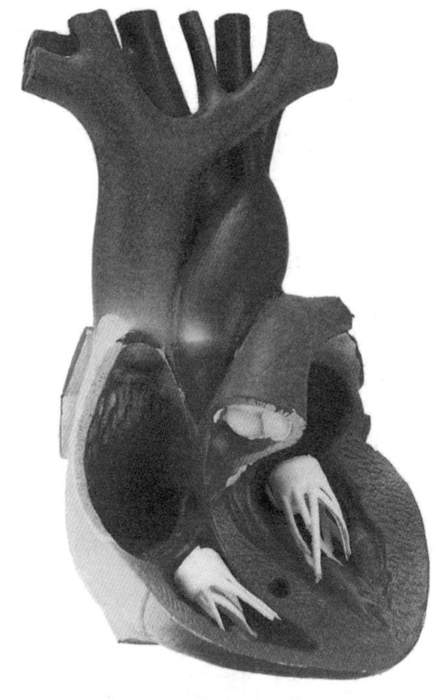

营养心脏本身的血管为左右冠状动脉。冠状动脉如发生病变（痉挛、硬化、血栓形成）可因其供血区供血不足而引起心绞痛，严重时可发生心肌梗塞。

心脏是由心肌组成的动力器官。心肌具有自动节律性，即心肌本身具有产生节律性兴奋与收缩的功能，不受中枢神经所支配。心脏有节律的收缩或舒张活动称为心搏。每分钟心搏的次数叫心率。成人安静时的心率平均为75次/分钟，儿童的心率较快，15～16岁以后才接近成人，一般女子的心率较男子稍快，经常参加体育锻炼的人安静时的心率较慢。

心脏在收缩和舒张的过程中，每一次心室收缩所射出的血量称为每搏输出量；每分钟所射出的血量称为每分输出量，是每搏输出量和心率的乘积，是衡量心脏工作能力的一项重要指标。一般来说，正常人安静时每搏输出量为60～80毫升，每分输出量为4500～5000毫升左右。

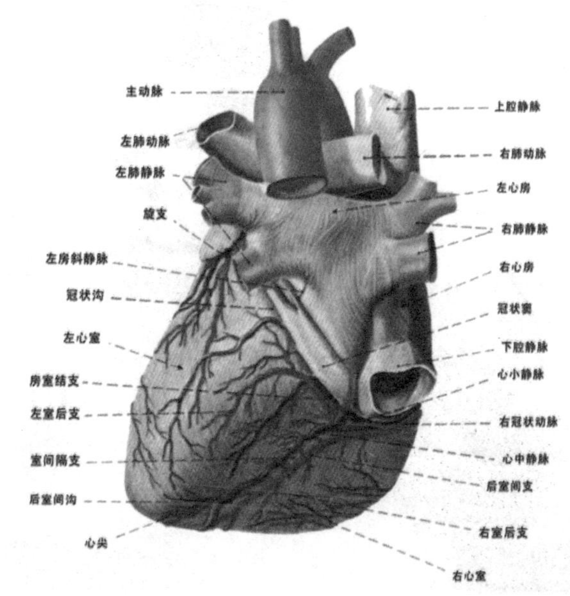

②血　管

血管分为动脉、静脉和毛细血管三大部分。动脉是血液由心脏射出后流往全身各器官时所经过的管道，其管壁较厚而有弹性，能承受内部的压力；静脉是血液由全身各器官流回心脏时所经过的血管，静脉的容量很大，通常可容纳全部循环血量的60%～70%，故有容量血管之称；毛细血管是介于动脉和静脉末梢之间的管道，几乎分布于全身的各个器官。毛细血管管径细小，管壁薄，通透性大，有利于血液和周围组织细胞进行物质交换。

（3）作　用

心血管系统是一个“密闭”的管道系统，心脏是泵血的肌性动力器官，而运输血液的管道系统就是血管系统。它布散全身，负责将心脏搏出的血液输送到全身的各个

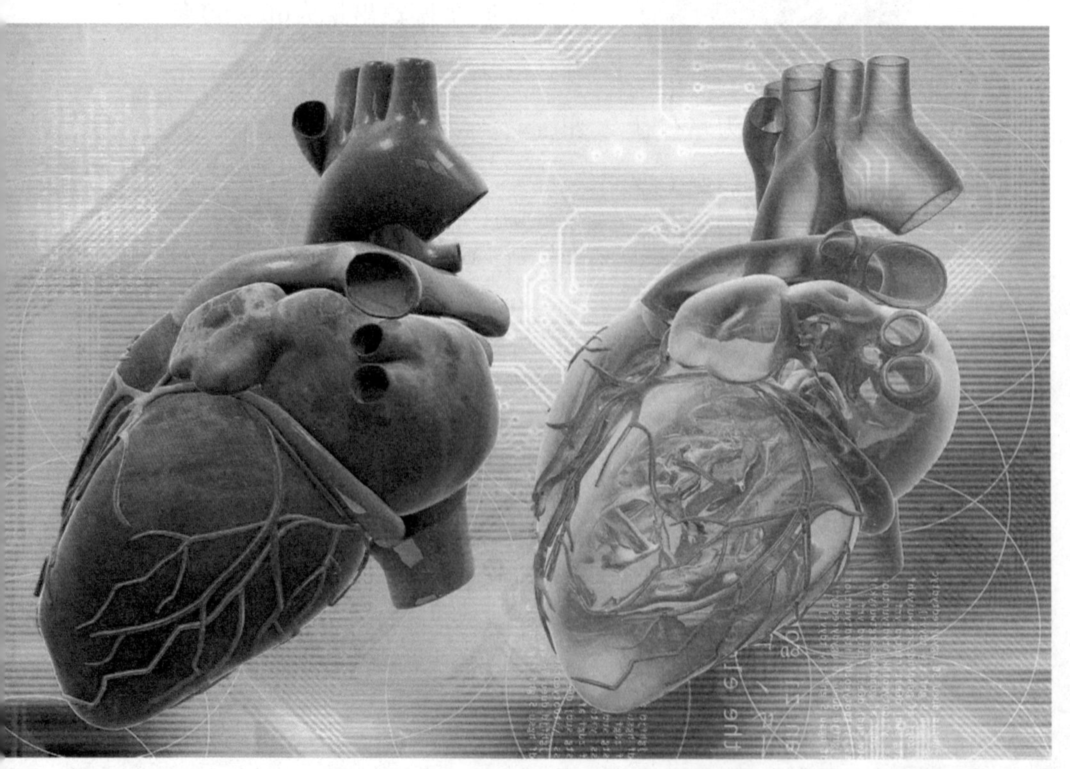

组织器官，以满足机体活动所需的各种营养物质，并且将代谢终产物（或废物）运回心脏，通过肺、肾

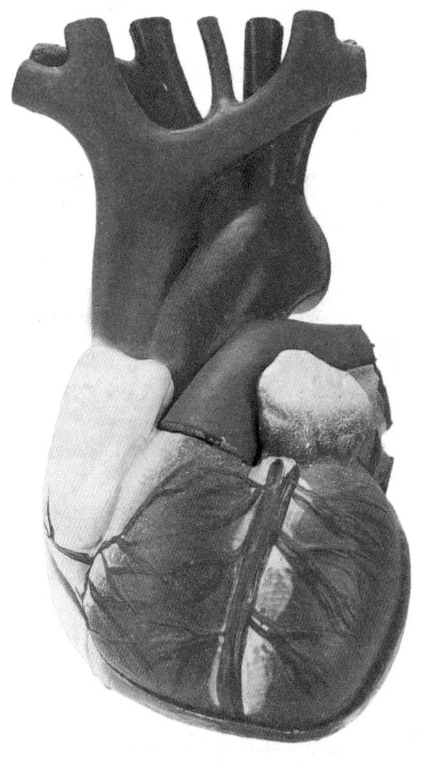

等器官排出体外。血管系统按其流过的血液是新鲜的还是用过的，是离开还是返回心脏的特性而分为动脉和静脉。

输送新鲜血液离开心脏的血管叫动脉，动脉内血液压力较高，流速较快，因而动脉管壁较厚，富有弹性和收缩性等特点。根据动脉结构和功能的特点，将其分为弹性动脉、肌性动脉和小动脉；输送用过了的血液回到心脏的血管叫静脉。与同级的动脉相比，管壁较薄，而管腔较大，数目也较多，四肢和肋间静脉还含有静脉瓣，这些形态结构的特点都是与静脉压较低、血流缓慢等机能特点相适应的。体动脉血中因含氧较多，故颜色鲜红；体静脉血中因含有较多的二氧化碳，所以颜色暗红。但小循环与上述的大循环相反，肺动脉中却含静脉血，而肺静脉中却含带氧丰富的动脉血。在动静脉之间有一种极细的血管称为毛细血管。其管径很细、管壁薄、通透性高、血压低、血流缓慢，彼此连结成网，是血液和组织进行物质交换的场所。一个成人的毛细血管总数在300亿根以上，长约11万千米，足可绕地球2.7圈。可见，人体的血管系统是多么庞大，包含着所有的动脉、静脉和毛细血管。

☆ 淋巴系统

淋巴系统是人体的重要防卫体系，它与心血管系统密切相关。淋巴系统能制造白细胞和抗体，滤出病原体，对于液体和养分在体内的分配也有重要作用。

像遍布全身的血液循环系统一样，淋巴系统也是一个网状的液体系统。淋巴系统里流通的淋巴液，由血浆变成，但比血浆清，水分较多，能从微血管壁渗入组织空间。

淋巴系统是脉管系的一个组成部分，由各级淋巴管道、淋巴器官和散在的淋巴组织构成。淋巴系统内流动着无色透明的淋巴（液）。

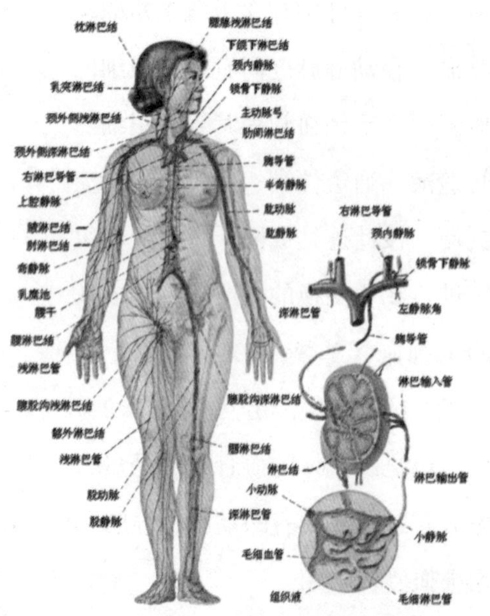

当血液经动脉运行至毛细血管时，其中部分液体物质透过毛细血管壁进入组织间隙，形成了组织

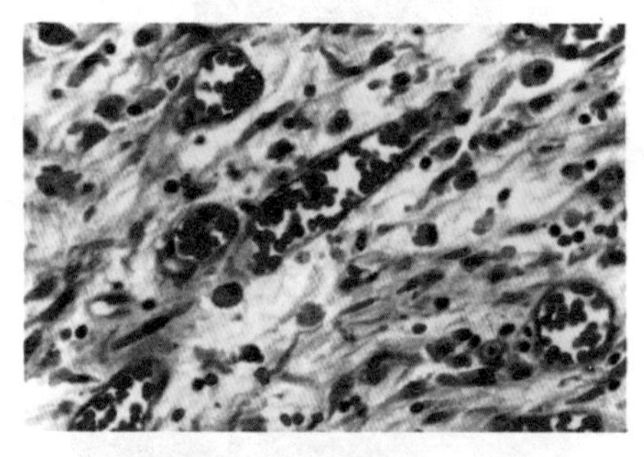

液。组织液与细胞之间进行物质交换后，大部分经毛细血管静脉端吸收入血液，小部分含水份及大分子物质的组织液进入毛细淋巴管成为淋巴。淋巴沿各级淋巴管向心流动，并经过诸多淋巴结的滤过，最后汇入静脉。故淋巴系统可视作静脉的辅助结构。

（1）构　成

淋巴系统由淋巴管道、淋巴器官和淋巴组织构成。

淋巴管道内流动的是淋巴。当

血液运行到毛细血管时，部分液体经毛细血管滤出，进入组织间隙，形成组织液，组织液与细胞进行物质交换后，大部分在毛细血管的静脉端被吸收后，进入静脉内，小部分进入毛细淋巴管内成为淋巴，沿淋巴管道向心流动，最后注入静脉。

淋巴器官包括淋巴结、脾、腭扁桃体和胸腺。它们具有产生淋巴细胞、过滤淋巴和产生抗体的功能。

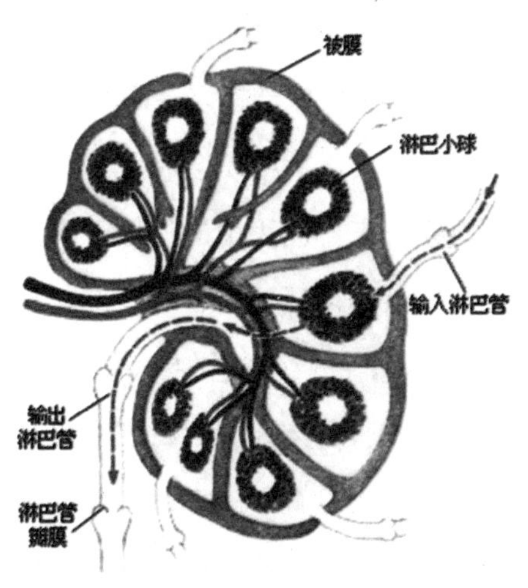

淋巴结结构图

淋巴组织是含有大量淋巴细胞的网状结缔组织，主要分布于消化管和呼吸道的粘膜下，也具有防御功能。

淋巴系统有许多管道和淋巴结，毛细淋巴管遍布全身，收集多余的液体，输入两条总导管：一条是淋巴系统的主干胸导管，与脊柱互相平行，通向左边近心脏的一条大静脉；另一条是右淋巴导管，通向右边的静脉。

（2）作 用

对人们来说，淋巴系统是最熟悉的。淋巴系统就像血管一样延伸到身体各部，而淋巴结仅仅是淋巴系统中的一部分。循环系统中的血流与淋巴系统中的淋巴液流动之间的主要不同在于血液是由心脏泵出的，而淋巴液是无源的被动性流动。身体里不存在像“血泵”（心脏）一样的“淋巴泵”，淋巴液是在渗入淋巴系统后由正常机体和肌肉的运动被推向淋巴结的，这与社区内的下水管系统非常相像。水是加压流动的，而下水是被动的，因重力而流动的。

淋巴是一种透明的液体，用水分和营养物质沐浴着细胞。淋巴

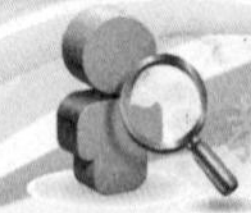

就是血浆，血浆是除掉红细胞和白细胞之外组成血液的成分。试想一下，并不是每一个细胞都有它自己的血管来供应它的需要，然而，它必须得到食物、水分和氧气才能生存。血液通过毛细血管壁将这些物质转化为淋巴，再由淋巴将这些物质携带给细胞。同时，细胞也会产生蛋白和代谢废物，这些物质也由淋巴吸收并运走。任何随机进入细胞的细菌也会进入这一细胞间的液体系统，淋巴系统的职能之一就是排掉和过滤这些液体以发现并除掉细菌。小的淋巴管道收集液体后汇入较大的淋巴管，最后使液体到达淋巴结进行加工。

淋巴结包含过滤性的组织和大量的淋巴细胞。当与某种细菌感染作斗争时，淋巴结肿大而其中的细胞与细菌进行抗争，以致于人们可以触摸到淋巴结的存在。因此，淋巴结肿大就是一个很好的征象，说明患有某种感染。

一旦淋巴结滤过了淋巴液，这些淋巴液将重新进入血液系统。

淋巴系统不仅能协助静脉运送体液回归血循环，而且能转运脂肪和其他大分子物质。淋巴器官和淋巴组织还可繁殖增生淋巴细胞、过滤淋巴液、参与免疫过程，是人体的重要防护屏障。

脾脏是最大的淋巴器官，脾能过滤血液，除去衰老的红细胞，平时作为一个血库储备多余的血液。

人受伤以后组织会肿胀，要靠淋巴系统来排除积聚的液体，恢复正常的液体循环。沿着毛细淋巴管有100多个淋巴结或淋巴腺，身体的颈部、腹股沟和腋窝特别密集。每个淋巴结里有一连串纤维质的瓣膜，淋巴液就从此流过，滤出微生物和毒素，并加以消灭，以阻止感染蔓延。

当病毒侵入人体发生感染时，淋巴结会肿大疼痛，像喉咙发炎时，会在下巴颏下摸到两个肿块，那就是淋巴结。炎症消失后淋巴肿块也会自然缩小。

神经系统

神经系统由脑、脊髓以及与它们相连并遍布全身各处的周围神经所组成，在人体各器官、系统中占有特殊重要的地位。组成人体各系统的不同细胞、组织和器官都在进行着不同的机能活动，但是这些活动又不是孤立不相关的，而是在时间和空间上严密组合在一起、互相配合的，这样人体才能完成统一的生理功能。人体中把不同细胞、组织和器官的活动统一协调起来的一整套调节机构，就是神经系统。正是靠这种协调，人体才能适应或驾驭不断变化着的内环境和外环境，维持自身种种系的生存和发展。举例来说，当生活在丛林中的人在为维系自己

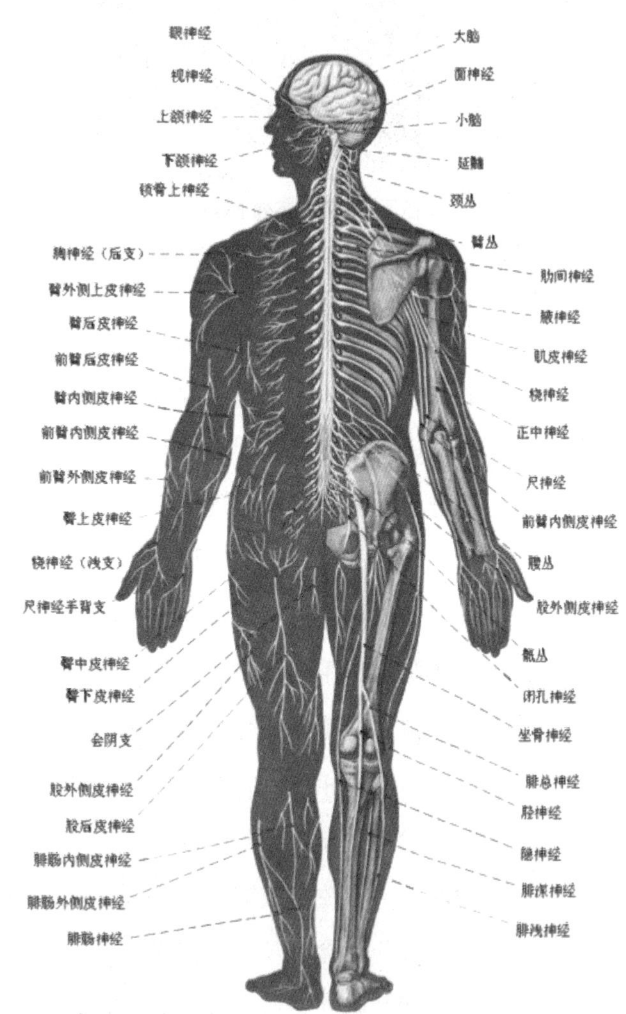

的生存而猎取野兽时，人身各部包括眼、耳、鼻在内的感受器遭不断

变化着的人与野兽关系的信息以及人体自身各器官活动状况的信息，通过周围神经的传入部分持续不断地传递到脑和脊髓，经过对这些信息进行复杂的分析整理脑和脊髓发出行动指令，一方面直接经周围神经的传出部分，另一方面间接经内分泌腺的作用到达身体各部的效应器，使其对不断变化着的人体内、外环境产生相应的行为反应。这些反应包括骨骼肌剧烈运动以使人体对野兽进行攻击或躲避，心跳呼吸加快以使身体有足够的能量供应，情绪的紧张亢奋以使人体处于良好的应激状态等等。人体的这些行为反应可以保证其抓住有利时机获取猎物或在不利条件下及时脱离以保证自身的安全。这一切，都是在神经系统控制下完成的。

因此可以说，神经系统是人体内起主导作用的系统，它分为中枢神经系统和周围神经系统两大部分。

中枢神经通过周围神经与人体其他各个器官、系统发生极其广泛复杂的联系。神经系统在维持机体内环境稳态，保持机体完整统一

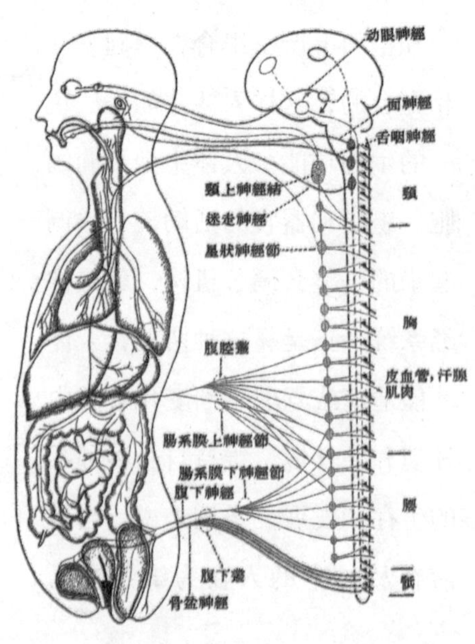

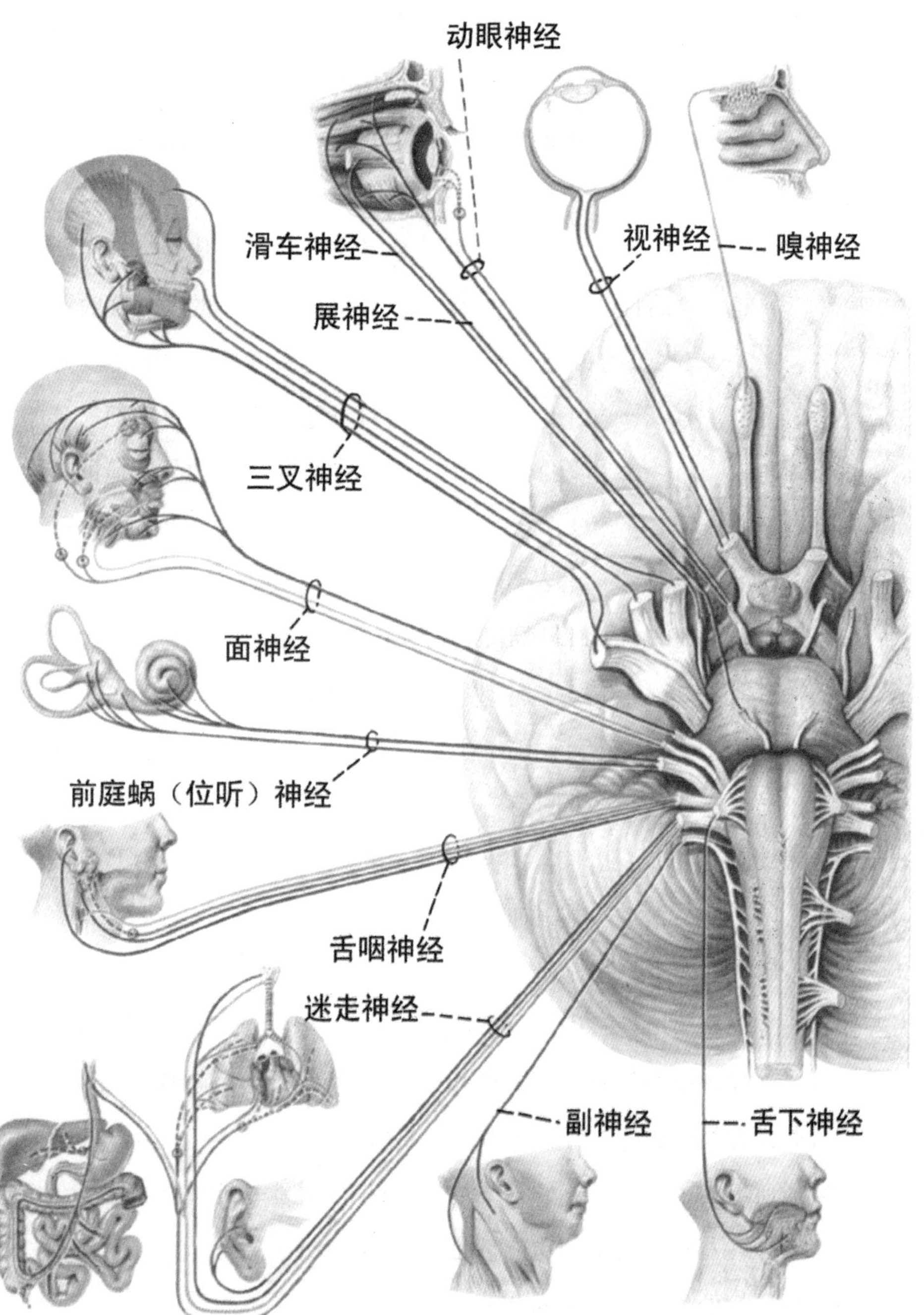
动眼神经
滑车神经
视神经
嗅神经
展神经
三叉神经
面神经
前庭蜗（位听）神经
舌咽神经
迷走神经
副神经
舌下神经

性及其与外环境的协调平衡中起着主导作用。在社会劳动中，人类的大脑皮层得到了高速发展和不断完善，产生了语言、思维、学习、记忆等高级功能活动，使人不仅能适应环境的变化，而且能认识和主动改造环境。

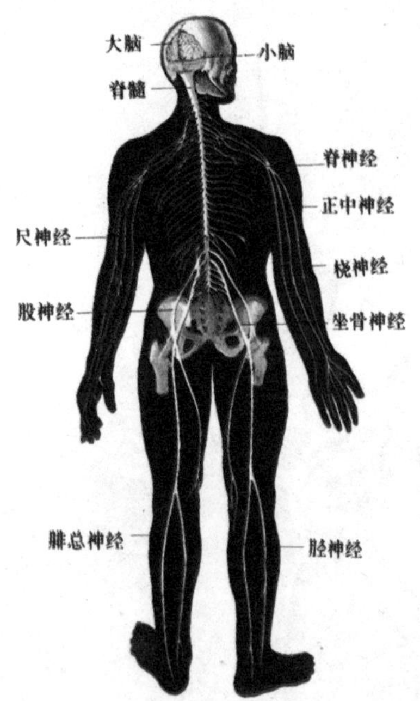

内、外环境的各种信息，由感受器接受后，通过周围神经传递到脑和脊髓的各级中枢进行整合，再经周围神经控制和调节机体各系统器官的活动，以维持机体与内、外界环境的相对平衡。神经系统是由神经细胞（神经元）和神经胶质所组成。

人体各器官、系统的功能都是直接或间接处于神经系统的调节控制之下，神经系统是整体内起主导作用的调节系统。人体是一个复杂的机体，各器官、系统的功能不是孤立的，它们之间互相联系、互相制约；同时，人体生活在经常变化的环境中，环境的变化随时影响着体内的各种功能。这就需要对体内各种功能不断作出迅速而完善的调节，使机体适应内外环境的变化。实现这一调节功能的系统主要就是神经系统。

必须指出，作为漫长生物进化的产物，人类的神经系统特别是脑，更是发展到了空前复杂的程度。人脑的功能不仅与各种感觉和运动行为相关，而且体现在复杂的高级神经活动，如情感、语言、学习、记忆、思考和音乐等诸多思维和意识行为方面。人脑的这种功能，使人类远远超越了一般动物的范畴，不仅能适应和认识世界，而且能主观能动地改造世界，使自然界为人类服务。

☆ 结　构

构成神经系统的基本组织主要是神经组织，它由两类细胞组成：神经细胞（神经元）和胶质细胞（神经胶质）。

（1）神经元

神经元的构造神经元是神经组织中具有传导神经冲动功能的基本单位，每个神经元即一个完整的神经细胞。尽管人类神经系统中含有数目多达1011且可以分辨出超过10000种形态各异的不同类型神经元，各神经元一般都有共同的特征，即都由胞体和突起两部分构成。胞作为神经元的代谢中心，分胞核和核周体二部分。从胞体发出的突起一般有两类：树突和轴突。

神经元的树突通常有多个，这些类似树技状的突起是接受其它神经元发来传入信息的装置。轴突通常只有一条，但可进一步发出不同分支。不同类型神经元的轴突粗细长短相差悬殊。轴突是神经元的主要传导装置，它能不衰减地把信号从轴突的起始部传到很远的末端。轴突因缺乏核糖体而不能合成蛋白质，新合成大分子并组装成细胞器的过程都是在胞体内完成的，但是这些细胞器可以在胞体与轴突之间进行单向或双向的流动，这种现象称为轴装运输，如果神经元胞体受到伤害，轴突就会变性甚至死亡。

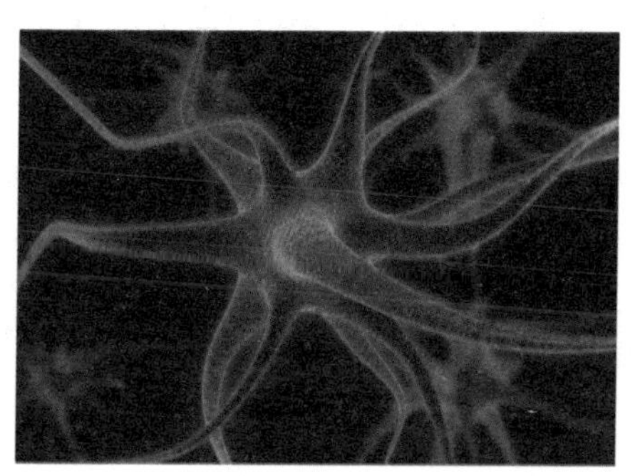

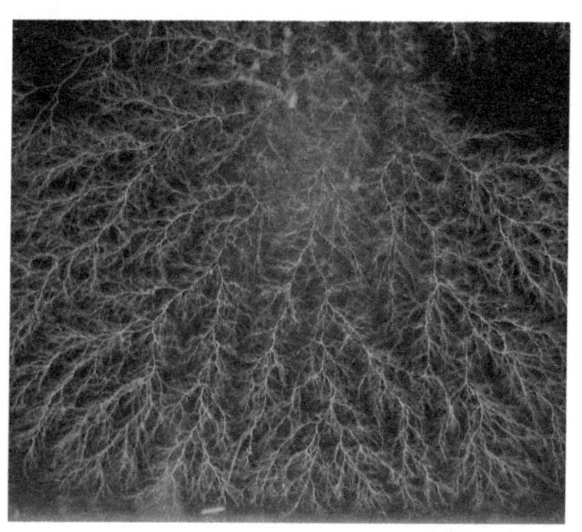

稍大一点的神经元轴突常被一种起绝缘作用的脂质结构所包裹，

这就是髓路，这对保证轴突具有能高速传导电信号的功能有重要意义。髓鞘本身并不是神经元的一部分，它是附近的神经胶质细胞突起卷绕神经元轴突所形成的。由于一条轴突上的髓鞘往往由多个神经胶质参与构成，因此，髓鞘往往沿轴突呈有规律的分节排列状态，而间断处轴突“裸露”的部分称为朗飞结。有些相对细小的轴突表面虽也有胶质细胞辐盖，但并不卷统形成髓鞘。习惯上，人们把神经元较长的突起连同其外表所包围的结构称为神经纤维，根据胶质细胞是否卷绕轴突形成髓鞘，神经纤维可分为有髓纤维和无髓纤维两种。一般来说，神经纤维（包括髓鞘）的直径越粗，其传导电信号的速度就越快。

神经元轴突在接近其终末处常常分成若干细支，细支的末端膨大形成突触前末梢或称终扣。突触前末梢可与其它神经元或效应器（如骨骼肌）细胞的表面相接触形成突触，神经元的末梢可经过突触把信息传到另一个神经元或效应器去。因此，发出突触前末梢，即向外传出信息的神经元称为突触前细胞，而接受信息的神经元则称为突触后细胞。突触前与突触后细胞并不直接相融合，其间一般有一狭窄的裂隙，称突触间隙。也就是说，神经元之间的信息交流是必须要跨过细胞间空隙的。大多数情况下，神经元的突触前末梢与突触后神经元的树突相突触，但也可与突触后神经元胞体相突触，少数情况下则可与轴突的起始段或终末部位相突触。

神经元的分类根据神经元突起的数目，可将神经元分成三类：

①假单极神经元，即从胞体向外只发出一个突起，但很快呈“T”字分叉，一支至周围的感受器称周围突，另一支人脑或脊髓称中枢突，这种细胞见于脑、脊神经节中的初级感觉神经元（如脊神经节细胞）。

②双极神经元，即从胞体相对

两端各发出一个突起，其中一个伸向感受器，另一个进入中枢部，如位于视网膜和内耳螺旋器内的感觉神经元。

③多极神经元，具有多个树突和一条轴突，分布广泛，中枢部内的神经元绝大多数属于此类。

依据神经元的功能，结合神经兴奋的传导方向，也可把神经元分为三类：

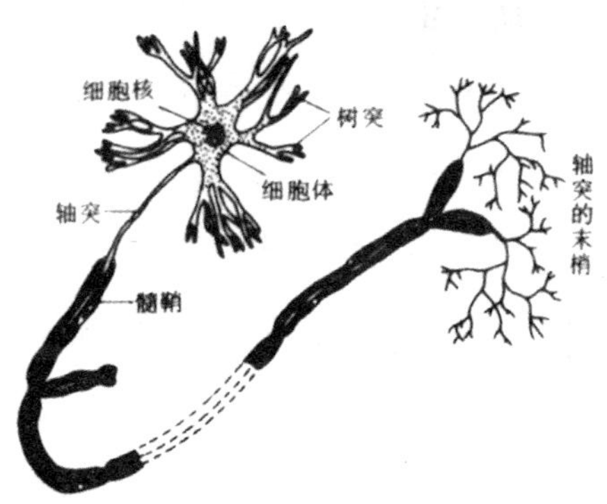

神经元模式图

①感觉神经元或传入神经元，是将内、外环境的各种刺激传向中枢部，上述的假单极和双极神经元即属此类。

②运动神经元或传出神经元，是将冲动从中枢部传向周围部，支配骨骼肌或控制平滑肌、心肌和腺体的活动，属多极神经元。

③联络神经元或中间神经元，形态上也属多极神经元，位于中枢神经系统内形成复杂程度不同的神经网络系统。此类神经元数量很大，占神经元总数的99.99%。

由于细胞膜的分隔，一个神经元仅能通过突触才能把信息传递到另一个神经元或效应器去。除了少数电突触外，人体神经系统内的突触多为化学突触。也就是说，大多数神经元之间的信息传递必须靠神经元向突触部位释放特定的化学物质去影响下一个神经元才能实现。因此，能合成、贮存、运输并释放用作信息传递的化学物质——化学递质，是神经元的重要或基本功能。现已发现，神经系统中用作传递信息的化学物质主要有两大类：小分子递质及神经活性肽。

（2）神经胶质

神经系统中，神经元的胞体和轴突一般均被神经胶质细胞所围绕。神经胶质数量巨大，在中枢神经系中其数量比神经元要高数十倍。神经胶质不像神经元那样能传导神经冲动，但它们的功能非常重要，包括形成神经系统的支架、分隔不同功能的神经元、组成神经轴突的髓鞘、清除损伤和死亡的神经元、帮助神经元代谢化学递质、协助神经元生长发育、形成血脑屏障以保护神经元以及对神经元提供营养等等。

神经胶质一般分为两类：小神经胶质和大神经胶质。小神经胶质实际上是吞噬细胞，在神经系统患病时增多。大胶质细胞有三种：少突胶质细胞、施万细胞和星形胶质细胞。前两种细胞分别形成中枢神经系和周围神经系内神经元轴突的髓鞘，其中少突胶质细胞还与某些神经元胞体相接触形成所谓卫星细胞参与神经元代谢；星形胶质细胞数量最多，功能也最复杂多样，对神经元起多方面的支持、保护和营养作用。

除上述细胞外，人们往往还把存在中枢神经系统脑室腔及中央管内面的室管膜细胞也归入胶质细胞内，这些细胞主要形成上述腔面的室管膜，它们能帮助神经组织与位于脑室腔内的液体之间进行多种化学物质的交换。

☆ 功　能

（1）神经系统调节和控制其他各系统的共功能活动，使机体成为一个完整的统一体。

（2）神经系统通过调整机体功能活动，使机体适应不断变化的外界环境，维持机体与外界环境的平衡。

（3）人类在长期的进化发展过程中，神经系统特别是大脑皮质得到了高度的发展，产生了语言和思维，人类不仅能被动地适应外界环境的变化，而且能主动地认识客观世界，改造客观世界，使自然界为人类服务，这是人类神经系统最重要的特点。

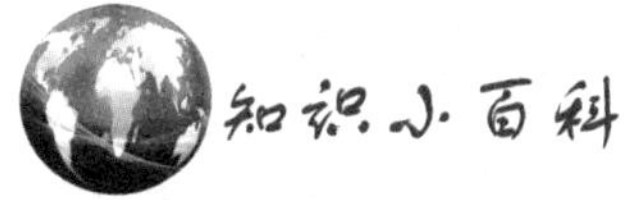

曹操杀华佗之迷（二）

在中国古代社会里，“万般皆下品，唯有读书高”和“学而优则仕”是众多读书人的信条。华佗所生活的东汉末期，社会上读书做官的热潮已经达到顶点，公卿大多数是熟悉经术者，汉顺帝时太学生多达3万人，学儒读经成为社会风尚，而医药技术虽为上至帝王、下至百姓所需，但却为士大夫所轻视，医生的社会地位不高。这种社会风尚不能不对华佗有所影响。据《三国志·魏书·方技传》记载，华佗年少时曾经在徐州一带游学，是个“兼通数经”的读书人，在当地很有名气。众所周知，科举制起源于隋朝，东汉时期普通读书人进入仕途的途径只有被“举孝廉”，也就是因为品德高尚而被推荐进入官场。

沛国相陈和太尉黄琬都曾荐举华佗为孝廉，征辟他做官，但是华佗却颇为自负，认为自己才气大，而不屑于去做他们举荐的那些低级文案工作，再者，华佗此时已经迷恋上医学，他不愿意为此小官而抛弃所喜好的医学。

正如《三国志·方技传》中写道的那样“然本作士人，以医见业，意常自悔”，华佗在行医的过程中，深深地感到医生地位的低下。由于他的医术高明，前来请他看病的高官权贵越来越多，他的名气也越来越大。在这些高官权贵的眼中，华佗即使医术再高明，也只是一个医生而已，在同他们的接触过程中，华佗的失落感更加强烈，性格也变得乖戾了，难以与人相处，因此，范晔在《后汉书·方术列传》中毫不客气地说他“为人性恶，难得意”。在后悔和自责的同时，他在等待入仕为官的机遇的再度降临。

恰恰在此时，曹操得知了医术高明的华佗，而华佗也仿佛看到了走入官途的机会。华佗正是想利用为曹操治病的机会，以医术为手段，要挟曹操给他官爵。“头风”病确实比较顽固，在古代的医疗条件下，想要彻底治愈确实很困难，华佗虽为神医，也未必有治愈的良策。但若说即使“恒事攻治”，也只能苟延岁月，死期将近，就未免危言耸听了，很明显有要挟的成分在内。

但是，曹操毕竟不是一般的人物，他识破了华佗的用心。他后来说，“佗能愈此。小人养吾病，欲以自重”，意思是说，华佗能治好这病，他为我治病，想借此抬高自己的身价。曹操对华佗的“要挟”很不满，他并没有满足华佗的要求。

于是，华佗便以家中有事为借口，请假回家。到家后华佗又托辞妻子有病，一直不回，对曹操进行再度要挟。曹操大怒，将华佗拘捕。为了治病，曹操再度容忍华佗，没有将他处死。但是华佗却提出了用利斧砍开脑袋，取出“风涎”，去掉“病根”的治疗方法。多疑的曹操再也不能容忍，将华佗杀害。

那么，假如曹操真的同意用此方法疗病，会出现什么结果呢?

首先，动手术则克服不了感染的问题。在当时的医疗条件下，华佗所使用的器械“利斧”根本不可能做到无菌，在有菌的条件下进行头部手术，曹操在手术后肯定会发生颅内感染，由于当时没有有效的广谱抗生素，仅仅一个感染就足可以致曹操于死地。现代医学那么发达，手术后的感染还经常发生，稍有不慎就会造成感染不愈合。曹操那时动手术，后果就可想而知了。除非曹操的抵抗能力非常强，否则他是必死无疑。然而曹操当时已经不再强壮了，他的抵抗能力根本经不住华佗的折腾。

其次，华佗能够顺利地进行脑部手术吗？华佗的确是当时最杰出的神医，但他对人的大脑研究以及是否做过脑科手术，在史书中并无一字记载。按照颅脑的解剖来看，人的大脑不同区域的功能也不同，有分管语言的语言中枢、有记忆中枢、有视觉中枢、味觉中枢。人类认识大脑的解剖只不过是近代的事情。就是现在，大脑斜坡部位仍是手术的相对禁区。按照当时的认识，华佗不可能知道大脑的精细解剖结构。如果真动手术，稍有不慎，曹操就会立即命丧黄泉。

再次，华佗能否对曹操进行急救也是一个问题。开颅手术时要有起码的急救设备，比如心电监护设备、输血补液设施、吸氧设备等，这些起码的设备缺一不可。一旦血压下降或者是心跳骤停，在这些起码的急救条件不具备的情况下，曹操开颅就会凶多吉少。

除此之外，华佗开颅面临的医学问题也有很多，不论哪一项不具备开颅都是十分危险的事情。曹操不开颅尚且可以存活一段时间，如果开颅必然是九死一生。生性多疑的曹操岂能容忍这样的结果？在这种情况下，曹操认为华佗是在故意暗害自己也是讲得通的。

曹操杀害华佗虽然主要是凭借自己的好恶，但是，从《汉律》上讲，也有他的依据。曹操在“挟天子以令诸侯”的情况下，以“动以王法从事”著称。无论是理政还是治军，甚至齐家、诫子、曹操都以汉律为基本准则。依照汉律的规定，华佗犯了两宗罪：一是欺骗罪，二是不从征召罪。而令华佗命丧黄泉的主要原因是后者。汉律中有“大不敬”罪，对“亏礼废节”之犯者要处以重刑，《汉书·申屠嘉传》便载有人“通小臣，戏殿上，大不敬，当斩”的案例。“大不敬”的具体内容较多，其中“征召不到大不敬”适用于华佗所犯之罪。在当时的情况下，曹操以此为华佗定罪，别人也就无话可说了。

泌尿系统

☆ 结　构

泌尿系统由肾、输尿管、膀胱和尿道组成。

（1）肾

肾是实质性器官，左右各一，位于腹后壁脊柱两侧，上端平第11～12胸椎体，下端平第3腰椎，后面贴腹后壁肌，前面被腹膜覆盖。

肾呈蚕豆形，分上下端、内外缘、前后面。内侧缘中部有血管、淋巴管、神经和肾盂出入称肾门。

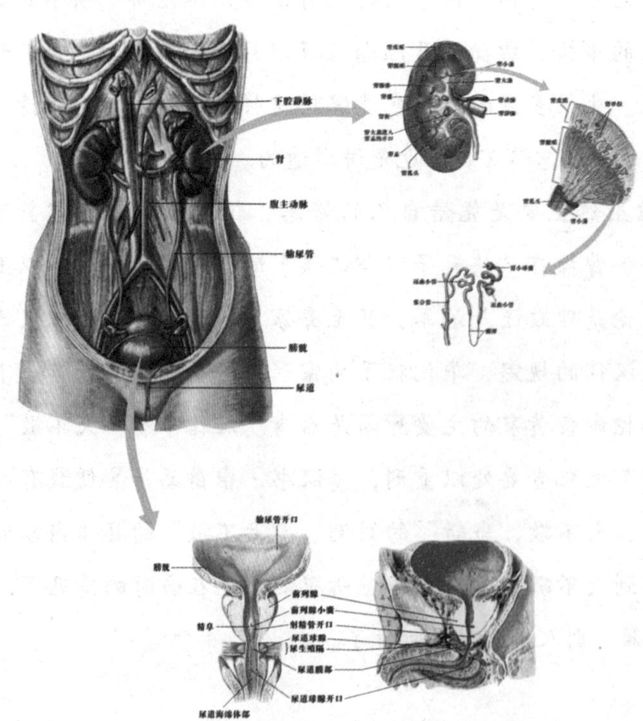

出入肾门的结构合称肾蒂。由肾门向肾内续于肾窦。窦内有肾动脉、肾静脉、肾小盏、肾大盏。肾小盏呈漏斗状，紧紧包绕着肾乳头，一个肾小盏包绕着1个或2个肾乳头，每2～3个小盏集合成肾大盏，大盏2～3个最后合并形成漏斗形的肾盂，出肾门后续于输尿管。

肾的冠状剖面上，可见肾实质分为皮质和髓质两个部分。肾髓质位于深部，色淡呈锥体形，叫肾锥体，锥体的尖端钝圆叫肾乳头。

肾表有三层被膜，由外向内分别为肾筋膜、脂肪囊、纤维囊。

（2）输尿管

输尿管长约30厘米，自肾盂起始后，首先沿腹后壁下行，再沿盆腔侧壁至盆底向内下斜穿膀胱壁，开口于膀胱。输尿管分三段，即腹段、盆、壁内段。输尿管有三个狭窄，即起始部、与髂血管交叉处、

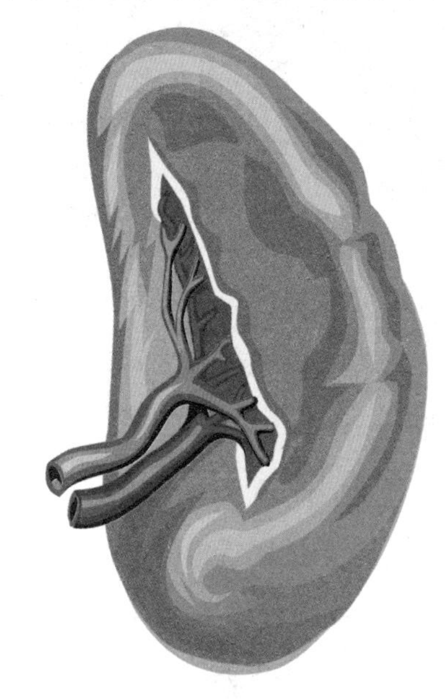

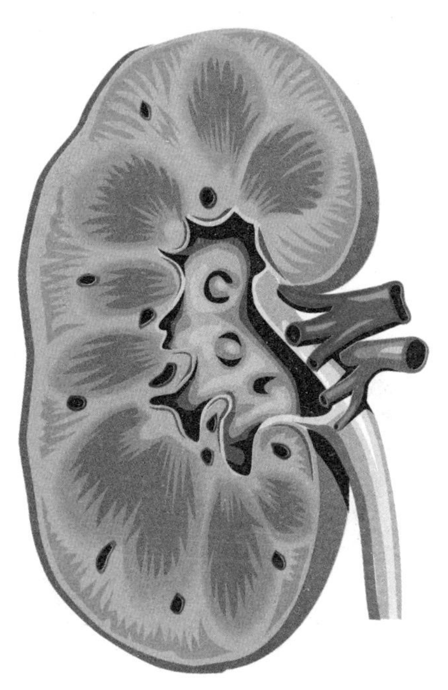

壁内段。输尿管有三个交叉，即与生殖腺血管交叉、与髂外血管交叉、与子宫动脉（输精管）交叉。

（3）膀 胱

膀胱上连输尿管，下接尿道，位于小骨盆腔内，前为耻骨联合，后方在男性有精囊腺、输精管和直肠，在女性有子宫和阴道。

膀胱空虚时呈锥形，分膀胱尖、膀胱底、膀胱体、膀胱颈。在

膀胱底内面有膀胱三角。三角的三

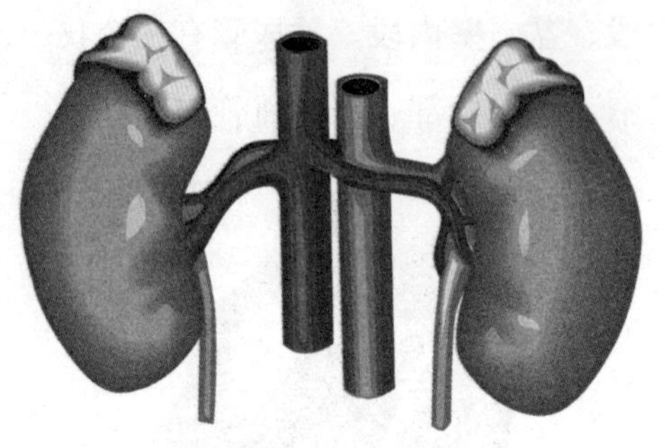

顶角分是尿道内口和左右输尿管开口。在左右输尿管口之间有输尿管间襞。

（4）尿 道

尿道是排尿管道的最后一段，由膀胱下口（尿道内口）开始，末端直接开口于体表。男、女尿道有很大不同。男性尿道细长曲，女性尿道短阔直。

☆ 功 能

泌尿系统包括肾、输尿管、膀胱和尿道。其功能是将人体代谢过程中产生的废物和毒物通过尿的形式排出体外以维持机体内环境的相对稳定。

肾脏的主要功能是形成尿液，排出代谢产物。肾脏在泌尿过程中，通过泌尿排泄代谢产物及进入机体的异物和过剩物质，同时可以随机体的不同状况改变尿的质和量来调节水、电解质的平衡和酸碱平衡，从而维持内环境的相对稳定。所以肾脏是最重要的排泄器管，又是内环境稳定的调节器官。

另外肾脏还通过分泌活性物质来调节机体功能，维持内环境稳态，例如近球细胞分泌的肾素在调节全身血量、血压及细胞外液成分的相对恒定中起重要作用。前列腺素在增加肾血流量降低全身血压的方面发挥重要作用。活性维生素D3起着调节钙磷代谢的作用。

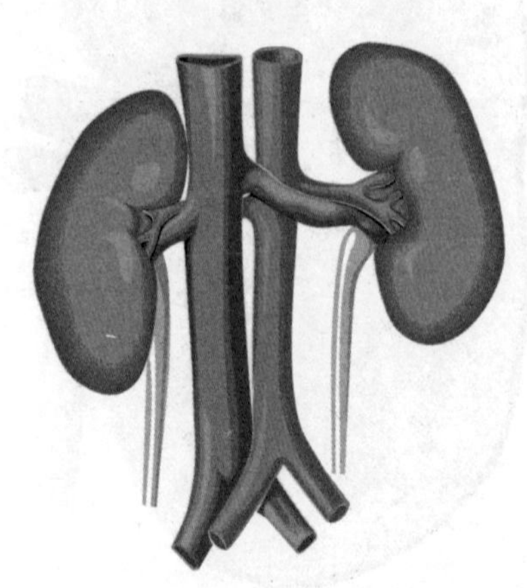

内分泌系统

内分泌腺是人体内一些无输出导管的腺体。它的分泌物称激素，对整个机体的生长、发育、代谢和生殖起着调节作用。

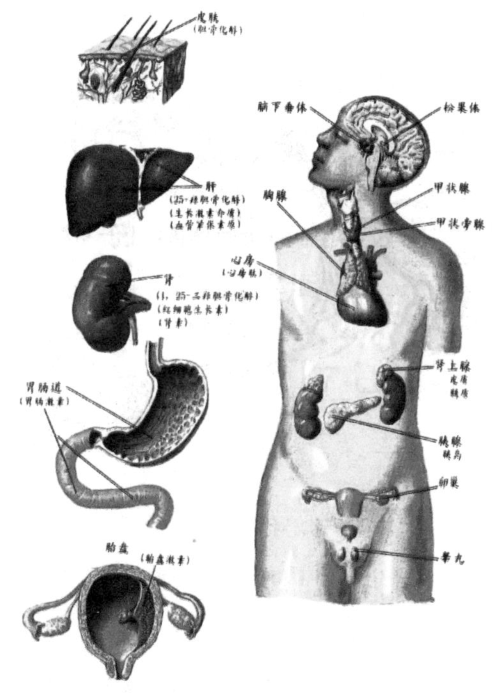

内分泌系统由内分泌腺和分布于其它器官的内分泌细胞组成。内分泌腺是人体内一些无输出导管的腺体。内分泌细胞的分泌物称激素，大多数内分泌细胞分泌的激素通过血液循环作用于远处的特定细胞，少部分内分泌细胞的分泌物可直接作用于邻近的细胞，称此为旁分泌。内分泌腺的结构特点是：腺细胞排列成索状、团状或围成泡

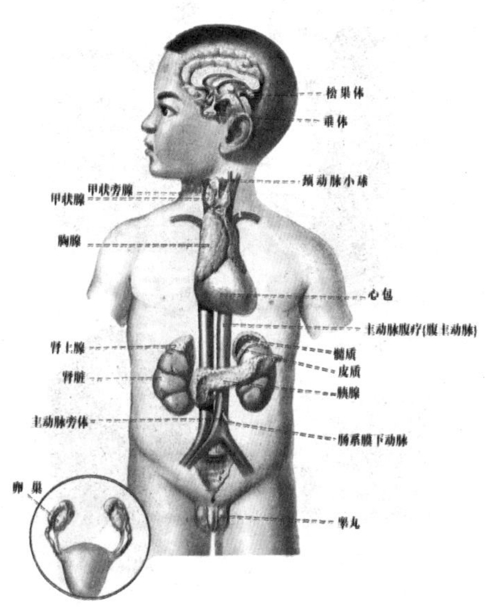

状，不具排送分泌物的导管，毛细血管丰富。

☆ 构　成

内分泌系统由内分泌器官、内分泌组织及内分泌细胞构成。

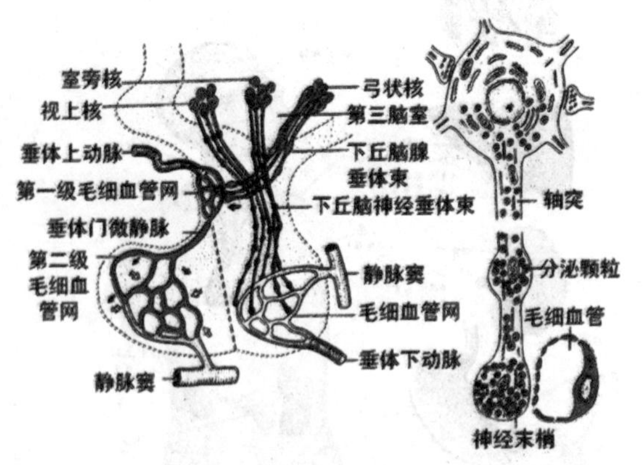

内分泌器官（内分泌腺）包括甲状腺、甲状旁腺、肾上腺、垂体（包括腺垂体和神经垂体），是神经系统以外的另一重要调节系统，对机体的新陈代谢、生长发育、生殖活动等进行调节。

内分泌腺为无管腺，其分泌物质称激素。它散在分布于体内，相互间不相连接。

内分泌腺供血丰富，分泌物通过血液运输。

（1）甲状腺

甲状腺呈H形，分两侧叶和峡部，位于喉前方。甲状腺位于气管上端的两侧，呈蝴蝶形。分左右两叶，中间以峡部相连，峡部横跨第二、三气管软骨的前方，正常人在吞咽时甲状腺随喉上下移动。甲状腺的前面仅有少数肌肉和筋膜覆盖，故稍肿大时可在体表摸到。

甲状腺由许多大小不等的滤泡组成。滤泡壁为单层立方上皮细胞，它们是腺体的分泌细胞。泡腔

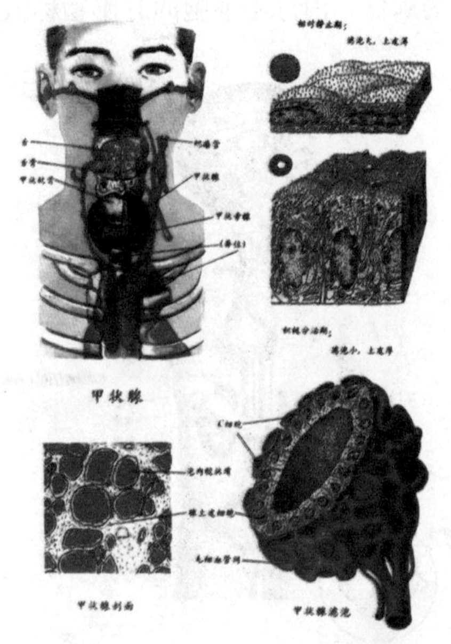

有胶状物，为腺体细胞分泌的贮存物。滤泡之间有丰富的毛细血管和少量结缔组织。

甲状腺的生理功能主要体现在以下几个方面。

①对代谢的影响

第一，产热效应。

甲状腺激素可提高大多数组织的耗氧率，增加产热效应。甲状腺功能亢进患者的基础代谢率可增高35%左右；而甲状腺功能低下患者的基础代谢率可降低15%左右。

第二，对三大营养物质代谢的作用。

在正常情况下，甲状腺激素主要是促进蛋白质合成，特别是使骨、骨骼肌、肝等蛋白质合成明显

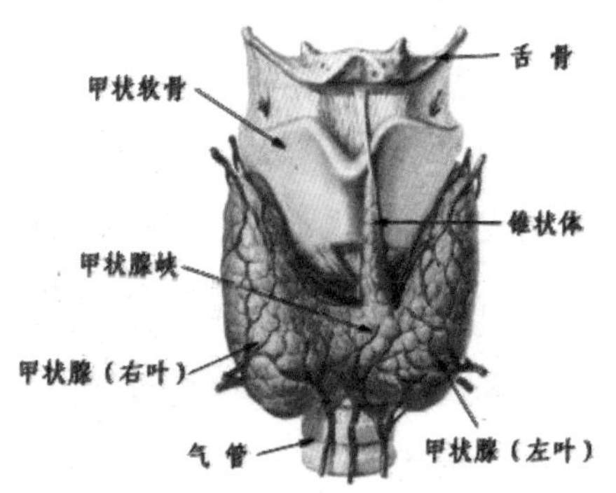

增加。然而甲状腺激素分泌过多，反而使蛋白质，特别是骨骼肌的蛋白质大量分解，因而消瘦无力。在

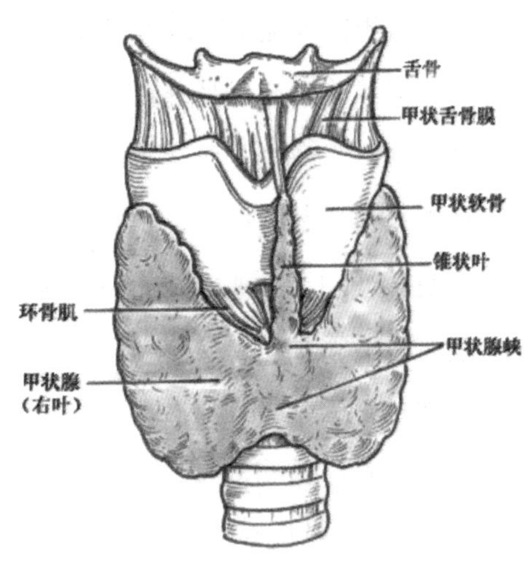

糖代谢方面，甲状腺激素有促进糖的吸收，肝糖原分解的作用。同时它还能促进外周组织对糖的利用。总之，它加速了糖和脂肪代谢，特别是促进许多组织的糖、脂肪及蛋白质的分解氧化过程，从而增加机体的耗氧量和产热量。

②促进生长发育

甲状腺主要是促进代谢过程，而使人体正常生长和发育，特别对骨骼和神经系统的发育有明显的促进作用。所以，如儿童在生长时期

甲状腺功能减退则发育不全，智力迟钝、身体矮小、临床上称为呆小症。

③提高神经系统的兴奋性

甲状腺素有提高神经系统兴奋性的作用，特别是对交感神经系统的兴奋作用最为明显，甲状腺激素可直接作用于心肌，使心肌收缩力增强、心率加快。所以甲状腺机能亢进的病人常表现为容易激动、失眠、心动过速和多汗。

（2）甲状旁腺

甲状旁腺有两对，四颗，左右各两个，总重量约100毫克，位于甲状腺侧叶后面。

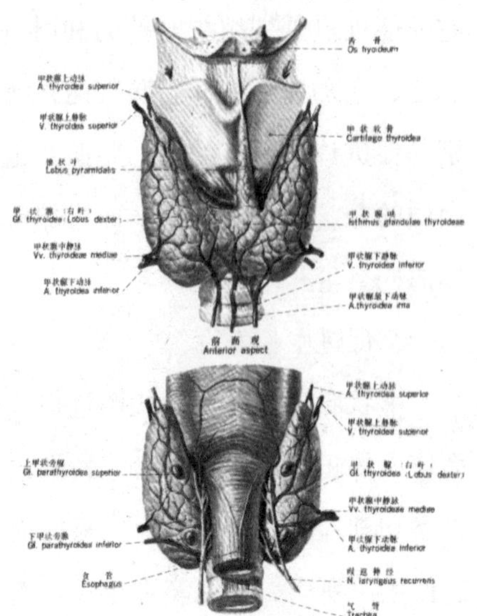

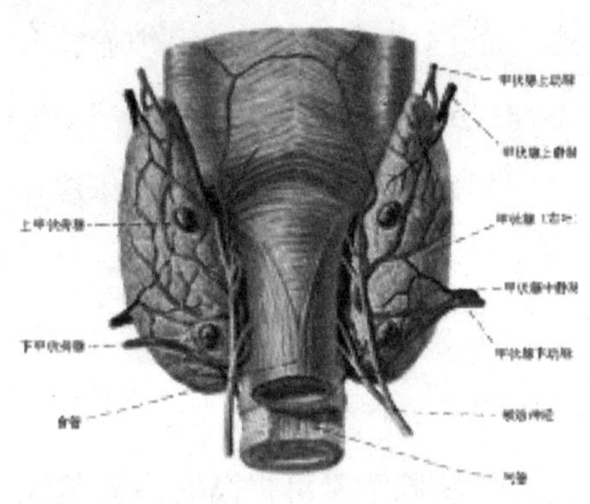

甲状旁腺分泌的甲状旁腺素起调节机体钙磷代谢的作用，它一方面抑制肾小管对磷的重吸收，促进肾小管对钙的重吸收，另一方面促进骨细胞放出磷和钙进入血液，这样提高血液中钙的含量，所以甲状旁腺的正常分泌使血液中的钙不致过低，血磷不致过高，因而使血液中钙与磷保持适宜的比例。

（3）肾上腺

肾上腺位于肾脏上方，左右各一。肾上腺分为两部分：外周部分为皮质，占大部分；中心部为髓质，占小部分。皮质是腺垂体的一个靶腺，而髓质则受交感神经节前纤维直接支配。

肾上腺皮质的组织结构可以分

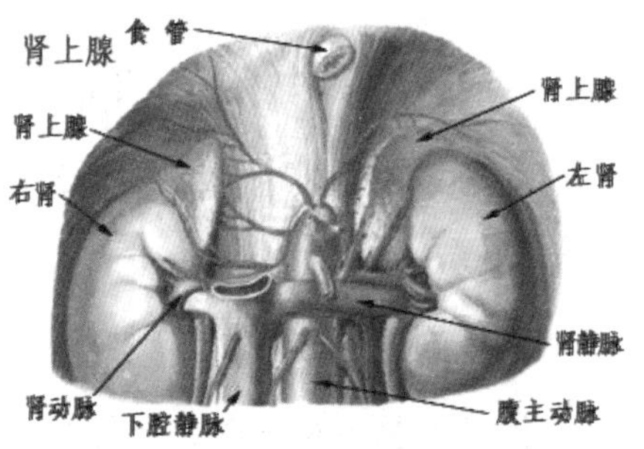

为球状带、束状带和网状带三层。球状带腺细胞主要分泌盐皮质激素。束状带与网状带分泌糖皮质激素，网状带还分泌少量性激素。

肾上腺糖皮质激素对糖代谢一方面促进蛋白质分解，使氨基酸在肝中转变为糖原；另一方面又有对抗胰岛素的作用，抑制外周组织对葡萄糖的利用，使血糖升高。糖皮质激素对四肢脂肪组织分解增加，使腹、面、两肩及背部脂肪合成增加。因此，肾上腺皮质功能亢进或服用过量的糖皮质激素可出现满月脸、水牛背等“向心性肥胖”等体形特征。过量的糖皮质激素促使蛋白质分解，使蛋白质的分解更新不能平衡，分解多于合成，造成肌肉无力。

糖皮质激素对水盐代谢也有一定作用，它主要对排除水有影响，缺乏时会出现排水困难。同时它还能增强骨髓对红细胞和血小板的造血功能，使红细胞及血小板数量增加，使中性粒细胞增加，促进网状内皮系统吞噬嗜酸性粒细胞，抑制淋巴组织增生，使血中嗜酸性粒细胞、淋巴细胞减少。在对血管反应方面既可以使肾上腺素和去甲肾上腺素降解减慢；又可以提高血管平滑肌对去甲肾上腺素的敏感性，

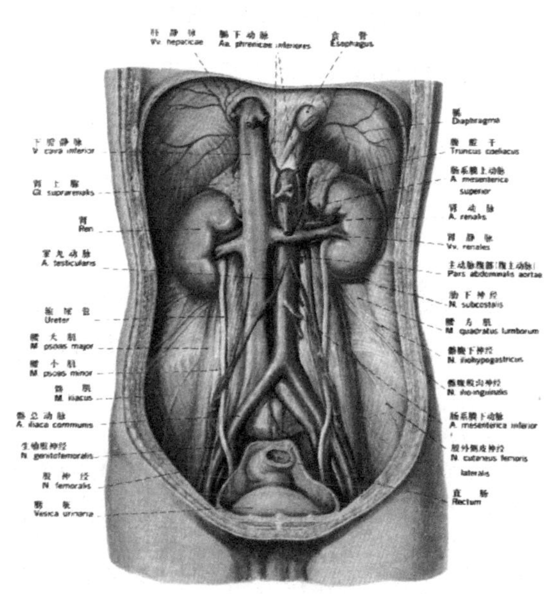

另外还有降低毛细血管的通透性的作用。当机体遇到创伤、感染、中毒等有害刺激时，糖皮质激素还具备增强机体的应激能力的作用。由于肾上腺糖皮质激素以上的种种作用和功能，已广泛用于抗炎、抗中毒、抗休克和抗过敏等治疗。

肾上腺盐皮质激素主要作用为调节水、盐代谢。在这类激素中以醛固酮作用最强，脱氧皮质酮次之。这些激素一方面作用于肾脏，促进肾小管对钠和水的重吸收并促进钾的排泄，另一方面影响组织细胞的通透性，促使细胞内的钠和水向细胞外转移，并促进细胞外液中的钾向细胞内移动。因此，在皮质机能不足的时候，血钠、血浆量和细胞外液都减少。而血钾、细胞内钾和细胞内液量都增加。由于血浆减少，因而血压下降，严重时可引起循环衰竭。

肾上腺皮质分泌的性激素以雄激素为主，可促进性成熟。少量的雄性激素对妇女的性行为甚为重要。雄性激素分泌过量时可使女性男性化。

肾上腺髓质位于肾上腺中心，分泌两种激素：肾上腺素和去甲肾上腺素，它们的生物学作用与交感神经系统紧密联系，作用很广泛。当机体遭遇紧急情况时，如恐惧、惊吓、焦虑、创伤或失血等情况，交感神经活动加强，髓质分泌肾上腺素和去甲肾上腺素急剧增加。使心跳加强加快，心输出量增加，血压升高，血流加快；支气管舒张，以减少改善氧的供应；肝糖原分解，血糖升高，增加营养的供给。

（4）垂 体

垂体位于垂体窝内。

脑垂体是一个椭圆形的小体，重不足1克，分泌多种激素。它位于颅底垂体窝内，借垂体柄与丘脑下部相连，分腺体部和神经部。

（5）胰 岛

胰岛位于胰腺内。

胰岛是散在胰腺腺泡之间的细胞团，仅占胰腺总体积的

1%～2%。胰岛细胞主要分为五种，其中A细胞占胰岛细胞总数约25%，分泌胰高血糖素；B细胞约占胰岛细胞总数的60%，分泌胰岛素；D细胞数量较少分泌生长抑素；另外还有PP细胞等，数量较少，PP细胞分泌胰多肽。

胰岛素的主要作用是调节糖、

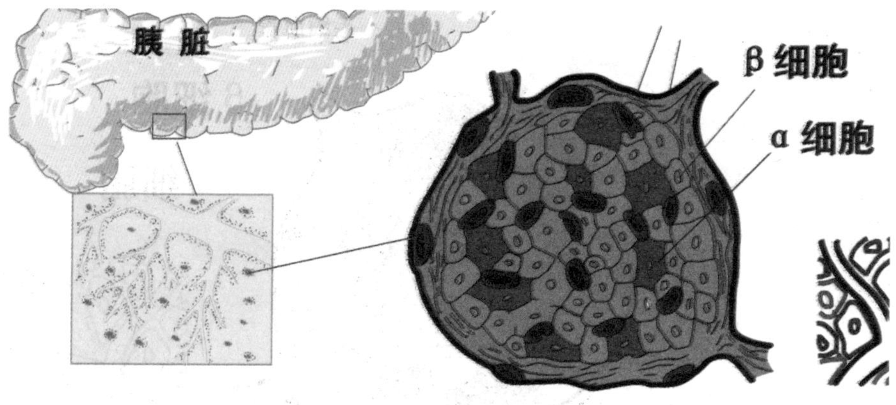

脂肪及蛋白质的代谢。它能促进全身各组织，尤其能加速肝细胞和肌细胞摄取葡萄糖，并且促进它们对葡萄糖的贮存和利用。肝细胞和肌细胞大量吸收葡萄糖后，一方面将其转化为糖原贮存起来，或在肝细胞内将葡萄糖转变成脂肪酸，转运到脂肪组织贮存；另一方面促进葡萄糖氧化生成高能磷酸化合物作为能量来源。

胰岛素的另一个作用是促进肝细胞合成脂肪酸，进入脂肪细胞的葡萄糖不仅用于合成脂肪酸，而且主要使其转化成磷酸甘油，并与脂肪酸形成甘油三酯贮存于脂肪细胞内。此外，胰岛素还能抑制脂肪分解。胰岛素缺乏时糖不能被贮存利用，不仅引起糖尿病，而且还可引起脂肪代谢紊乱，出现血脂升高，动脉硬化，引起心血管系统发生严重病变。

胰岛素对于蛋白质代谢也起着重要作用。它能促进氨基酸进入细胞，然后直接作用于核糖体，促进蛋白质的合成，还能抑制蛋白质分解，对机体生长过程十分重要。

血糖浓度是调节胰岛素分泌的最基本的因素。血糖浓度升高时可以直接刺激B细胞，使胰岛素的分泌增加，使血糖浓度恢复到正常水平；血糖浓度低于正常水平时，胰岛素的分泌减少，可促进胰高血糖素分泌增加，使血糖水平上升。另外，氨基酸、脂肪酸也有促进胰岛素分泌的作用。

许多胃肠道激素以及胰高血糖素都有刺激胰岛素的分泌作用。

胰高血糖素作用与胰岛素相反，它促进肝脏糖原分解和葡萄糖异生，使血糖明显升高。它还能促进脂肪分解，使酮体增多。

血糖浓度调节胰高血糖素分泌的重要因素。当血糖浓度降低时，胰高血糖素的分泌增加；升高时，则分泌减少。氨基酸则升高时也促进胰高血糖素的分泌。

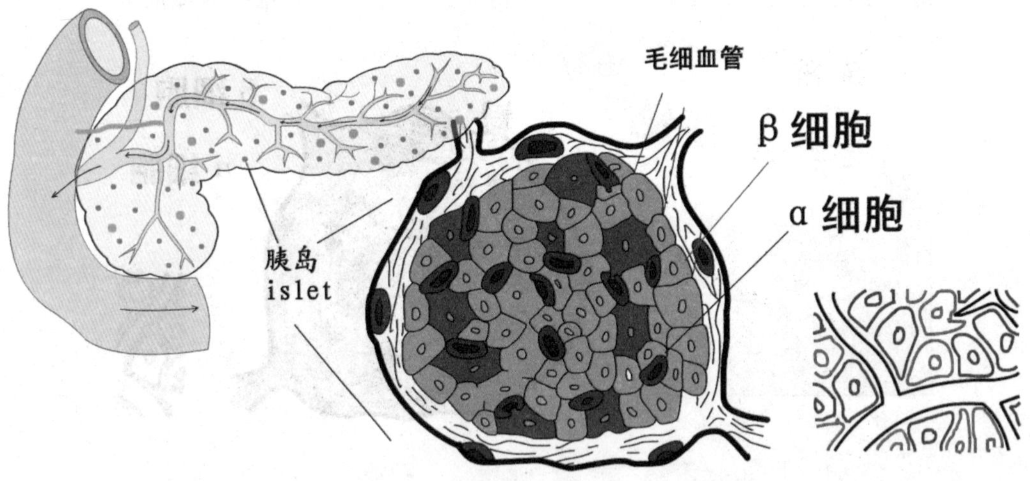

胰岛素可以由于使血糖浓度降低而促进胰高血糖素的分泌，但胰岛素可以直接作用于邻近的A细胞，抑制胰高血糖素的分泌。

支配胰岛的迷走神经和交感神经对胰高血糖素分泌的作用和对胰

岛素分泌的作用完全相反，即迷走神经兴奋抑制胰高血糖素的分泌，而交感经兴奋则促进其分泌。

（6）胸　腺

胸腺位于上纵隔。

胸腺是一个淋巴器官兼有内分泌功能。在新生儿和幼儿时期胸腺发达，体积较大，性成熟以后，逐渐萎缩、退化。胸腺分为左、右两叶，不对称，成人胸腺约25～40克，色灰红，质柔软，主要位于上纵隔的前部。胸腺在胚胎期是造血器官，在成年期可造淋巴细胞、浆细胞和髓细胞。胸腺的网状上皮细胞可分泌胸腺素，它可促进具有免疫功能的T细胞的产生和成熟，并能抑制运动神经末梢的乙酰胆硷的合成与释放。因此，当胸腺瘤时，因胸腺素增多，可导致神经肌肉传导障碍而出现重症肌无力。

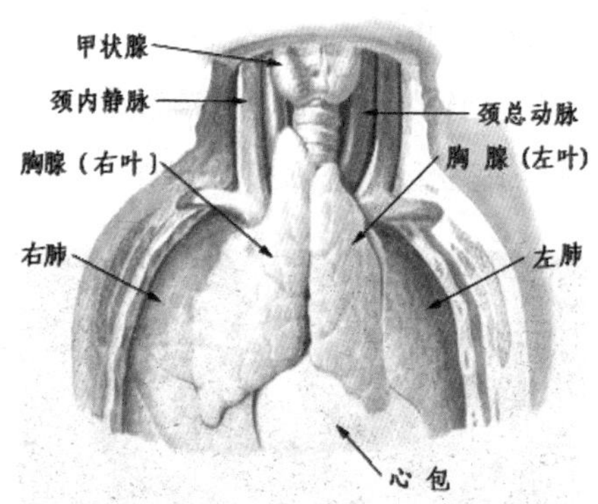

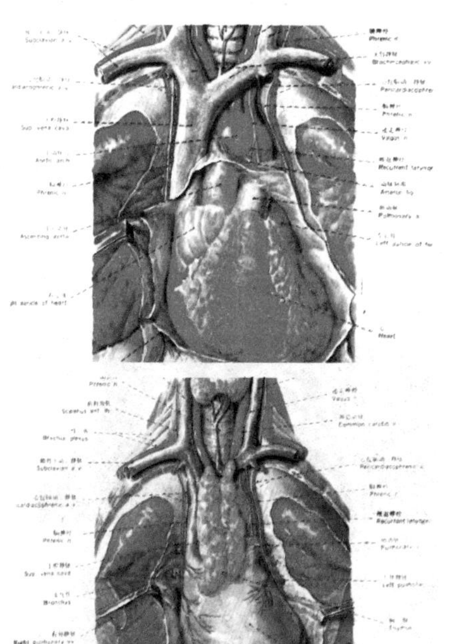

（7）生殖腺

生殖腺位于卵巢和睾丸内。

性腺主要指男性的睾丸、女性的卵巢。

睾丸可分泌男性激素睾丸酮（睾酮），其主要功能是促进性腺及其附属结构的发育以及副性征的出现，还有促进蛋白质合成的作用。

☆ 功 能

人体内的腺体分为两大类，即内分泌腺和外分泌腺，都具有分泌

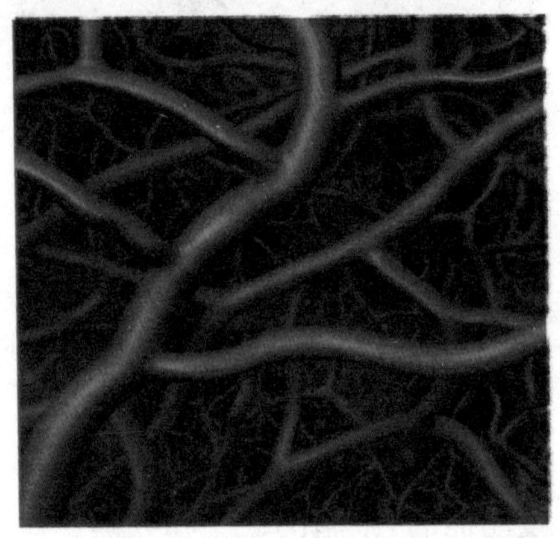

功能。内分泌腺是分布在人体各部的特殊腺体，主要由团索或网状排列的细胞群构成，腺体周围有丰富的毛细血管或淋巴管。

分泌物称激素，直接进入毛细血管或淋巴管，通过血液循环运送到全身。一种激素一般只作用于某种特定的组织或细胞，才能实现其调节功能。内分泌腺没有导管将分泌物收集到一定器官的腔道或体表，所以称为内分泌腺。

激素是一种具有高效能的物质，分泌量少作用大，调节人体的新陈代谢、生长发育、以至生殖等重要作用。

当激素的量过多或过少时，都会严重地影响人体的正常功能，甚而形成奇异的内分泌疾病。如调节生长发育的激素分泌异常，可以使人长得像个“巨人”，也可以使人长成个“矮小子”。

（1）对代谢的影响

①产生热效应：甲状腺激素可提高大多数组织的耗氧率，增加产热效应。甲状腺功能亢进患者的基础代谢率可增高35%左右；而甲状腺功能低下患者的基础代谢率可降低15%左右。

②对三大营养物质代谢的作

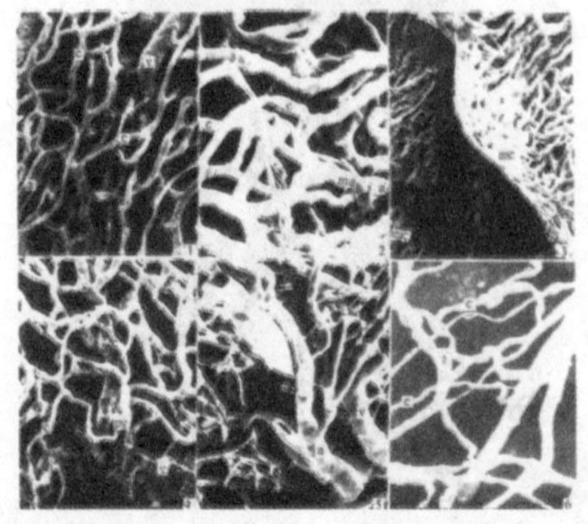

用：在正常情况下甲状腺激素主要是促进蛋白质合成，特别是使骨、骨骼肌、肝等蛋白质合成明显增加。然而甲状原激素分泌过多，反而使蛋白质，特别是骨骼肌的蛋白质大量分解，因而消瘦无力。

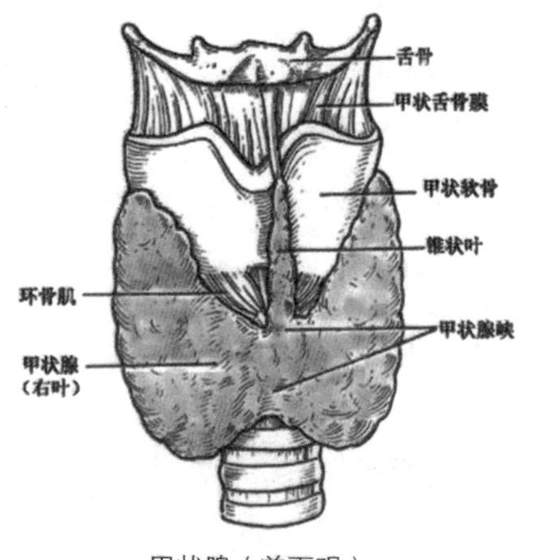

甲状腺（前面观）

③在糖代谢方面：甲状腺激素有促进糖的吸收，肝糖原分解的作用。同时它还能促进外周组织对糖的利用。

总之，它加速了糖和脂肪代谢，特别是促进许多组织的糖、脂肪及蛋白质的分解氧化过程，从而增加机体的耗氧量和产热量。

（2）促进生长发育

甲状腺主要是促进代谢过程，而使人体正常生长和发育，特别对骨骼和神经系统的发育有明显的促进作用。所以，如儿童在生长时期甲状腺功能减退则发育不全、智力迟钝、身体矮小、临床上称为呆小症。

（3）提高神经系统的兴奋性

甲状腺素有提高神经系统兴奋的作用，特别是对交感神经系统

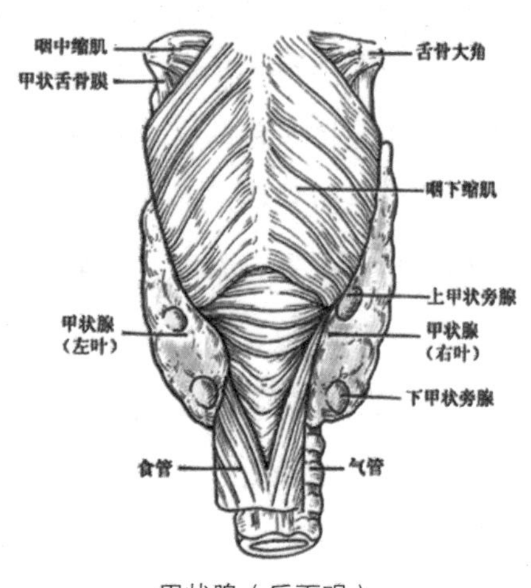

甲状腺（后面观）

的兴奋作用最为明显，甲状腺激素可直接作用于心肌，使心肌收缩力增强，心率加快。所以甲状腺面能亢进的病人常表现为容易激动、失眠、心动过速和多汗。

生殖系统

生殖系统是生物体内的和生殖密切相关的器官成分的总称。生殖系统的功能是产生生殖细胞，繁殖新个体，分泌性激素和维持副性征。

人体生殖系统有男性和女性两类。按生殖器所在部位，又分为内生殖器和外生殖器两部分。男性内生殖器包括睾丸、附睾、输精管、射精管、精囊腺、前列腺等。外生殖器有阴茎和阴囊。女性内生殖器包括卵巢、输卵管、子宫和阴道。外生殖器有阴阜、阴蒂、阴唇、处女膜和前庭大腺等。

☆ 男性生殖系统

（1）结 构

男性生殖系统包括以下这些器官：睾丸、附睾、阴囊、输精管、精囊、射精管、前列腺、阴茎等。睾丸是包在阴囊里面的，阴囊、阴茎都是露在体外的部分，所以把它们叫做外生殖器。其余的器官都藏在下腹部里，所以叫做内生殖器。

①阴囊和睾丸：阴囊在阴茎的后面，肛门的前面，表面皱纹很

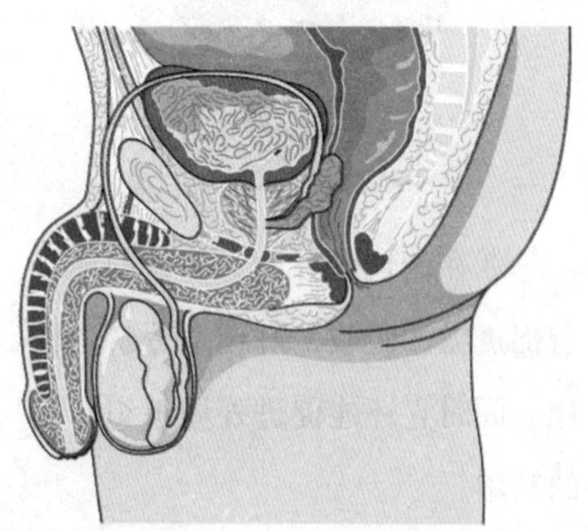

多，呈褐色。在皮肤的下面还有一层很薄的肌肉。肌肉收缩的时候，阴囊就会自然地紧缩变小，皱纹也就加深了。阴囊腔分为左右两个，

里面有一层光滑的薄膜，包裹着睾丸和附睾。睾丸有两个，是卵圆形

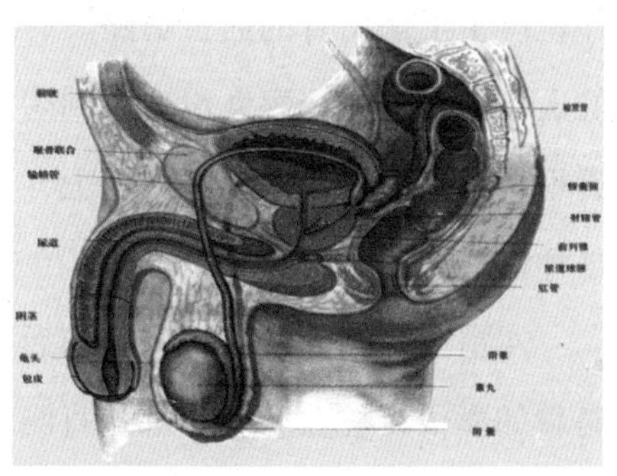

的。初生儿的睾丸大约有花生米大小，幼童的睾丸增长到麻雀卵大小，到了成年，就有如鸽子卵大小。一般左侧的睾丸比右侧的大一些，也比右侧低一些。睾丸表面有一层光滑的膜，在阴囊里可以自然滑动，因此在剧烈运动时，也不至于受到损伤。睾丸在男性生殖系统里是最重要的器官，它有产生精子和分泌男性激素的功能。睾丸内部分成很多的隔或瓣，每一瓣内有许多很细的、弯曲的小管子，叫做曲细精管。这些管子是产生精子的地方。在管子和管子之间，有一些分泌细胞，这些细胞就是分泌男性激素的地方。

②附睾：睾丸的上后侧面，附着一个扁形的附睾，它是由多数曲折、细小的管子构成的，它一面连接着输精管的起端，一面连接着睾丸的曲细精管。精子离开睾丸时，就停留在附睾里，继续地生长成熟。

③输精管：附睾的许多管子归到一个总的管子，这个总的管子就是输精管。输精管左右各有一条，

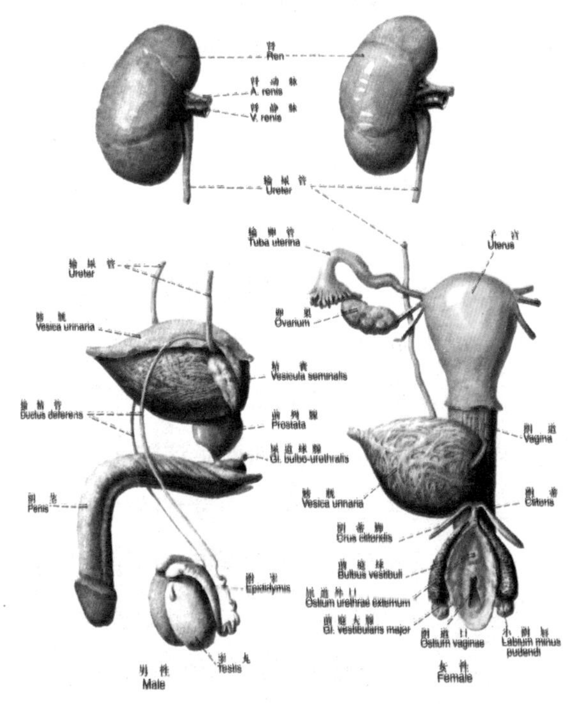

自附睾起向上沿着腹股沟部（腹壁和大腿根部曲折的部分，在这里有

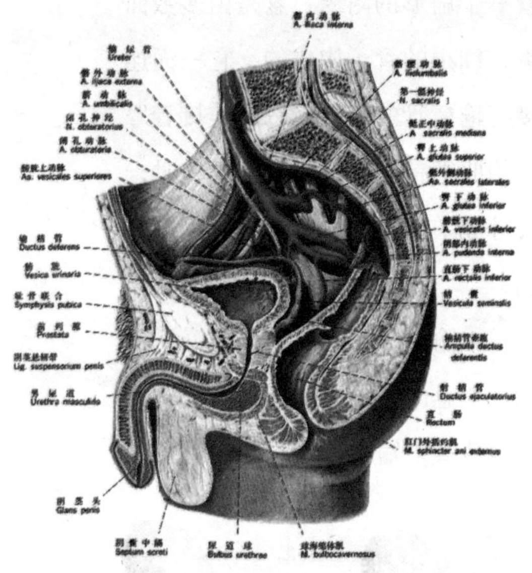

圆柱索状的管子，就是输精管），通过腹壁到腹腔里，然后向下曲折到膀胱的底部，这时左右两侧的输精管相互接近和同侧精囊的管子合并成为射精管，经过前列腺，通到尿道里。输精管为什么不在附近直接通入尿道，而要走这样曲折的路线呢？这是因为在发育的过程中，睾丸原来不在阴囊里，而是在腹腔的背面，腰子（肾）的附近。这时候，输精管是自上而下通进尿道。但是在生长的过程中，由于睾丸逐渐下降，穿过腹壁，进入阴囊，这样就产生了输精管的曲折道路。有的人在出生以后，睾丸没有降到阴囊里，而是停留在下降的路途上，这种情况，就叫做隐睾症。

④精囊：精囊也有两个，前后略扁如囊伏，位在膀胱底部，直肠的前面。精囊的功用，主要是分泌一种胶状的液体，是精液的组成部分之一，有促进精子活动的能力。

⑤前列腺：是一个形似核桃大小的分泌腺，它长在尿道根部的周围，比精囊靠前一些，有导管通进尿道。它能分泌一种乳伏液体，

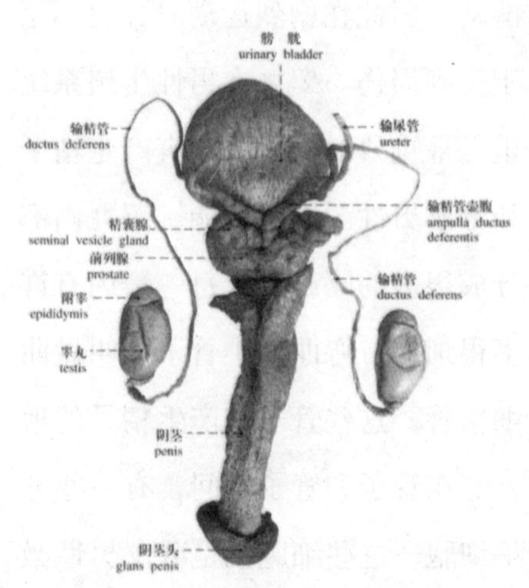

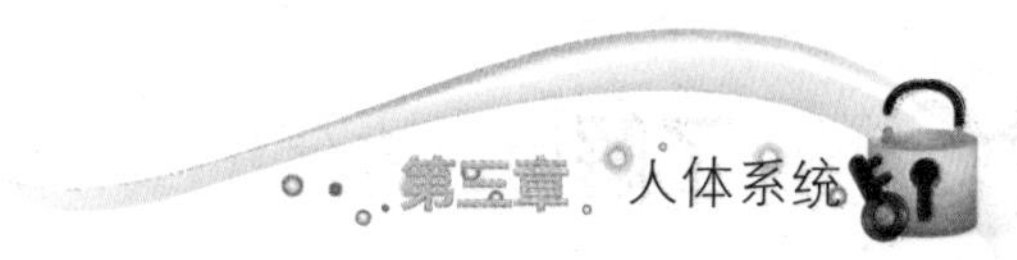

射精的时候，前列腺液、精囊液、附睾和输精管里的精子及尿道球腺的分泌液（尿道球腺是两个小的腺体，在尿道上段的两旁，腺的导管也通进尿道）一同通过尿道射出体外，这就是精液。所以精液是由精囊、前列腺、尿道球腺的分泌液加上精子共同组成的，前列腺液有促进精子活动、供给精子合适的环境和营养的功用。

⑥阴茎：阴茎是一个圆柱状的器官，平时绵软，垂在阴囊的前面，它的外面有一层疏松的皮肤包裹着。顶端的皮肤可以翻上去，叫做包皮。阴茎顶端被包皮所包裹的部分稍粗，叫做龟头。龟头与茎部交接的部位有一个沟，叫作冠状沟。龟头的顶部有一个孔，就是尿道口，尿道顺着阴茎中间的管子，上通膀胱。前列腺和精囊的导管都通人尿道。阴茎的组成部分类似海绵，因此叫阴茎海绵体。它的根部附着在耻骨上。海绵体的空隙充血时，阴茎就增大、变硬，这种现象叫做勃起。

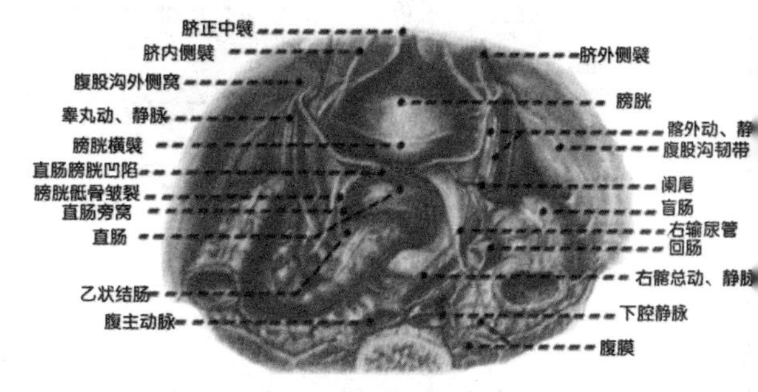

男性盆腔上面观

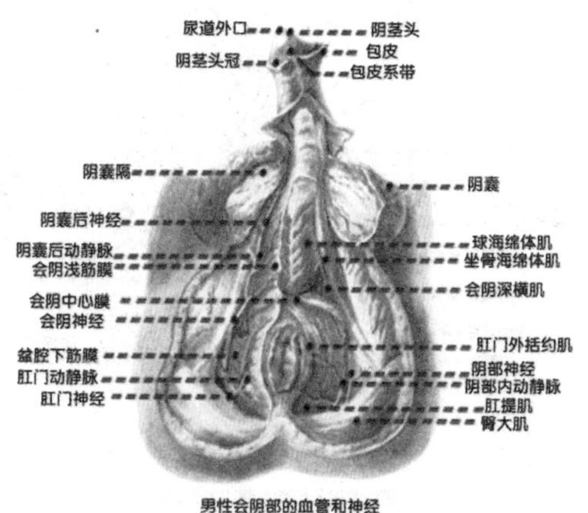

男性会阴部的血管和神经

（2）功 能

通过精子的产生及运输路线，可以了解男性生殖系统内各器官的功能。睾丸主要有两个功能，产生精子和分泌雄性激素。睾丸产生的精子，外形上已经成熟，形似蝌蚪，但功能上还不成熟，故缺乏受精的能力（所谓受精，就是男性的

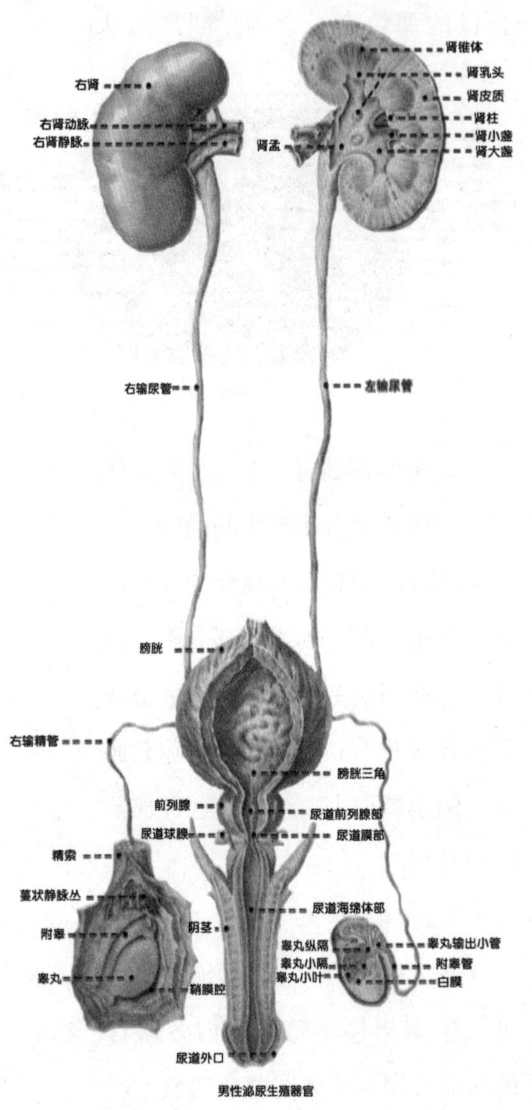

男性泌尿生殖器官

精子与女性的卵子结合为受精卵的过程）。睾丸内发育成熟的精子，通过一些细小的管道，进入附睾，精子在附睾内停留一段时间，在这段时间里，精子进一步完成功能上的成熟。因此附睾是贮存精子并促进精子进一步成熟的场所。输精管和射精管都是运输精子的管道，在男性性兴奋高潮来临之前，附睾内的精子连同少量的附睾液，通过输精管和射精管，排入男性的后尿道，与来源于附属性腺的分泌物，共同构成精液，射精时一起从尿道射出。因此附属性腺的功能就是产生分泌物，参与精液的构成。由附属性腺产生的分泌物中含有许多重要物质，对精液的性状和精子的活动能力及受精能力都具有重要影

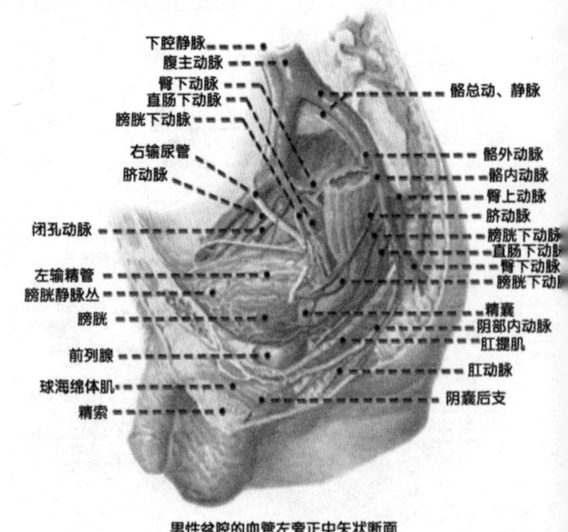

男性盆腔的血管左旁正中矢状断面

响。有人形象地将精子比喻为一枚导弹，它的头部相当于弹头，尾部

相当于助推器，是动力装置，推动精子头部“射向”卵子。精子头内装有遗传物质，精子与卵子接触后，将其头内的遗传物质注入卵子，精子就完成了其受精的使命。遗传物质可以简单地被理解为是父辈传递给子辈的信息。对精子来说，从阴道到输卵管壶腹部是一段漫长的路程，并不是精液中的每个精子都能到达输卵管壶腹部，只有那些体质健壮、运动速度快的精子才有可能到达输卵管，并有机会与卵子结合。精子的运动能力称为精子的活力，精子活力越高，到达输卵管壶腹部的精子越多，受精的概率越大。男性一次射精，精子总数可达1～6亿，但能到达输卵管壶腹的精子只是少数，一般来讲，每毫升精液中，精子的数量达到6000万以上，才容易受精，当每毫升精子的数量少于2000万时，受精的概率就很小了，临床上将每毫升精子的数量少于2000万的病例称为少精症。

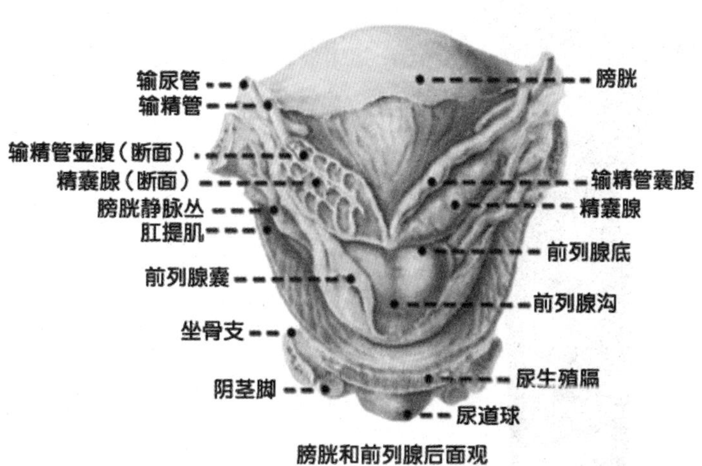

膀胱和前列腺后面观

☆ **女性生殖系统**

（1）结 构

女性生殖系统包括内、外生殖器官及其相关组织。

女性外生殖器又称外阴，指生殖器官的外露部分，位于两股内侧之间，前面为耻骨联合，后面以会阴为界。女性的外生殖器主要有：

①阴阜：即耻骨联合前面隆起的脂肪垫。青春期该部皮肤开始生长阴毛，分布呈尖端向下的三角形。阴毛疏密、粗细、色泽可因人或种族而异。

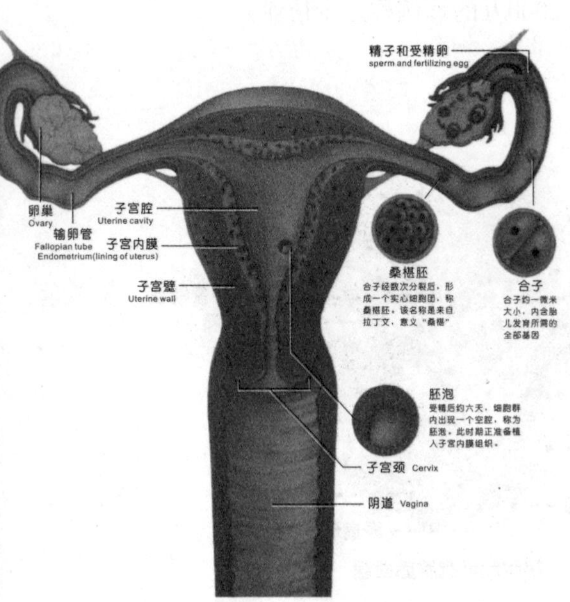

②大阴唇：为邻近两股内侧的一对隆起的皮肤皱襞，起自阴阜，

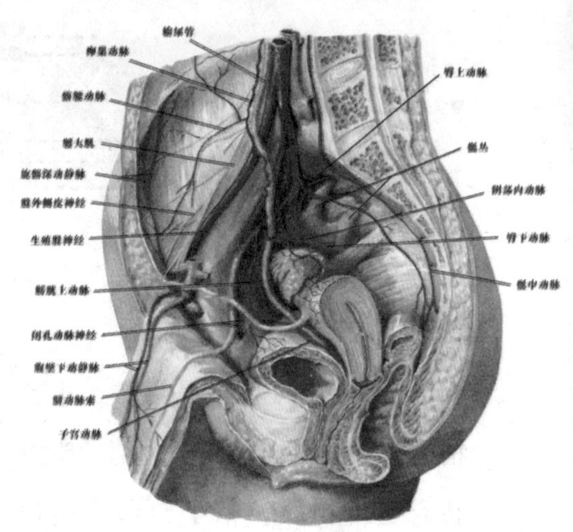

止于会阴。两侧大阴唇前端为子宫圆韧带终点，后端在会阴体前相融合，形成大阴唇的后连合。大阴唇外侧面与皮肤相同，皮层内有皮脂腺和汗腺，青春期长出阴毛；其内侧面皮肤湿润似粘膜。大阴唇皮下脂肪层含丰富血管、淋巴管和神经。当局部受伤，出血易形成大阴唇血肿。未婚妇女的两侧大阴唇自然合拢，遮盖阴道口及尿道外口，经产妇大阴唇由于分娩影响向两侧分开，绝经后大阴唇呈萎缩状，阴毛稀少。

③小阴唇：为位于大阴唇内侧的一对薄皱壁，无毛，富含神经末梢，故敏感。两侧小阴唇前端相互融合，再分为两叶包绕阴蒂，前叶形成阴蒂包皮，后叶与对侧结合形成阴蒂系带。小阴唇后端与大阴唇后端相会合，在正中线形成横皱襞称阴唇系带。

输卵管 Fallopian tube
输卵管伞 Fimbriae
含有成熟卵子的卵泡 Filicle containingmaturing ovum
卵巢 Ovary
结肠 Colon
韧带 Ligament
膀胱 Bladder
耻骨联合 Pubic symphysis
卵巢韧带 Ovarian ligament
子宫 Uterus
阴蒂 Clitoris
子颈宫 Cervix
大阴唇 Labia minora
大阴唇 Labia majora
直肠 Rectum
尿道 Urethra
阴道 Vagina

④阴蒂：位于两小阴唇顶端的联合处，它与男性阴茎海绵体相似，具有勃起性。它分为三部分，前端为阴蒂头，富含神经末梢，极敏感，中为阴蒂体，后部分为两个阴蒂脚，附着于各侧的耻骨支上，仅阴蒂头露见，其直径6～8毫米。

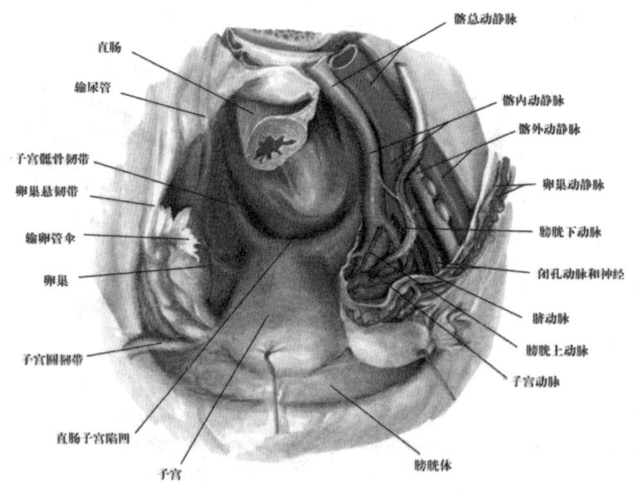

⑤阴道前庭：为两小阴唇之间的裂隙。其前为阴蒂，后为阴唇系带。在此区域内，前方有尿道外口，后方有阴道口，阴道口与阴唇系带之间有一浅窝，称舟

状窝（又称阴道前庭窝）。在此裂隙内尚有以下各部：

第一，前庭球：又称球海绵

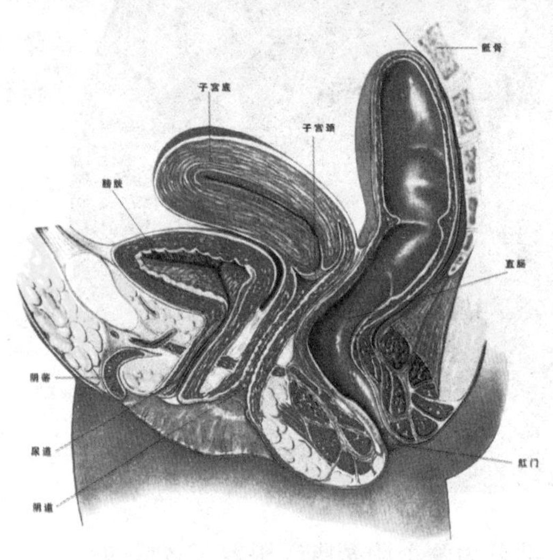

体，位于前庭两侧，由有勃起性的静脉丛构成。其前部与阴蒂相接，后部与前庭大腺相邻，浅层为球海绵体肌覆盖。

第二，前庭大腺：又称巴多林腺，位于大阴唇后部，也为球海绵体肌所覆盖，如黄豆大，左右各一。腺管细长（1～2厘米），向内侧开口于前庭后方小阴唇与处女膜之间的沟内。性兴奋时分泌黄白色粘液起润滑作用。正常情况检查时不能触及此腺。若因感染腺管闭塞，形成前庭大腺脓肿。若仅腺管开口闭塞使分泌物集聚，形成前庭大腺囊肿，则两者均能看到或触及。

第三，尿道口：位于阴蒂头的后下方及前庭前部，为尿道的开口，略呈圆形。其后壁上有一对并列腺体称尿道旁腺，其分泌物有润滑尿道口作用，但此腺亦常为细菌潜伏所在。

第四，阴道口及处女膜：阴道口位于尿道口后方、前庭的后部，为阴道的开口，其大小、形状常不

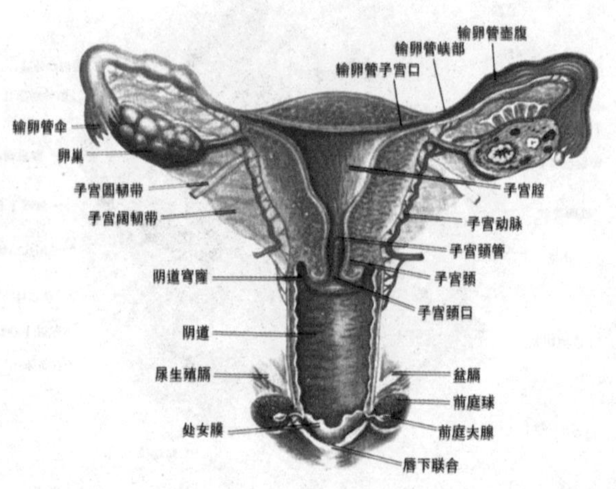

规则。阴道口周缘覆有一层较薄粘膜称处女膜。膜的两面均为鳞状上皮所覆盖，其间含结缔组织、血管与神经末梢，有一孔多在中央，孔的形状、大小及膜的厚薄因人而异。处女膜多在初次性交时破裂，受分娩影响产后仅留有处女膜痕。

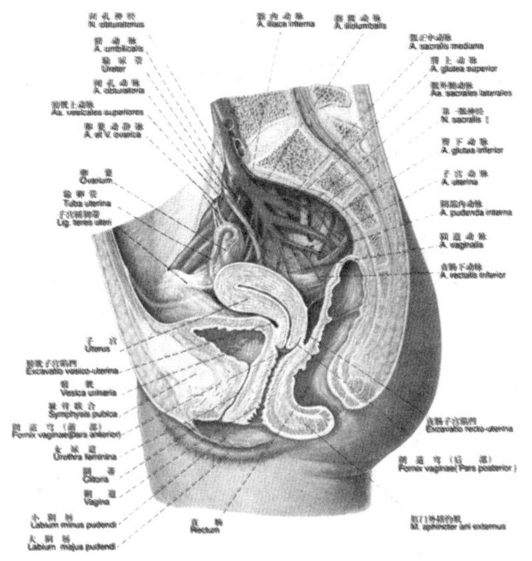

女性内生殖器包括阴道、子宫、输卵管及卵巢，后二者称子宫附件。

①阴 道

第一，位置和形态：位于真骨盆下部中央，呈上宽下窄的管道，前壁长7～9厘米，与膀胱和尿道相邻，后壁

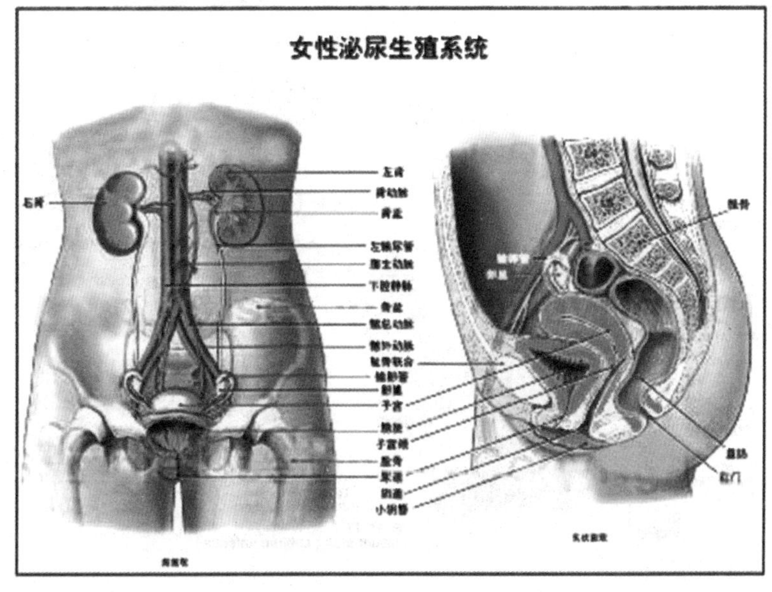

长10～12厘米，与直肠贴近。上端包围宫颈，下端开口于阴道前庭后

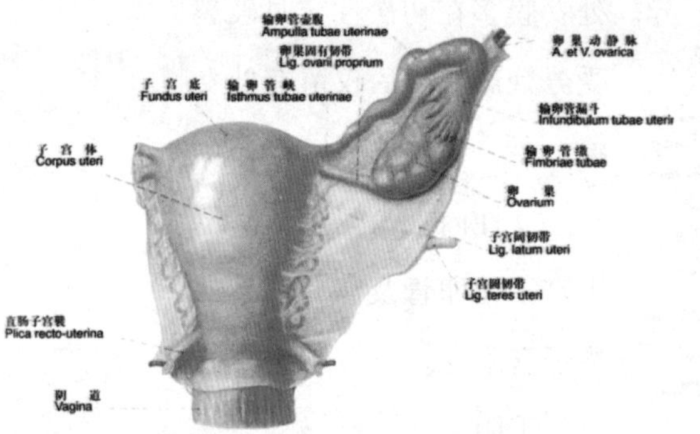

部。环绕宫颈周围的部分称阴道穹隆。按其位置分为前、后、左、右4部分，其中后穹隆最深，与直肠子宫陷凹紧密相邻，为盆腔最低部位，临床上可经此处穿刺或引流。

第二，组织结构：阴道壁由粘膜、肌层和纤维组织膜构成，有很多横纹皱襞，故有较大伸展性。阴道粘膜呈淡红色，由复层鳞状上皮细胞覆盖，无腺体。阴道粘膜受性激素影响有周期性变化。幼女及绝经后妇女的阴道粘膜上皮甚薄，皱襞少，伸展性小，容易创伤而感染。阴道肌层由两层平滑肌纤维构成，外层纵行，内层环行、在肌层

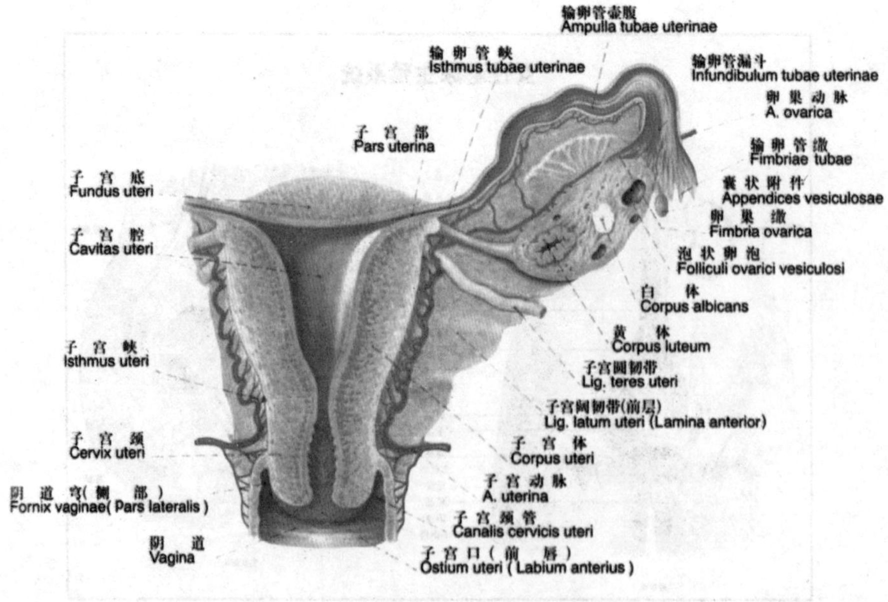

的外面有一层纤维组织膜，含多量弹力纤维及少量平滑肌纤维。阴道

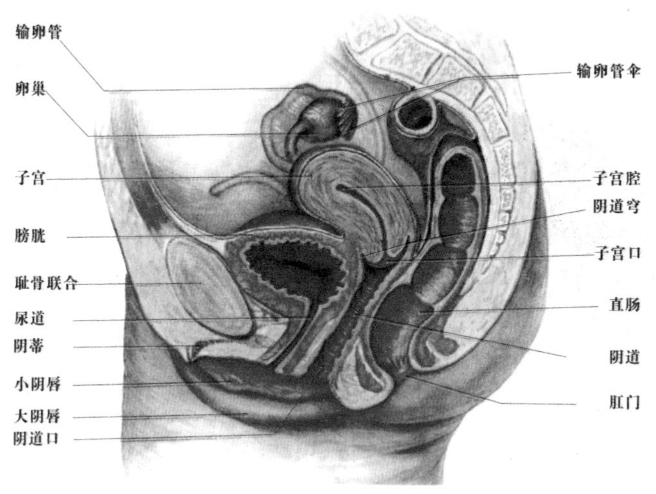

壁因富有静脉丛，故局部受损伤易出血或形成血肿。

②子　宫

第一，形态：成人的子宫为前后略扁的倒置梨形，重50克，长7～8厘米，宽4～5厘米，厚2～3厘米，宫腔容量5毫米。子宫上部较宽为宫体，其上部隆突部分为宫底，两侧为宫角，子宫下部成圆柱形为宫颈。宫腔上宽下窄，体颈间最狭窄处为峡部，在非孕期长1cm，其上端解剖上较狭窄，叫解剖学内口；其下端由于粘膜组织由宫腔内膜转为宫颈粘膜，故称为组织学内口。宫颈管长约2.5～3厘米，下端为宫颈外口，宫颈下端伸入阴道内的部分叫宫颈阴道部，阴道以上的部分叫宫颈阴道上部。未产妇的宫颈外口呈圆形，已产妇的宫颈外口受分娩影响而形成横裂。

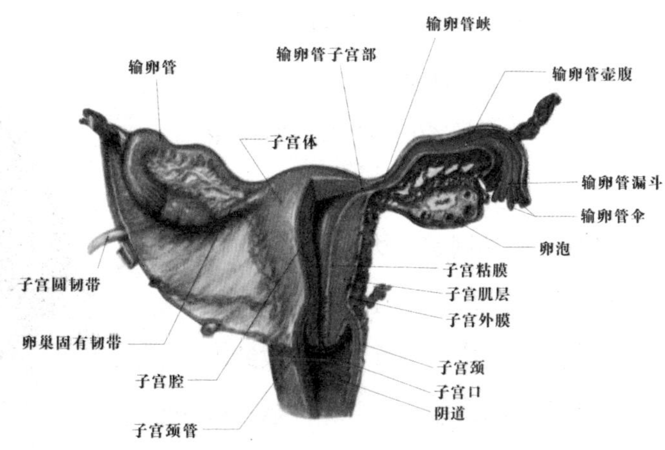

第二，组织结构：宫体和宫颈的结构不同。

宫体：宫体壁由3层组织构成，外层为浆膜层（脏层腹膜），

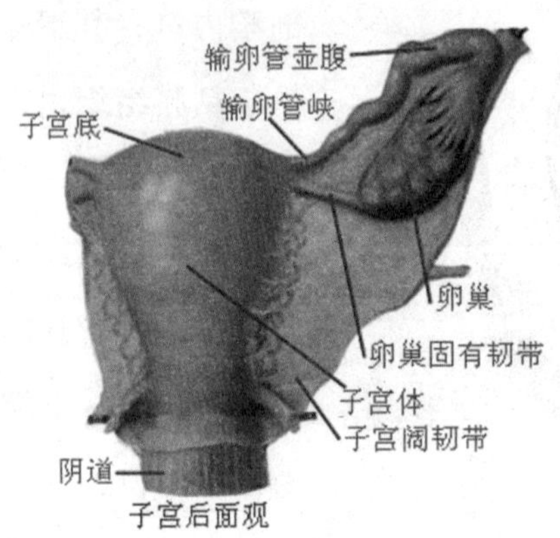

子宫后面观

中间层为肌层，内层为子宫内膜。子宫内膜为一层粉红色粘膜组织，从青春期开始受卵巢激素影响，其表面2/3能发生周期性变化称功能层；余下1/3靠近子宫肌层的内膜无周期性变化称基底层。子宫肌层厚，非孕时厚约0.8厘米。肌层由平滑肌束及弹力纤维所组成。肌束纵横交错如网状，大致分3层：外层多纵行，内层环行，中层多各方交织。肌层中含血管，子宫收缩时血管被压缩，能有效制止产后子宫出血。子宫浆膜层为覆盖宫体底部及前后面的腹膜，与肌层紧贴，但在子宫前面近子宫峡部处，腹膜与子宫壁结合较疏松，向前反折以覆盖膀胱，形成膀胱子宫陷凹。覆盖此处的腹膜称膀胱子宫返折腹膜，与前腹壁腹膜相连续。在子宫后面，腹膜沿子宫壁向下，至宫颈后方及阴道后壁折向直肠，形成直肠子宫陷凹亦称道格拉斯陷凹并向上与后腹膜相连续。

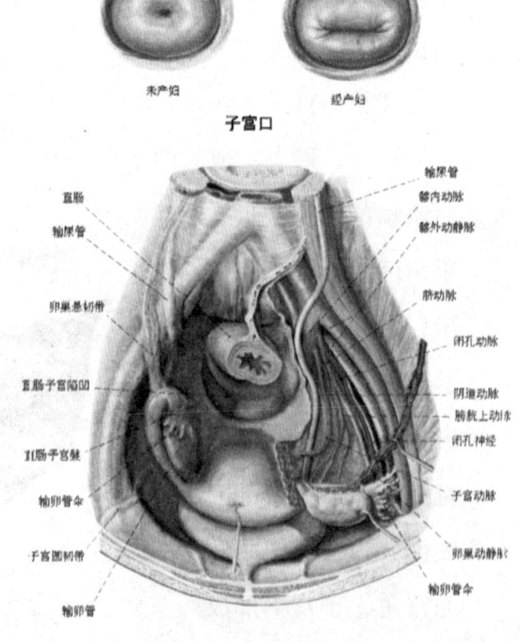

宫颈：主要由结缔组织构成，也含有平滑肌纤维、血管及弹力纤维。宫颈管粘膜上皮细胞呈单层高柱状，粘膜层有许多腺体能分泌碱性粘液，形成宫颈管内的粘液栓，将宫颈管与外界隔开。宫颈阴道部为复层鳞状上皮覆盖，表面光滑。在宫颈外口柱状上皮与鳞状上皮交界处是宫颈癌的好发部位。宫颈粘膜受性激素影响也有周期性变化。

位置：子宫位于盆腔中央，膀胱与直肠之间，下端接阴道，两侧有输卵管和卵巢。子宫的正常位置呈轻度前倾前屈位，主要靠子宫韧带及骨盆底肌和筋膜的支托作用。

③输卵管

输卵管为一对细长而弯曲的管，位于子宫阔韧带的上缘内，内侧与宫角相连通，外端游离，与卵巢接近，全长约8～14厘米。根据输卵管的形态由内向外可分为4部分：间质部为通入子宫壁内的部分，狭窄而短，长1厘米；峡部在间质部外侧，管腔较窄，长2厘米；壶腹部在峡部外侧，管腔较宽大，长5～8厘米；伞部为输卵管的末端，开口于腹腔，游离端呈漏斗状，有许多须状组织。伞的长度不一，多为1～1.5厘米。

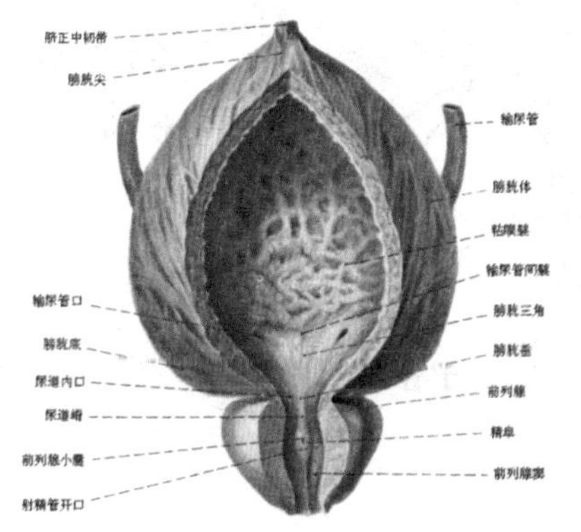

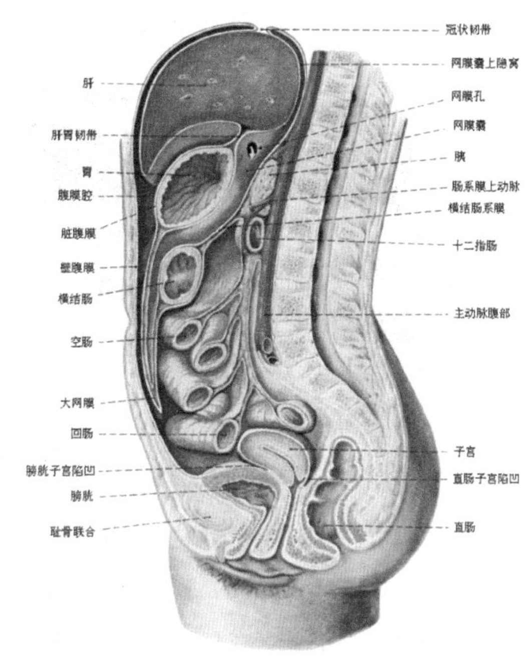

输卵管壁由3层构成：外层为浆膜层，为腹膜的一部分，也即阔韧带上缘；中层为平滑肌层，由

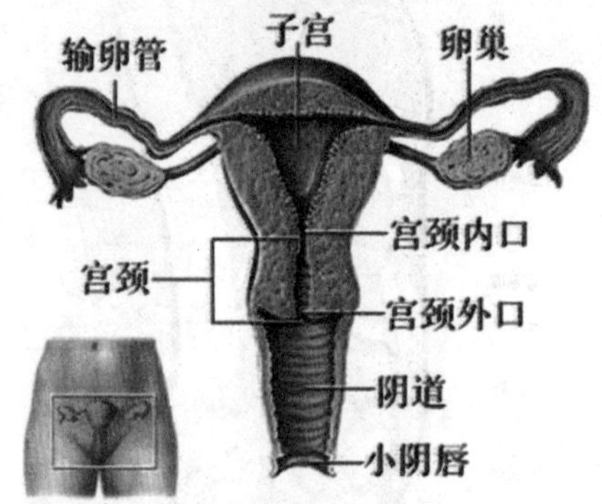

内环行、外纵行的两层平滑肌组成，常有节奏地收缩，能引起输卵管由远端向近端的蠕动；内层为粘膜层，由单层高柱状上皮组成，上皮细胞分为纤毛细胞、无纤毛细胞、楔状细胞及未分化细胞4种。纤毛细胞的纤毛摆动有助于运送卵子；无纤毛细胞有分泌作用（又称分泌细胞）；楔形细胞可能为无纤毛细胞的前身；未分化细胞也称游走细胞，为上皮的储备细胞，其他上皮细胞可能由它产生或补充。输卵管肌肉的收缩和粘膜上皮细胞的形态、分泌及纤毛摆动均受性激素影响，有周期性变化。

④卵　巢

卵巢为一对扁椭圆形的性腺。青春期前，卵巢表面光滑；青春期开始排卵后，表面逐渐凹凸不平；成年妇女约重5～6克，呈灰白色；绝经后卵巢萎缩变小变硬。卵巢位于输卵管的后下方，以卵巢系膜连接于阔韧带后叶的部位称卵巢门，

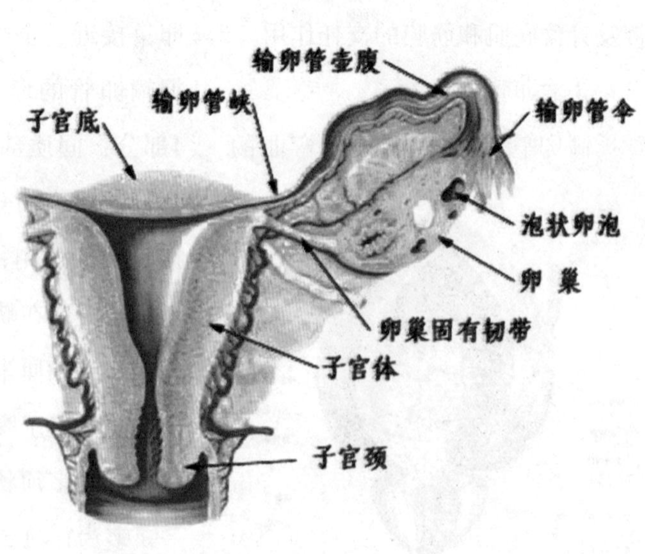

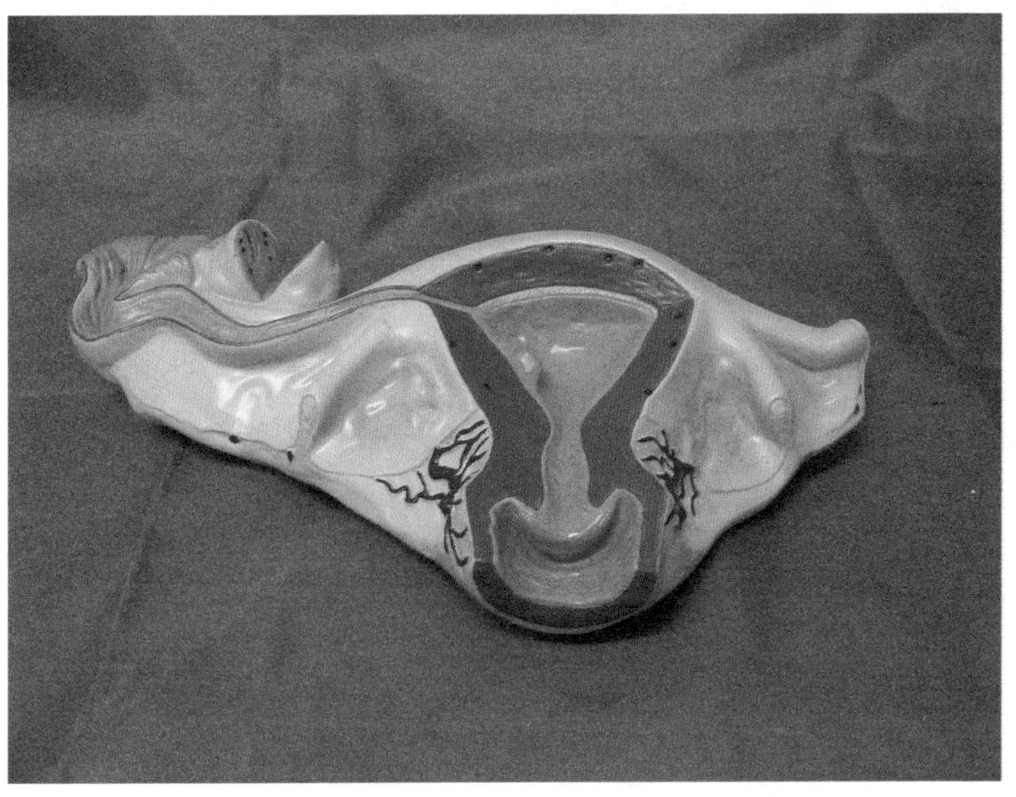

卵巢血管与神经即经此处出入卵巢，故名。卵巢外侧以骨盆漏斗韧带连于骨盆壁，内侧以卵巢固有韧带与子宫连接。

卵巢表面无腹膜，由单层立方上皮覆盖称生发上皮；其内有一层纤维组织称卵巢白膜。再往内为卵巢组织，分皮质与髓质。皮质在外层，其中有数以万计的原始卵泡（又称始基卵泡）及致密结缔组织；髓质在中心，无卵泡，含疏松结缔组织及丰富血管、神经、淋巴管及少量与卵巢悬韧带相连续、对卵巢运动有作用的平滑肌纤维。

（2）功　能

女性生殖系统的功能是产生生殖细胞，繁殖新个体，分泌性激素和维持副性征。具体不同部位其功能各异。如阴道是为性交器官、月经血排出及胎儿娩出的通道。子宫腔内覆盖粘膜称子宫内膜，青春期后受性激素影响发生周期性改变并产生月经；性交后，子宫为精子到达输卵管的通道；孕期为胎儿发育生长的部位；分娩时子宫收缩胎儿及其附属物娩出。输卵管是卵子与精子相遇的场所，也是向宫腔运送受精卵的管道，有“拾卵”作用。卵巢具有生殖和内分泌功能，产生和排出卵细胞，以及分泌性激素。

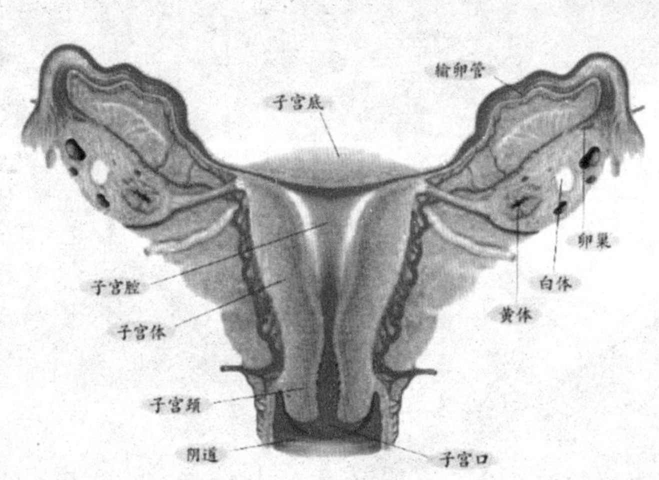

除了生育等功能外，女性生殖系统还有自然防御功能，主要表现在以下几个方面。

①两侧大阴唇自然合拢，遮掩阴道口、尿道口。

②由于盆底肌的作用，阴道口闭合，阴道前、后壁紧贴，可以防止外界的污染。但是产妇的阴道较松弛，这种防御功能相对较差。

③阴道具有自净作用。

④宫颈阴道部表面覆盖以复层鳞状上皮，具有较强的抗感染能力。

⑤子宫颈内膜所分泌的粘液形成“粘液栓”，堵塞子宫颈管，且宫颈内口平时紧闭，有利于防止病原体侵入。

⑥育龄妇女子宫内膜周期性剥脱，可及时消除宫腔内的感染。

⑦输卵管粘膜上皮细胞的纤毛向子宫腔方向摆动以及输卵管的蠕动，均有利于阻止病原体的侵入。

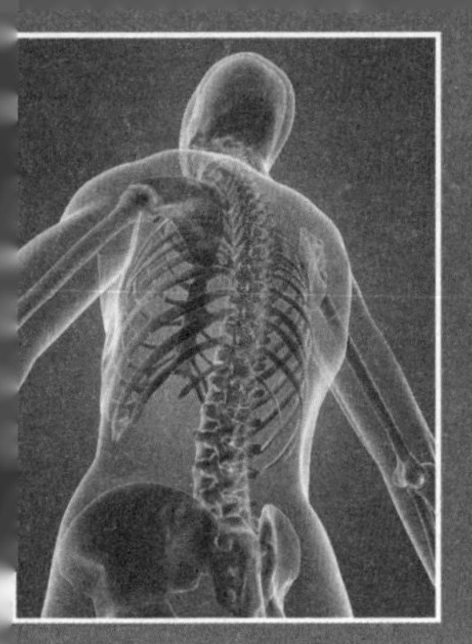
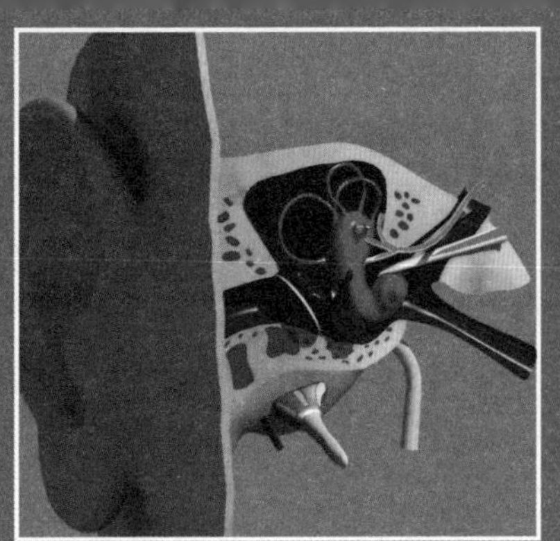
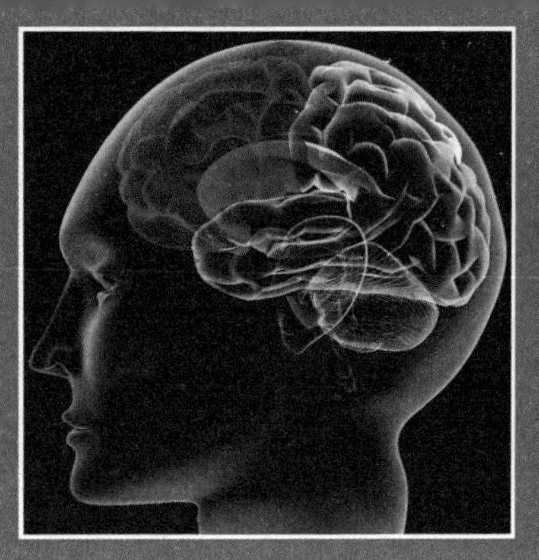

第四章

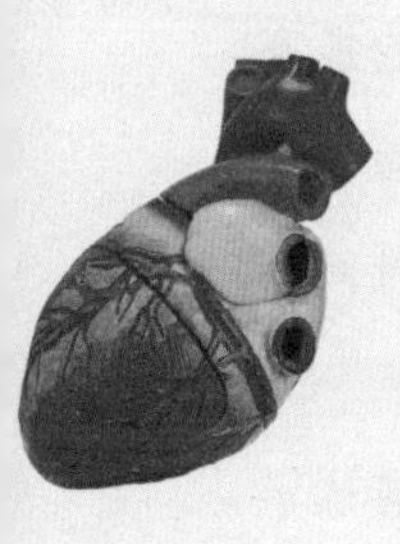
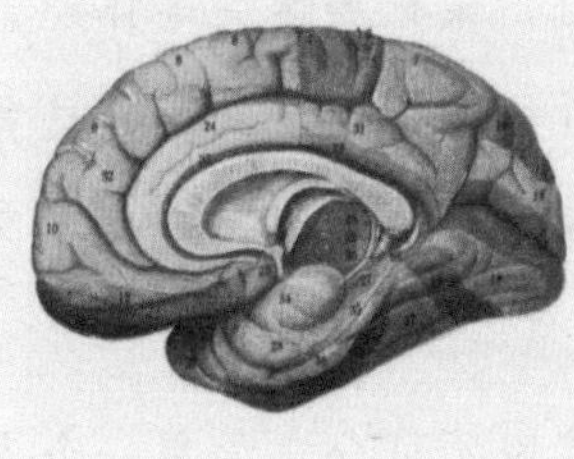
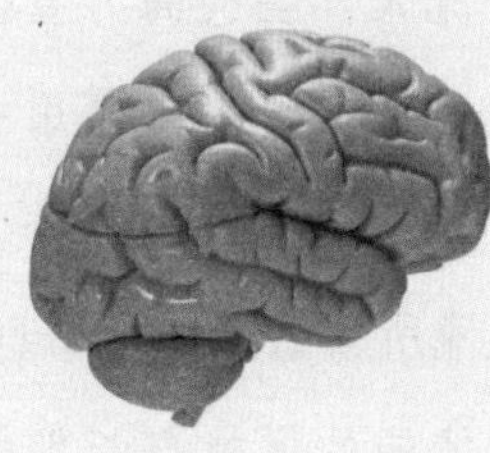
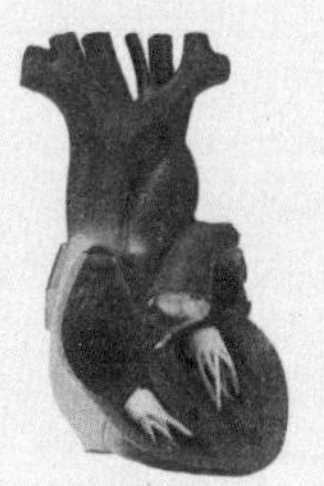

人体与健康

体能也叫体适能，主要通过体育锻炼而获得。保持良好的体能可以使人们的身体更健康、精力更旺盛、生活更美好、寿命更能延长、生命更有价值。

每个人要获得健康都需要有一定的体能，但每个人所需的体能水平不尽相同，一个人良好的体能与其年龄、性别、体形、职业和生理上的缺陷（如糖尿病、哮喘病等等）等因素有关。一般来说，个体对体能的要求与其活动的目的有关，例如，运动员必须不懈地花大力、流大汗去提高力量、耐力、柔韧和速度等体能，才能提高运动成绩；而普通人只需用一般性的身体活动来维持这些方面的体能，就可以增进健康。另外，即使对同一个人而言，不同的时间、不同的环境所需的体能水平也迥然不一。

良好体能的保持与长期的锻炼密不可分，如果一个人的锻炼半途而废，那么，他的体能水平就不能保持，甚至还会下降。

身体锻炼是提高体能水平必不可少的重要途径。但需注意的是，良好的体能并不是完全靠身体锻炼就可以达到的，还与科学的饮食方法、良好的口腔卫生、足够时间的休息和放松等方面有关。

现在就随着我们的讲解来了解一下如何才能让我们的身体更健康吧。

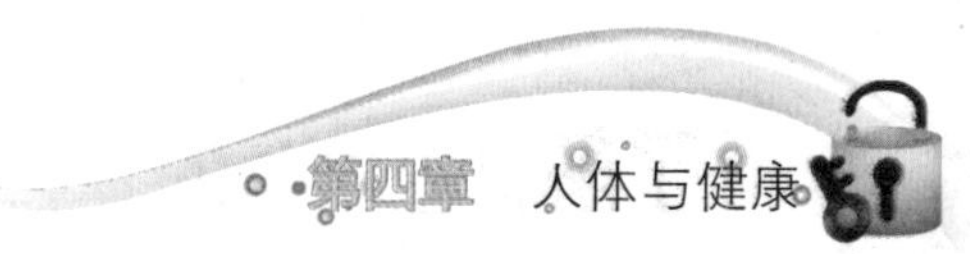

脑健康

脑部是非常精密的器官，它的运转非常复杂。所谓头通天，脚踩地，脑位于人体最上部，其健康关系重大。如果人体的这一截血液循环不畅通，或者颈椎、肩部发生问题，就会连带着脑部、脊椎与双臂出现亚健康困扰。

在生活压力与生存压力不断增加的现代社会，加上各种电子产品产生的磁场、辐射的不断增强，人们的脑部也受到更多肉眼无法看到的伤害。为了拥有更清晰、灵活的大脑，脑保养是必不可少的。

大脑要工作出色，就要充分开动脑，要充分开动大脑，就要给它充足的能量。人脑的能量，主要是由血液中的血糖（葡萄糖）提供的。脑用血糖（葡萄糖）来做能量

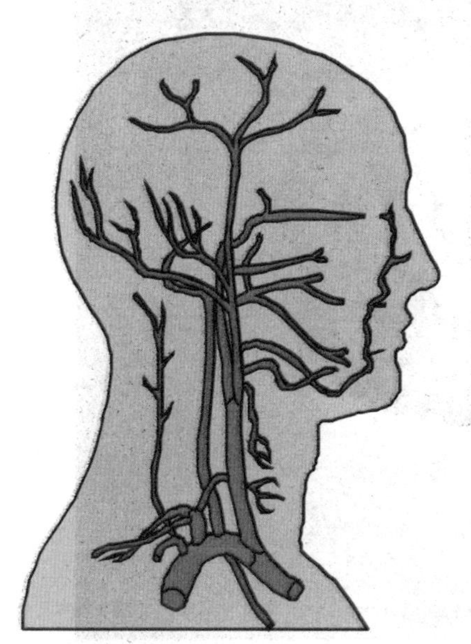

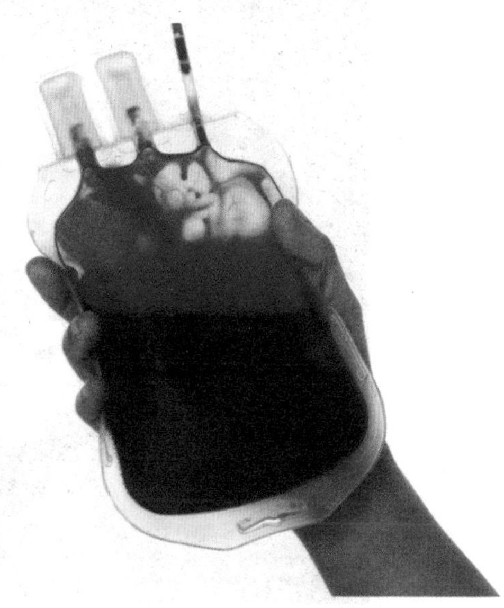

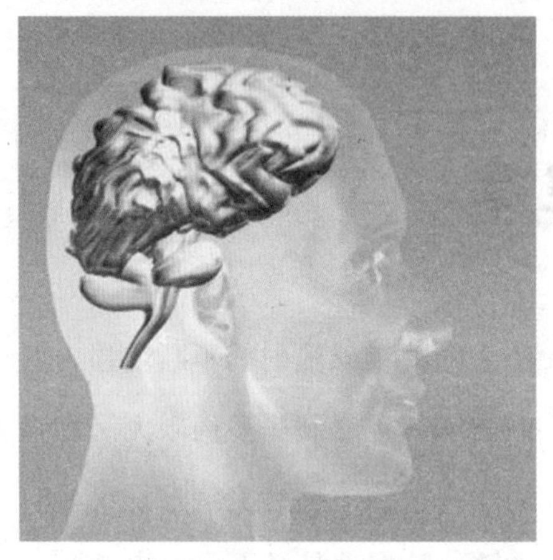

的原料时，又跟别的器官不一样，它不象别的器官能贮存一部分葡萄糖，而是随用随从血液中提取。如果血液中葡萄糖不足，脑子的工作就会受影响，因此人的血液中就必须保存一定浓度的葡萄糖，不然就容易发生能源不足。因为脑子的工作很繁忙，消耗葡萄糖很多。正常人血液中大约三分之二的葡萄糖要被大脑消耗掉。紧张的脑力劳动时，消耗的葡萄糖就会更多。所以人的血液中要保持适量的葡萄糖。假如血液中的葡萄糖变少，脑子消耗的氧也跟着减少，脑子里的能量就不足，人就会出现脑子疲劳现象，无法进行思考。

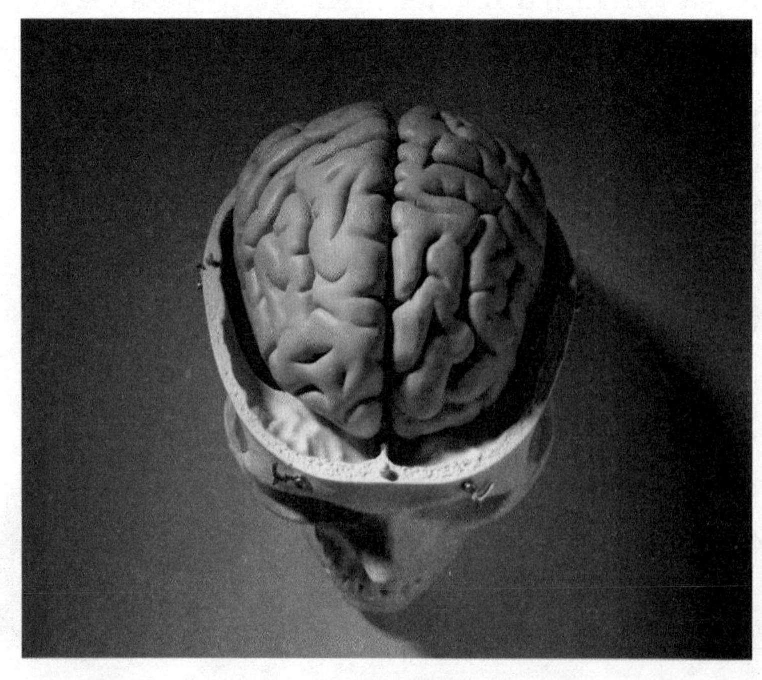

因此，常用脑的人特别应当吃足够的米、面、杂粮、薯类等食

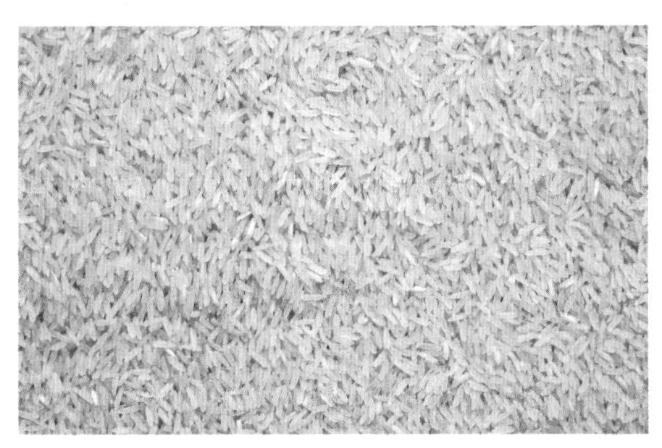

物，它们里面的淀粉在人的消化器官内被消化成葡萄糖，吸收到血液里，可以向脑提供足够的能量，维持脑的繁重工作。人们都有这样的经验：当脑子很疲乏的时候，吃一点食物，甚至吃一两块奶糖，也会觉得好起来，就是证明。

另外，脑子要精确地完成它的指挥任务，就必须及时地把外界刺激产生的兴奋进行传递或抑制。就象电报局里一样，把有用的消息通过无线电波传出去，把不用的扣留下来一样。这就需要蛋白质，因为蛋白质本身就是产生兴奋传递和抑制的主要物质。因此，蛋白质直接影响人脑子的活动。科学实验证明，当人吃进含量不同的蛋白质食物，对脑子的活动就会产生不同的影响。所以常用脑的人，应当多吃些含蛋白质丰富的食物。

除了蛋白质，脑子还需要一种叫卵磷脂的物质。这种物质广泛的存在于动植物细胞里。卵磷脂是做一种叫乙酰胆碱的原料。乙酰胆碱这种东西，经过科学实验，发现它能帮

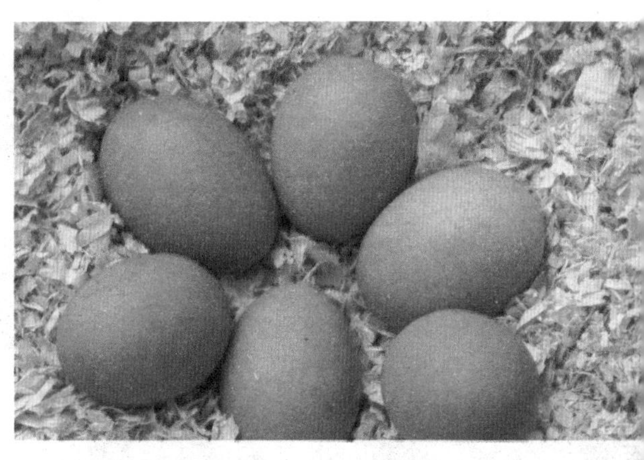

助脑传递兴奋，还有增强人记忆的作用。在20世纪60年代，我国有的科学家曾经作过实验，结果证明人吃了卵磷脂，精力变得充沛，脑

力劳动效率也有所提高，有神经衰弱的人也被治好了。所以常用脑的人，还要多吃些含卵磷脂丰富的食物。如大豆、牛奶、鸡蛋等。同时也要经常多吃点鲜蔬菜和水果，因为它们可以供给各种维生素和无机盐，它们对脑力劳动也是必需的物质。

当然，为了使脑子好，光靠吃是不行的，还要勤于用脑，经常注意脑的卫生保健。只有这三方面都作好了，就会有一个比较聪明的大脑。

☆ 大脑营养

人脑的发育在怀孕五个月后到出生后十八个月内就完成了。日本医学博士说：“许多人以为经常不断的思考或是接受外来的刺激，就可以增进智能。这是不错的，但实际上，头脑和身体其它部位的器官一样，需要不断的补充营养。”

头脑的聪明与否是由什么来决定的呢？从前人说是由出生时，头的大小来判定的。虽然，有些智商高的人头比较大而且比较重，这

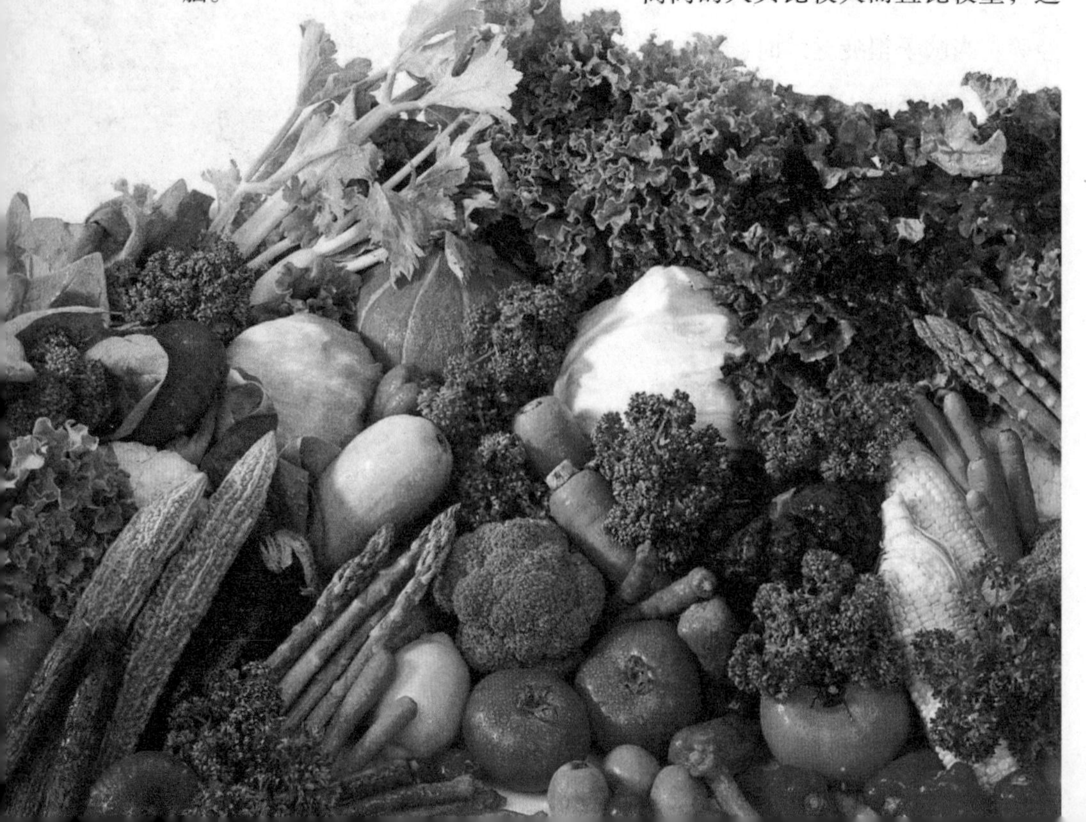

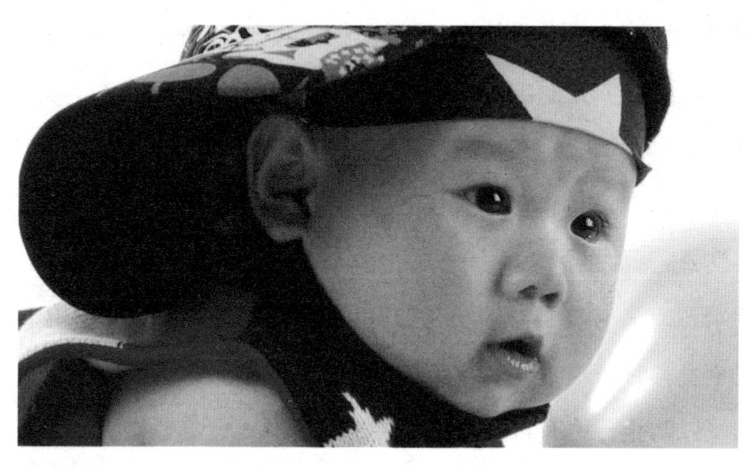

是事实，但并不是绝对的。其决定因素还是在于脑的营养。因为脑细胞的本质和间质（彼此间的共济协调）均需要充分的营养。在怀孕期间如果营养供给不足，则以后再怎么补充起效果也不再明显。人脑在怀孕五个月后到出生后十八个月内，生长特别迅速，这段时期如果头脑缺乏营养补给，则曾造成儿童的智能较差，这是有实例可证明的。第二次世界大战时，以色列难民，由于极度缺乏食物和营养，因此孕妇也都营养失调，所以生下来的孩子智力发育迟缓，注意力很难集中，精神不稳定，智能也极差，因此没有任何一个特别优秀的孩子的记录。这些智能差的孩子，身体发育也不好；由于身体发育不佳，智能更差是无庸置疑的。

由此可知，人脑受食物营养的影响是很大的，所以母亲在怀孕时不但要有营养知识，而且要有心理

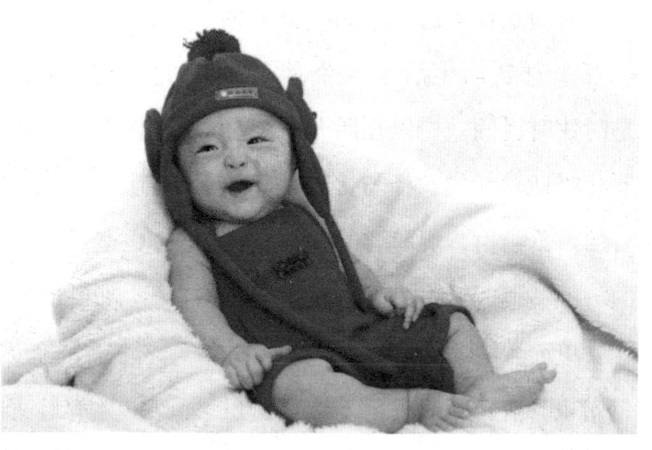

准备，然后再补充一些必需的营养食物，则不但可以减低痴儿的出生率，而且可以增长婴儿智能。人脑在胎儿时即可加以培养，除非有先天性疾病，否则一定可以培育出很好的头脑来。

人脑在完全发育时，脑干处有一层防护壁，可以防止一些有毒的物质进入大脑，但当婴儿的脑尚未发育完全时，有易于中毒的危险。所以应避免食入会造成脑神经传导障碍的东西。例如含有水银、农药、PCB消毒剂、铅和防腐剂的食物或一氧化碳等有毒气体。母亲哺乳时，应尽量避免接触到这些东西。

脑的发育在这一段期间里（怀孕五个月到出生后十八个月），是时快时慢的。所以在胎儿时期和婴儿时期营养的选择与持续是很重要的。食物里，肝是含维他命丰富的一种，但因其本身是一个解毒器官，里面含有汞等毒素；鱼肉类之鱼脂也含有PCB消毒剂等毒素，虽然远洋的鱼因含鱼脂较少，比较可以安心食用，但这些食物对婴儿的脑发育都是有害的。若欲摄取钙质时，可由多喝牛奶、豆奶而得。摄取蛋白质可以从黄豆里面取之。豆腐里面除了含有AF_2（石膏质）外，不含任何防腐剂，可以安心食用。维他命A、D、E、K等成药不可食用过多，从多变化的日常饮食摄取自然的营养素是最好的方法。

婴儿期的哺乳也很重要，然而母奶和牛奶哪一种更好呢？当然是母奶最好，因为母奶不会使婴儿过敏，而且有防止疾病及免疫的功用，但是有的母奶对婴儿不适合。例如患有苯酮尿症的母亲，其母奶则不适合哺乳婴儿。如果婴儿吃了这种奶，则脑力曾迟钝而且会有癫现像发生，此时可改用牛奶哺乳。有服用安眠药习惯的母亲，当然最好也避免哺乳。

哺乳的母亲本身也要注意营养与健康，有人说："有健康的母亲，才有健康的孩子"是非常有道理。调奶时的奶瓶尽量选用玻璃制的，少用塑料制的。而且少用白砂糖，多用黑砂糖或蜂蜜。

当幼儿的脑发育到了二岁时，便已达到高峰。幼儿的体重不断的增加，但脑的重量却不再增加了。此时这部“计算器”已经配备完成，有待外来的知识灌输。动物实验显示，越是经常受到刺激的老鼠，反应越好。所以人也常说头脑是愈用愈好。下面介绍一些营养头脑或清醒头脑的食物：

（1）碱性食物：脑的主要成分是蛋白质，但不可因为这样就大量摄取蛋白质物质，因为蛋白质分解后之胺基酸，在身体内或脑内被吸收的百分比尚未全然了解；且肉类蛋白质是酸性的，食用过多，反使体内的钙质和维他命B1减少，精神不稳定，头脑活力迟钝，血液循环不好。所以最好食用果菜类、海草类等碱性食品，使血液的酸碱度偏碱性。蛋白质以取自黄豆者为佳，因黄豆含酸性物质少。黄豆，古人认为是“素肉”，是优良的蛋白质来源；出家人不吃肉，但身体却比一般人健康，头脑也很聪明，因为他们常吃黄豆及黄豆制品。脂肪对脑营养也很重要，但宜食用植物性油，如麻油等。其它碱性果类，则以橘子、橙子、蜜柑、柠檬、橙子等为佳。蔬菜类也属于碱性食物，很多事实也证明蔬食者较肉食者长寿。多食蔬菜是有益健康的。罗马世界运游泳冠军选手梅露波列和马蕾娜斯都认为食用蔬菜好。因为食用蔬菜可以使血液常呈碱性，而保持头脑清醒。

（2）整脑食物：这是指因为便秘等原因，而使头脑昏沉时所需调整的食物。便秘的原因有神经性的或由药物、饮食引起。由于大便不通，留在肠子里面的东西就会发酵，而使头脑昏沉（当然还有其它生化机转）。常食用菜头叶（萝卜叶子）、牛蒡GONBO等多叶绿素蔬菜，及多纤维质的蔬果，可以防止便秘。

（3）醒脑食物：使头脑清醒有活力的食品，在欧美各国较易取得的有麦芽、啤酒酵母、乳酸菌、脱脂奶和黑蜜糖。在东方较易取得的，而且没有被污染的食品有麦芽、自制的养乐多、黄豆、南豆、豆粉、高丽菜、海带芽、海苔、菜头和胡萝卜叶子、麻油、色拉油、天然醋、白麻油、黑砂糖、蜜柑、柠檬、香菇、和蜂蜜等，此类食品每天均可食用。

（4）茶：茶的主要成分与咖啡的成分相似，都含有咖啡因，会使人脑清醒。纯果汁和冷茶混合在一齐，可以给小孩子饮用。茶除了醒脑外，还可以增加身体抵抗力。茶里面含有维他命C，不怕被热破坏，同时茶里面还含有产生涩味的物质，具有杀菌、血管收缩和抑制分泌等效用，可以清醒头脑，是唯一的碱性饮料。

（5）维生素B_1：当维生素B_1不足时，胆红质盐（酸）会增加而产生神经组织代谢障碍，如记忆力减退，所以维生素B_1是脑细胞不可或缺的“营养素”。含维生素B_1的食物有小麦胚芽、芒果、苦瓜、青买菜、筒蒿菜、油菜、米糠等。

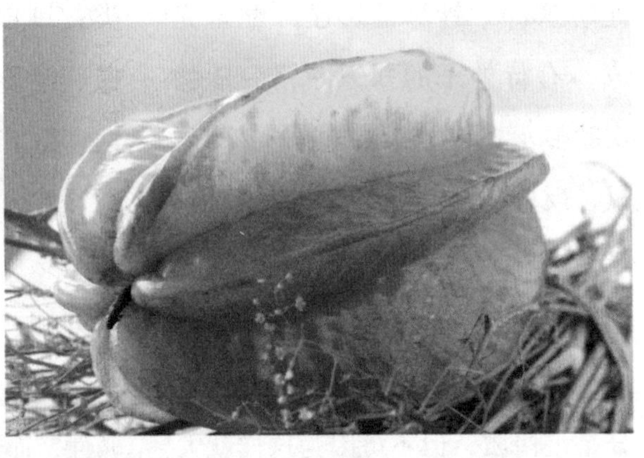

（6）维生素C：维生素C不足时，会有精神疾病或智能减低的现象。维生素C可以提神解劳。有人曾实验过，给予大量维生素C多少可以提高一些智能。含维生素C丰富的食品有水果类如蜜柑、柠檬、菠萝、葡萄、红柿等。蔬菜类则有椒叶、青江菜、菜头叶子、菠菜、碗豆、高丽菜、和豆芽等。

☆ **损害大脑的十个不良习惯**

（1）长期饱食：导致脑动脉硬化、脑早衰和智力减退等现象。

（2）轻视早餐：不吃早餐使人的血糖低于正常供给，对大脑的营养供应不足，久之对大脑有害。

（3）甜食过量：甜食过量的儿童往往智商较低。这是因为减少对高蛋白和多种维生素的摄入，导致机体营养不良，从而影响大脑发育。

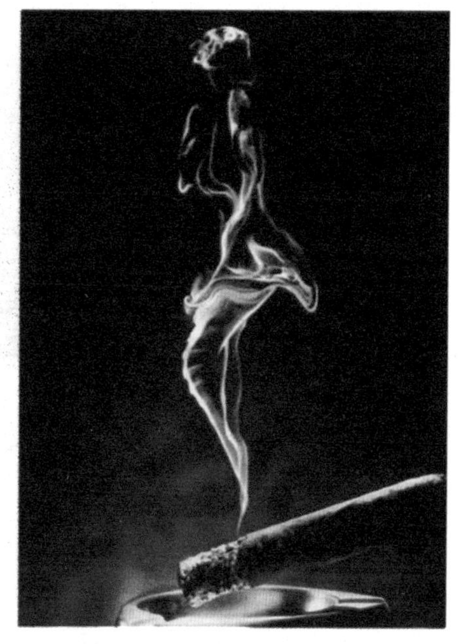

（4）长期吸烟：常年吸烟使脑组织呈现不同程度萎缩，易患老年性痴呆。

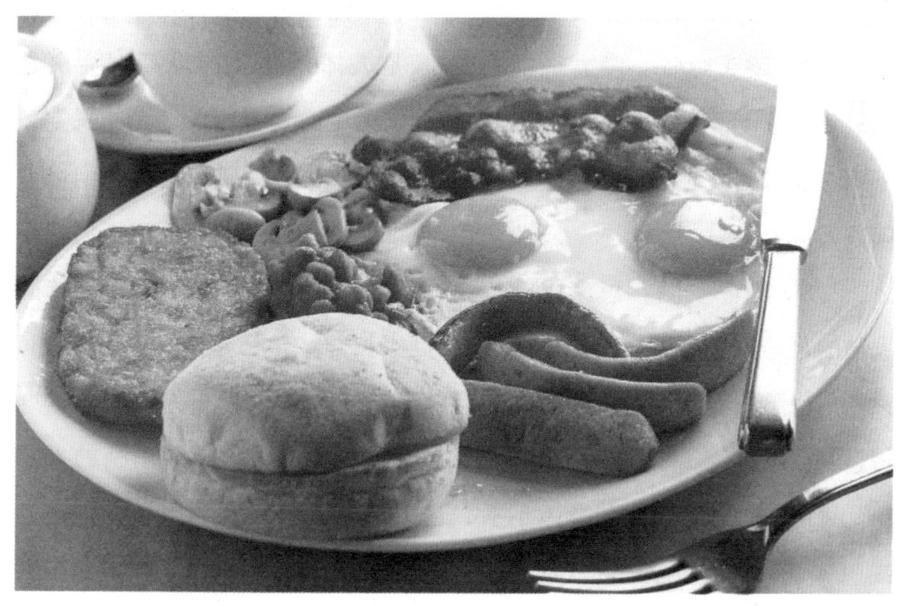

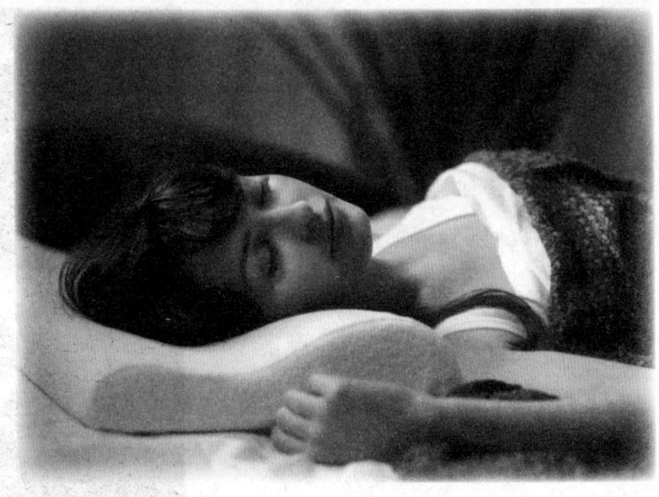

（5）睡眠不足：大脑消除疲劳的主要方式是睡眠。长期睡眠不足或质量太差，只会加速脑细胞的衰退，聪明的人也会变得糊涂。

（5）少言寡语：经常说富有逻辑的话也会促进大脑的发育和锻炼大脑的功能。

（6）空气污染：大脑是全身耗氧量最大的器官，只有充足的氧气供应才能提高大脑工作效率。

（7）蒙头睡觉：随着棉被中二氧化碳浓度升高，氧气浓度不断下降，长时间吸进潮湿空气，对大脑危害极大。

（8）不愿动脑：思考是锻炼大脑的最佳方法。不愿动脑的情况只能加快脑的退化，聪明人也会变得愚笨。

（9）带病用脑：在身体不适或患疾病时，勉强坚持学习或工作，不仅效率低下，而且容易造成大脑损害。

☆ 养脑健脑法则

中医认为“脑为元神之府”，脑是人体精髓和神经高度会聚之处，是生命要害所在，人的视觉、听觉、嗅觉、感觉、思维、记忆力等都受到脑的控制，所以人们一定要学会养脑健脑的方法，这样才能健康长寿。养脑健脑的法则主要有以下几点：

（1）勤用脑：勤用脑的人，大脑不易疲劳，脑神经细胞保养良好，能免患老年痴呆；而懒于用脑的人，不仅智力下降，大脑也容易萎缩和早衰。

（2）节欲健脑：中医认为大脑的活动有赖于肾精的充养，节欲可养精，养精才能健脑养神，延缓大脑衰老。

（3）生活有规律：长期使大脑皮层处于紧张状态容易导致人的早衰，所以人们平时应该避免精神过度紧张，合理安排工作、学习和娱乐，要有充足的睡眠，使大脑皮层兴奋部位轮流得到休息，防止过度兴奋而加重神经系统的负担。

（4）"健脑"锻炼：每日清晨起床后，到户外散步，或做保健操、打太极拳或做气功锻炼等，可以使大脑得到充足的氧气，唤醒尚处于抑制状态的各种神经机制。当学习、工作疲劳时，应调节一下环境，如听听悦耳的音乐、美好动听的鸟语或观赏一下绿草、鲜花等，这些活动能使人心情愉快、精神振奋，提高大脑的活动功能。

（5）手指运动健脑：手托两个铁球或两个核桃，不停地在手中转动，长期坚持会有良好的健脑作用。经常进行手指技巧活动，能给脑细胞以直接刺激，增强脑的活力。

（6）多食补脑食物：平时可以多吃一些健脑的食物，如核桃、大枣、葵花子、黄花菜、银耳、莲子、黑芝麻、桂圆、黄豆、花生、鸡蛋、牛奶、动物肝、新鲜蔬菜、水果等。

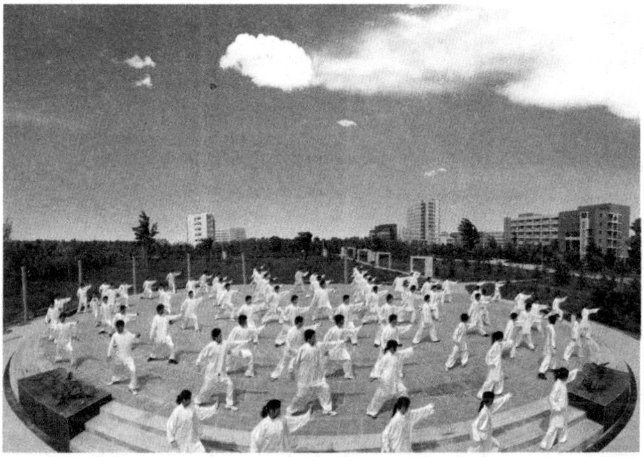

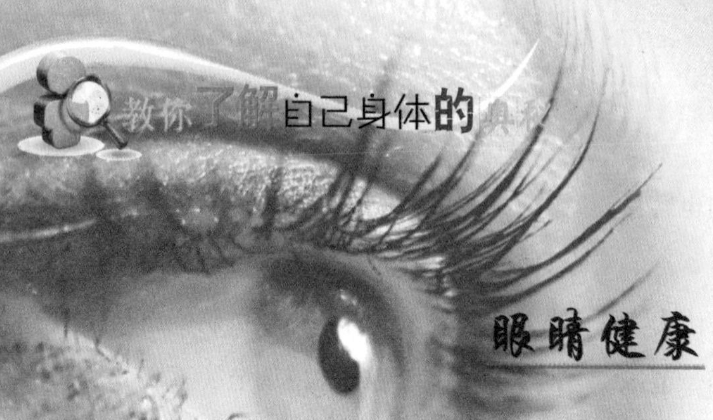

眼睛健康

☆ 日常护眼

（1）经常眨眼，利用一开一闭的眨眼方式来振奋、维护眼肌，然后用双手轻揉眼部，这样能使眼肌经常得到锻炼，从而能延缓衰老。

（2）经常转动眼睛，因为眼睛经常向上、下、左、右等方向来回转动，可锻炼眼肌，加快眼球的血液循环。

（3）正确掌握阅读方法，读书时要舒适地坐着，全身肌肉放松，书本距离眼睛30厘米以上，身体不要过分前倾，否则会引发背部肌肉的劳损。光线应从左侧射入，不能闪烁不定或直接照射眼睛。不要在车上看书，也不要躺在床上看书，过度疲劳时不要强行阅读。不可弯腰驼背，靠得很近或趴着做功课，这样易造成睫状肌紧张过度而引起疲劳，进而造成近视。阅读时桌椅的高度也应与身体相适应，不可勉强将就。无论做功课或看电视，时间不可太长，每一小时左右休息片刻为佳。书桌应有边灯装置，减少反光，以降低对眼睛的伤害。

（4）从暗处到阳光下要闭目，不要让太阳光直接照射到眼睛。学会集中一个小目标注视，如阅读时逐字逐句看过去，不要扫视，切勿用斜视的目光看东西。

（5）注意锻炼，要多做全身运动，促进全身血液循环。

（6）注意各种维生素的补给。从青年期开始注意饮食中营养物质的调配，注意多食用些含维生素A和维生素C的食物，动物内脏，如猪肝、羊肝以及各种新鲜绿叶蔬菜。如饮食调配仍不能满足需要时，也可直接服用相应的维生素片，还可以适当服用一些中成药。

（7）按摩眼睛，两手食指弯曲，从内眼横揉至外眼角，再从外眼角横揉至内眼角，用力适中；再用食指尖按太阳穴数次。每日早、晚各做一遍，不仅可推迟眼老花，还可防治白内障等慢性眼病。

（8）睡眠不可少，作息有规律。睡眠不足身体易疲劳，易造成假性近视。

（9）多做户外运动。经常眺望远处放松眼肌，可以防止近视，与大自然多接触，青山绿野有益于眼睛的健康。

（10）做简单的按摩。用眼过多时，可以眼睛闭上，两手食指按住眼头的位置，轻轻沿着眉骨画到太阳穴，对太阳穴稍加用力按。再由太阳穴往下画到眼头的位置，反复数次。

两手掌互相搓热，眼睛闭上，

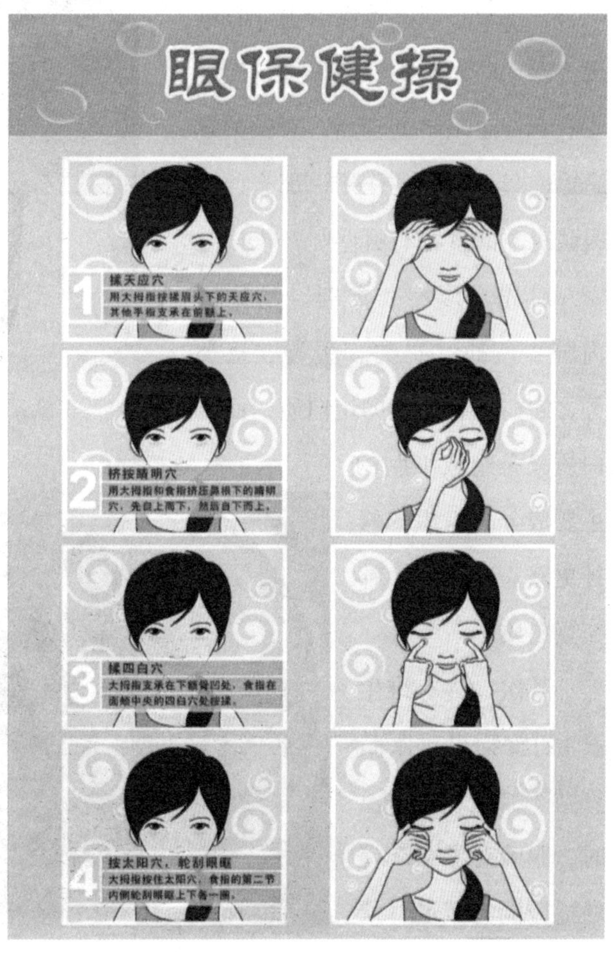

然后利用掌心部位的热气，轻轻盖住眼球，但勿重压眼球。

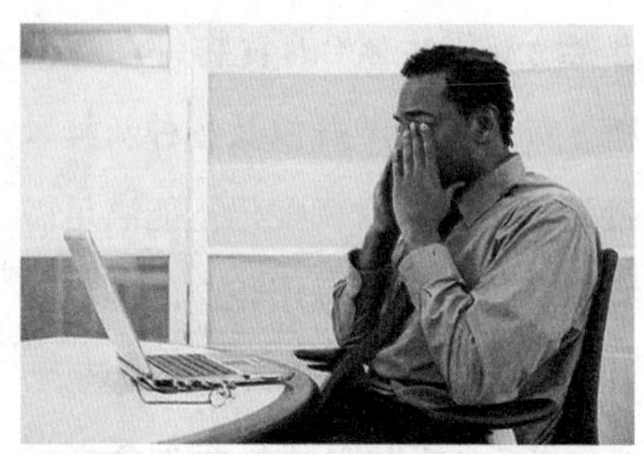

两手食指用力压鼻翼两侧凹陷处。

☆ 食物养眼

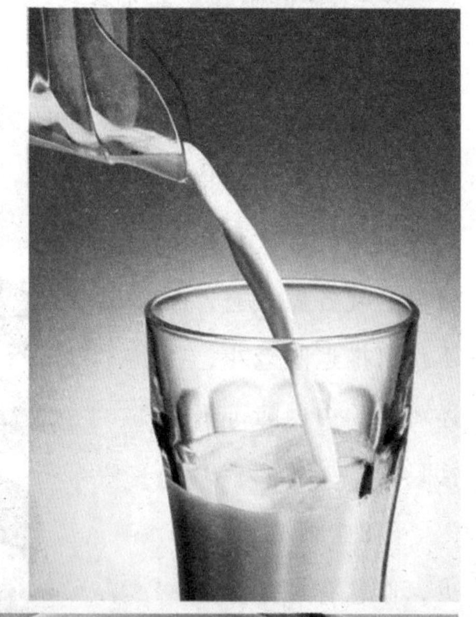

保护眼睛，除了平时注意劳逸结合，不要长时间连续看书、看电视，要定时做眼睛保健操外，经常吃些有益于眼睛的食品，对保护眼睛也能起到很大的作用。那么，对眼睛有益的食物有哪些呢？

首先是瘦肉、禽肉、动物的内脏、鱼虾、奶类、蛋类、豆类等，它们含有丰富的蛋白质，而蛋白质又是组成细胞的主要成分，组织的修补更新需要不断地补充蛋白质。

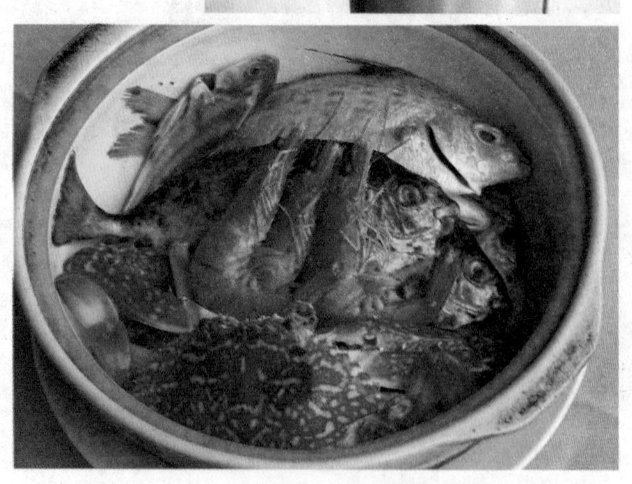

其次，含有维生素A的食物也对眼睛有益。缺乏维生素A时，眼睛对黑暗环境的适应能力减退，严

重的时候容易患夜盲症。每天摄入足够的维生素A还可以预防和治疗干眼病。维生素A的最好来源是各种动物的肝脏，而植物性的食物，如胡萝卜、苋菜、菠菜、韭菜、青椒、红心白薯以及水果中的桔子、杏子、柿子等。

除此之外，多吃含有维生素C的食物。因为维生素C是组成眼球水晶体的成分之一。如果缺乏维生素C就容易患水晶体浑浊的白内障病。维生素C丰富的食物有各种新鲜蔬菜和水果，其中尤以青椒、黄瓜、菜花、小白菜、鲜枣、生梨、桔子等含量最高。

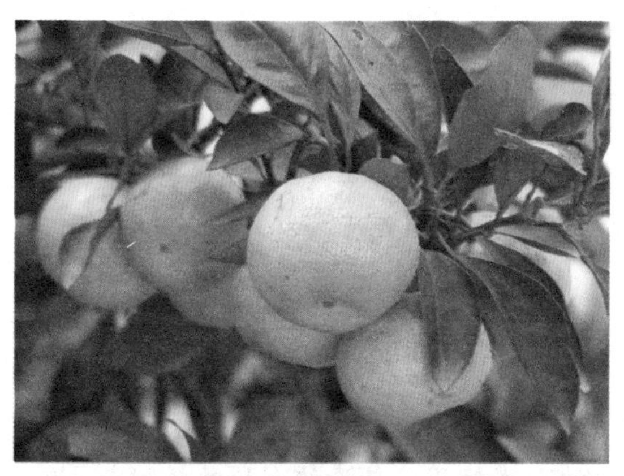

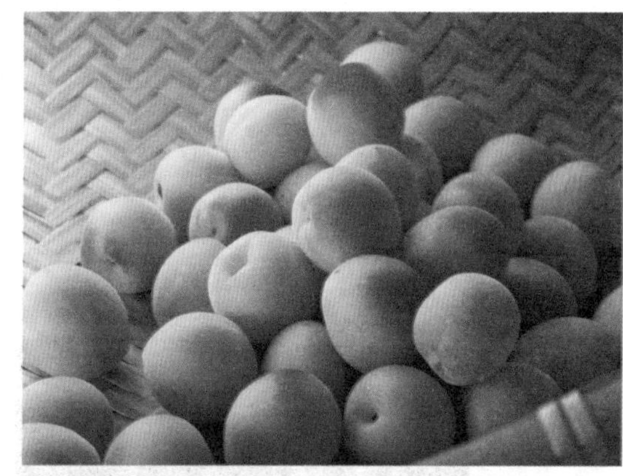

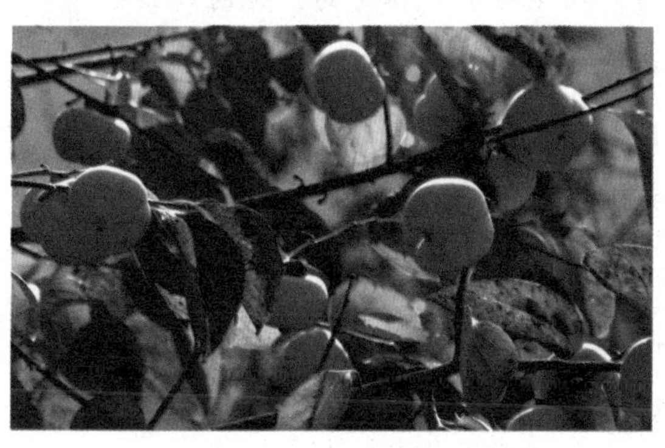

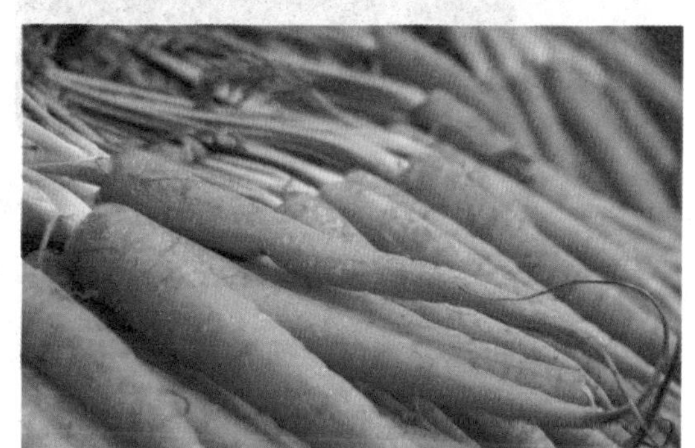

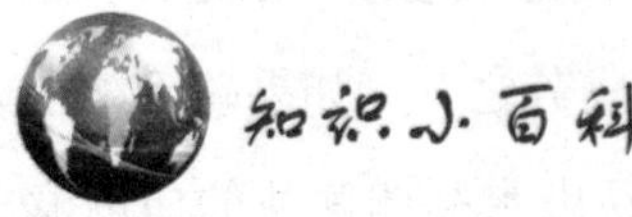

知识小百科

宋美龄长寿的秘密（一）

宋美龄于美国当地时间2003年10月23日23时17分（北京时间2003年24日11时17分）在纽约曼哈顿家中去世，享年106岁。

当时在宋美龄身边有她的外甥女孔令仪、外甥女婿黄雄盛、曾孙蒋友常（蒋孝勇之子）及跟随她逾40年的武官宋亨霖。宋亨霖说，宋美龄是在睡梦中自然过世，走时十分平和安详，没有一点痛苦。

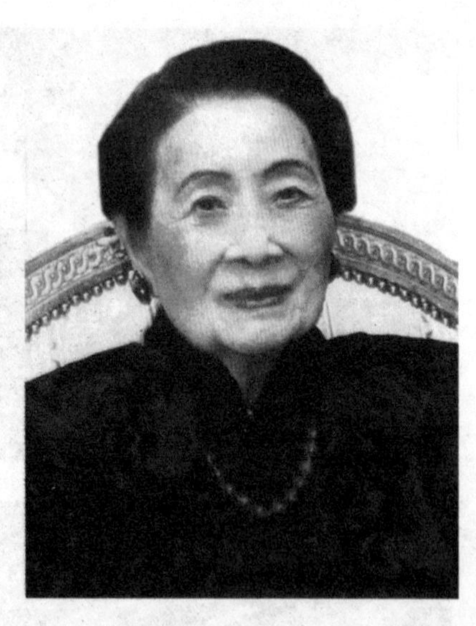

宋美龄是中国近现代史上带有传奇色彩的人物。她的人生跨越了三 世纪。宋美龄的家庭是传奇的，她的人生经历是传奇的，她的婚姻是传奇的。她的长寿也带有些许神秘的色彩。在2001年纽约公寓她祝寿的时候，宋美龄自己说了一句话：上帝为什么要我活得这么长。

据宋美龄当年在台湾时的一位私人医生回忆：在宋美龄身上，真正出现老态的时间并不晚，早在她74岁时，动作上就已经开始显得不太灵便了，也就是从那个时候起，便开始坐起了轮椅。

这位医生还回忆说，她的记忆力已经明显地开始衰退。她部分时间都躺在床上，整个人也胖了一点。据跟在她身边的侍卫人员说，她的牙齿一直都很健康，最多只补了几颗；另外她的头发也没有全白，并且长到腰际。

这位医生分析宋美龄的长寿秘诀：第一，她心态平和，万事容易想得开；第二，她的晚年生活几乎没有什么压力，随遇而安；第三，她很喜欢让人替她敲敲膝盖、揉揉肩膀、捏捏脚底等部位，这样可以促进血液循环；第四，宋美龄很注重饮食质量，少食多餐。

宋美龄之所以长寿，还有一些秘诀就是：

（1）乐此不疲地工作

宋美龄权力很大，钱也很多。按理说，她是一个不愁吃不愁穿，什么都不用愁的人，也可以说什么事都不要她去做。但实际上，她是一个整天紧张工作的人。她除了协助蒋介石处理文电和担任翻译外，自己还担任了很多职务，每天眼一睁忙到熄灯。

宋美龄之所以乐此不疲地工作，是因为她有着强烈的进取心，为了实现自己的目标，紧张而有序地工作着。宋美龄认为，工作会使人年轻。她在日记中写道："工作，是半个生命，越忙越有精神，人要年轻、要健康就要积极参加工作。反之，懒散是生命之敌，一懒生百病。要使生命之树常绿，只有在不断地工作中防止智力衰退，保持身心健康。"

（2）在闲聊中消除焦虑

宋美龄同普通人一样，有七情六欲，有喜怒哀乐。然而，她的身世、学识、情趣和文化背景决定着她有很高的自控能力。她每当碰到不愉快的事情，有个好习惯，就是找熟人聊天，说说心中的话，使淤积之气一扫而光。

宋美龄与蒋经国面和心不和。蒋介石去世后，蒋经国怕她兴风作浪，发展自己的势力，于是在几天之内就把“夫人帮”的人马统统调离台北，并调离军队，该整肃的整肃，该放逐的放逐，该不用的不用。因此宋美龄已经没有一点权力，更没有施展的空间。宋美龄开始对蒋经国的做法大为恼火，很想当面将蒋经国骂个狗血喷头，但她忍住了。在与外甥女孔令仪的闲聊中，她渐渐淡忘了烦恼，心情也渐渐平静下来。

每当有熟人来看她，并在她的面前夸奖她年轻时是如何如何漂亮，如何如何能干时，她便淡淡一笑，引用《圣经》上的话回答说：“我要打的仗已经打过，要走的路已经走过。权、名、利已成硝烟散去，让我们忘记这一切吧!”

（3）喜欢兜风

宋美龄很喜欢兜风，大约每个星期都要叫工作人员带她出去兜一次风。每次他们出去就是好几部车，宋美龄每次都叫司机把车开得很远，或带他们去吃冰淇淋。

“老夫人在美国的日子过得很悠闲，她晚睡晚起，作息规律。”朱长泰侍卫说。宋美龄在1949年刚到台湾时曾学过一段时间的钢琴，后来则跟黄君璧学画，并且从未间断过。原本抽烟是她唯一嗜好，但是蒋介石过世后她就下决心把烟也给戒了。

宋美龄住在长岛的时候就经常在纽约、长岛两头跑。长岛蝗虫谷在乡下，不仅交通不便，还经常下大雪，所以她最后索性搬到纽约长住。

宋美龄搬到那里以后，作息基本上没有多大的改变。她还是很爱兜风，偶尔也到附近一栋公寓的诊所看牙齿或眼睛。

鼻健康

刷牙洗脸是人们日常生活中必不可少少的卫生习惯，然而鼻子的清洗往往会被人忽视，成为被遗忘的“角落”。

鼻腔是肺的“空调”和“过滤器”，他在防止病菌进入人体中起到举足轻重的作用。鼻腔通过24小时的不停呼吸，吸入的灰尘在15分钟内就被清除掉。

但是，鼻腔在污染、干燥的情况下，鼻纤毛的运动就会受到阻碍，在鼻腔黏膜和鼻纤毛上会沉积大量污垢和细菌，与鼻炎、鼻窦炎等炎症和过敏性疾病的诱发直接相关。据调查，在病毒性流感、上呼吸道感染、肺炎等呼吸系统感染疾病中，80%是患者忽视鼻腔清洁引起的。

在很在以前，我们的祖先就已经证明：“肺开窍于鼻。”意思是说，鼻的通气和嗅觉功能，主要是依靠肺气的作用，肺气和则呼吸利，鼻子的嗅觉才能灵敏。

因此，有关专家建议人们平常要注意尽量保持合适的室内温度、湿度；不要用手抠鼻子，不要揪鼻毛；起床后用洗脸的温热毛巾轻捂口鼻呼吸数分钟；也可以用冷水直接清洗鼻子，这样做既锻炼了上呼吸道对寒冷的适应性，又能除垢、保持鼻腔湿润。

那么，该如何保护鼻腔的健康呢？

首先要养成良好的个人卫生习惯。掌握正确的擤鼻涕方法，可用手绢或纸巾轻轻遮住两鼻孔外口，用适宜力度向外擤出。避免将异物或污染物塞入鼻腔；进入有空气污染的环境时采取适当的保护措施，如：戴口罩、防毒面具等。

其次要保持鼻腔干净。如果不干净，用肥皂或消毒液用流水彻底洗净双手，然后清除鼻腔内（外鼻道）的鼻涕和分泌物。正常情况下每天不少于两次，每天早、晚各一次（早上起床后洗脸前和晚上冲凉前），如遇生病引起鼻腔分泌物增多时，要随时清洁，以清除鼻腔内各种病毒和细菌。

最后要常使鼻子湿润。鼻腔最常见的症状就是脏和干，“对症”方法就是清洁和湿润，可以喷洒些生理性药物雾剂，清洗掉附在鼻腔黏膜上的病菌和杂质，保持鼻腔黏膜处于湿润状态，就能预防和减缓各种呼吸道感染和鼻腔炎症的发生。

鼻子的健康关系到身体的健康，还有就是要避免鼻不健康。

一是摩鼻：为了预防伤风感冒和打喷嚏等鼻痒症状，可以经常按摩鼻部，方法是：用两手的拇指外

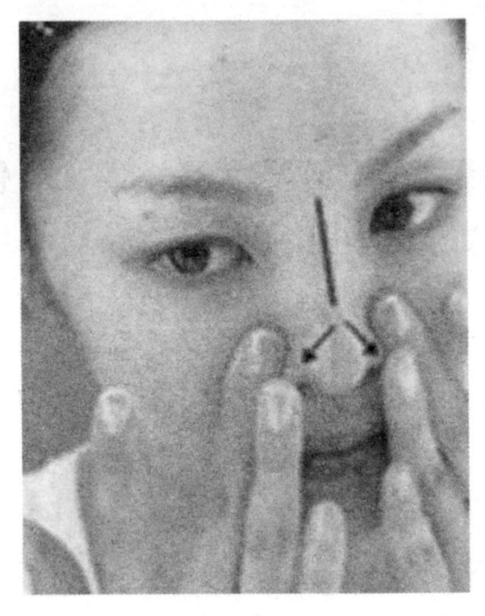

侧相互摩擦，在有热感时，用手拇指外侧沿鼻梁、鼻翼两侧，上下按摩30次左右，接着，再按摩鼻翼两侧的“迎香穴”15到20次（迎香穴在鼻唇沟中，鼻翼外侧缘旁0.5厘米处）。手法是由轻到重，要注意不要损伤到皮肤，可在每天早晨起床前，晚间睡觉前各按摩一次，当然，在其他空闲时间也可进行。这种方法可以疏通经络，增强局部的气血流通，大大加强鼻的耐寒能力，可以有效预防感冒和鼻病，也能治疗伤风和鼻塞不通。

二是洗鼻：人们每天都用鼻子

呼吸，在呼吸时，会吸入空气中大

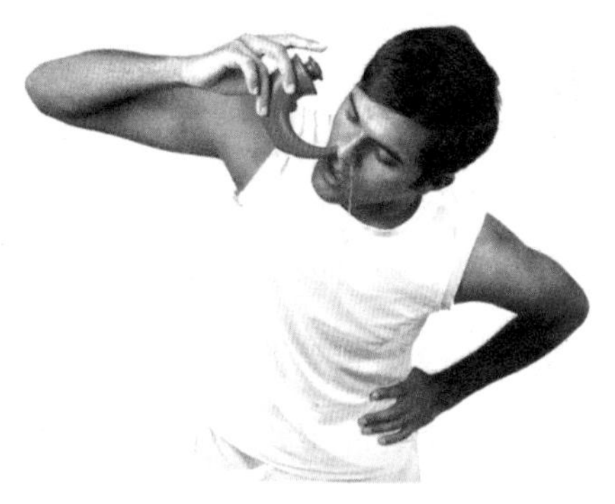

量的灰尘、细菌、二氧化硫等各种废气和病毒。作为人体与空气打交道的第一关口，鼻子时刻遭受着污浊空气的侵扰。虽然鼻腔粘膜有过滤和清洁的作用，但是如果经常洗鼻，就可以及时清除鼻腔内的干痂，能更好地使鼻腔发挥功能。洗鼻的方法是：用掌心盛温水或者温盐水，低头由鼻子将其吸入，经口吐出或者经鼻子擤出，反复数次，也可以将温生理盐水瓶吊高，连接输液器管，将管口伸进鼻腔内2到3厘米，一边冲洗、一边擤出。专家提倡一年四季都可以应用冷水洗鼻，尤其是在早晨洗脸时，用冷水多洗几次鼻部，可以有效地改善鼻粘膜的血液循环，增强鼻子对天气变化的适应能力，从而预防感冒等呼吸道疾病。

最后需要注意的是：在采用这两种方法的同时，要纠正不良习惯，克服用手挖鼻孔、拔鼻毛或者剪鼻毛等不良习惯。因为损害鼻毛和鼻粘膜，不但会影响鼻子的功能，引起鼻腔内的化脓性感染，而且还有可能引起颅内和耳部的疾病。

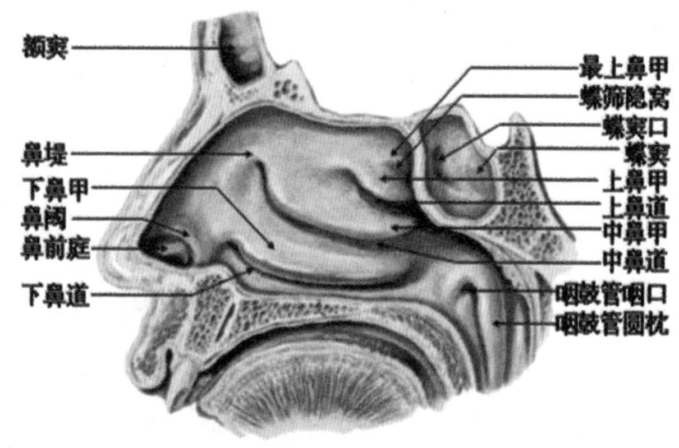

舌健康

我们都知道嘴巴很重要，但对于舌头的重要性很多人就不是很了解。那么它有多么重要呢？其实舌头是人们再熟悉不过的一个器官了，它肩负着说话、咀嚼、吞咽和辨别味道等重要功能。因此，我们在日常生活中要特别注意舌的健康。可以做舌头操来让舌头更健康。

舌头操的具体做法是：

（1）每天早晨洗脸后对着镜子，舌头伸出与缩进，各做10次，然后舌头在嘴巴外面向左右各摆动5次。

（2）坐在椅子上，双手十指张开，放在膝盖上，上半身稍微前倾。首先，由鼻孔吸气，接着嘴巴大大地张开，舌头伸出并且呼气，同时睁大双眼，平视前方，反复操练3～5次。

（3）嘴巴张开，舌头伸出并缩进，同时用右手食指、中指与无名指的指尖在左下边至咽喉处，上下搓擦30次。接着在舌头伸出与缩进时，用左手三指的指尖，在右下边至咽喉处，上下搓擦30次。

（4）对着镜子，嘴巴张开，舌头缓慢地伸出，停留2至3秒钟，反复操练5次。然后头部上仰，下巴伸展，嘴巴大大地张开，伸出舌头，停留2～3秒钟，反复操练5次。

“舌头操”是一套很好的自我保健操，有助于老人缓解高血压、脑梗塞、哮喘、老花眼、耳鸣、预防老年痴呆等疾病。每日早、中、晚各做一次，不但可以减少口腔疾病的发生，还能延缓味觉的衰老，同时还能起到锻炼面部肌肉的功效，使人容光焕发，青春永驻。

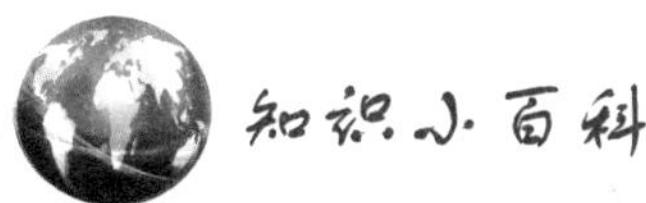

宋美龄长寿的秘密（二）

（4）“猫肚丽人”

宋美龄同蒋介石结婚时，身高是1.66米，体重是50千克多一点。一般妇女年过40，皮肤开始变黑变粗，嗓门也变粗了，腰围也增加了，肚子也凸出来了，然而，宋美龄60多岁时，仍然身材适中，没有什么变化。她依然是肌肤白净、柔软润泽、青春焕发、光彩照人。

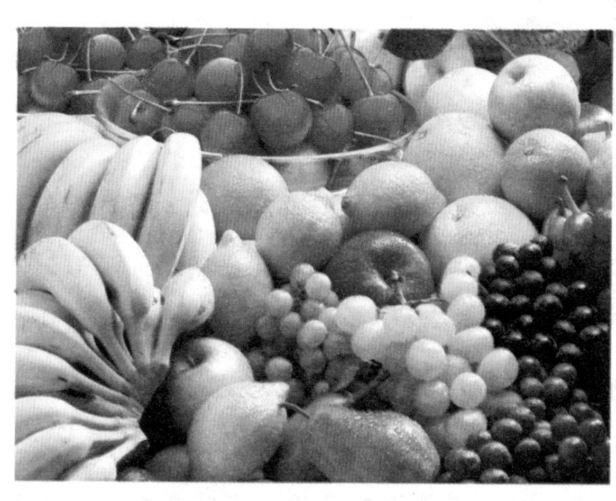

宋美龄的美靠的不是化妆品，她靠的是节制饮食。宋美龄平日特别喜欢吃水果、生菜，而且什么水果都吃，对油腻的食品完全忌口。过去喜欢吃的甜食到后来也尽量少吃。她几乎每天都会用磅秤称体重，只要稍微重了些，立刻改吃青菜沙拉，不吃任何荤的食物，如果体重恢复到标准以内，她有时会吃一块牛排。

宋美龄基本上采取节食措施防止发胖，因此几十年如一日，才能保持苗条的身材。年轻时穿的旗袍和裙子，到了老年穿起来仍然十分合

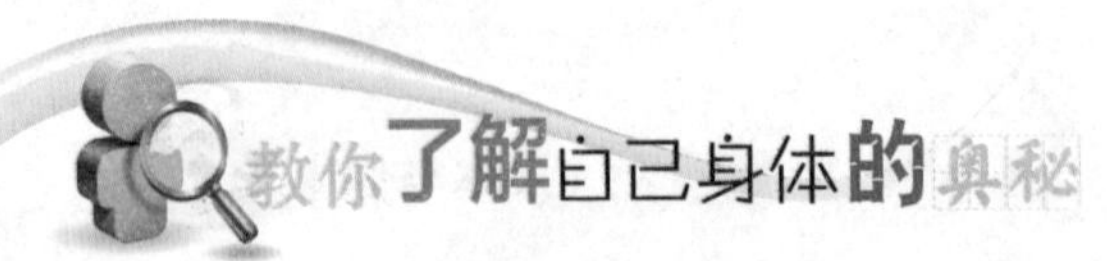

身。因此，工作人员给她赐了一个雅号，称她是“猫肚丽人”。

（5）婚姻美满

夫妻恩爱对长寿影响很大。据医学专家们论证，夫妇恩爱能促进体内分泌出有益的激素、酶和乙酰胆碱等物质，这些物质能把体内血液的流量及神经细胞的兴奋程度调节到最佳状态，这对人的身心健康是十分有益的。反之，如果夫妻关系不和睦，使人郁闷忧伤，就会使这些有益的激素分泌紊乱，破坏体内的生理平衡，导致一系列疾病，从而影响人的寿命。

宋庆龄曾说：“宋美龄与蒋介石的结合，开始双方是出于政治目的和个人目的，也谈不上婚前是否有感情，两人婚后能谦让、大度、温柔体贴，尤其西安事变后，感情十分融洽和睦了。”

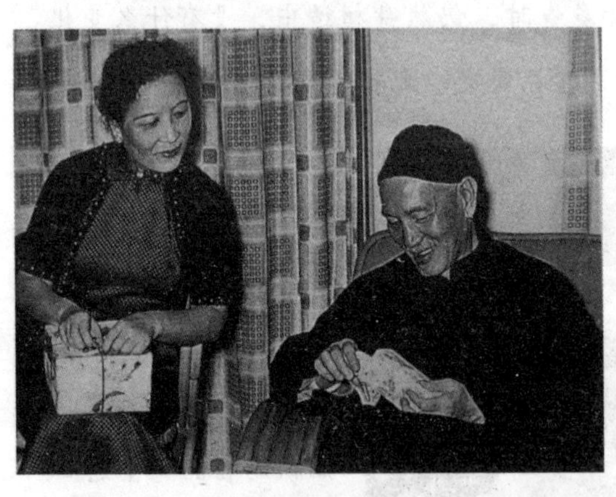

婚后，宋美龄与蒋介石的关系几乎密切到了形影不离的程度。蒋介石在工作中每每碰到什么棘手的问题，只要同宋美龄商量，她总是耐心地替他出主意想办法，帮助蒋介石排忧解难。

当然，宋美龄与蒋介石平时也不是没有矛盾，有时也会为琐事争吵，但双方都能控制情绪，有时一方争吵，另一方保持谦让和沉默，从不记仇。

（6）想得开放得下

保持正常的、轻松的、愉快的生活方式，想得开也放得下，这是宋美龄之所以能够长命百岁的又一个重要秘诀。她在与自己身边的工作人员晤谈时，就主动提及她的子、孙两代家属和亲属相继去世，她不会自陷于深沉的悲戚中，因为："我曾经拥有过他们，我就满足了"。

"看得开，放得下"是一种大智慧的成就，是修养进入心灵世界的成就。唐代名医孙思邈活了101岁（公元581—682年）。在他所撰的一篇《养生铭》中，就特别提到"勿被悲欢极"，叫人不要大喜大悲，不要为七情六欲所动摇，达到一种"看得开，放得下""不为物累，不为情牵"，超越生死的了无执滞、心无挂碍的境界，则自可意净心安、健康长寿。

（7）每天坚持灌肠和按摩

宋美龄每天临睡之前要做一件事——灌肠。其实，她并没有便秘的毛病。灌肠的目的是要将毒素清洗出来，达到排毒的作用。宋美龄几十年如一日坚持灌肠，这在一般人认为是件既麻烦又痛苦的事，可是她却把这当作是一种愉快的事来做。她对自己的女副官说，每天痛痛快快地灌一次肠，再痛痛快快地洗一次澡，我觉得自己是完成了一件了不起的新陈代谢的大工程，小小的麻烦能换来痛痛快快地睡一觉，何乐而不为呢?

宋美龄始终保持冰肌玉肤，表面如大理石般光泽洁净，其中的原因还有，就是她坚持天天按摩。替她按摩的是荣总医院的两名年轻的护士小姐。每天午睡前或晚上临睡前，两名护士便轮流为她按摩。一般是从眼睛、面部然后到胸部、腹部再到下肢、脚背、脚心，全身按摩，一直到宋美龄十分放松、昏昏欲睡，护士才悄悄地离开。

耳健康

耳朵是五官其中一个重要器官，它除了掌管听觉外，也兼具保持身体平衡的机能。耳可分为耳廓、外耳道、中耳和内耳几部分。若是耳的任何一部分受损，后果会较严重，甚至会造成失聪。

人的两耳不仅衬托美化面部，而且有着非常重要的听觉和位觉（平衡）的生理功能。耳是接受声音刺激的听觉器官，同时其内耳的前庭和半规管部分又属平衡器官。外耳（耳廓外听道）起集音作用，中耳（鼓膜听骨链的卵圆窗）起传音作用，内耳（耳蜗听神经末梢）有感音功能。耳的任何部位有病变，均可影响听觉功能。听觉功能对于人类认识社会，改造自然有着重要意义，通过语言声音彼此互相往来、交流思想、协调工作、共同生活。听觉系统还具有判别响度、音调和音质的本领，一个熟练技术工人和司机，依靠听觉可以判断机器运转情况和故障。人们在日常生活中能随心所欲的立正、走路、跑步、骑车、跳水、滑冰、高空作业

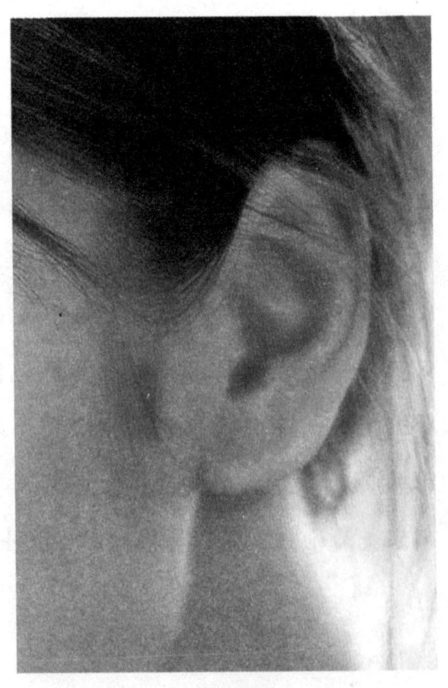

等，其中内耳平衡功能起重要作用。如前庭部位有病变可出现眩晕、恶心、呕吐、站立不稳等。既然耳朵有这么重要的生理功能，应该注意爱护和保护。如何才能保护自己的耳朵？ 主要有以下几个方面需要注意：

（1）防止冻伤及外伤

耳壳暴露于头颅两侧，除耳垂外均为可动软骨及皮肤构成，血供不良，冬春季节及寒冷地区容易发生耳廓冻伤，应注意保护。打架斗殴、车祸等意外或家长管教孩子，常用手打击耳部，造成耳廓撕裂或鼓膜穿孔。发生外伤性鼓膜穿孔后，切忌冲洗或滴药，应以消毒棉球堵塞耳道口，内服消炎药。扎耳针、囊肿穿刺或扎耳眼时，一定要严格消毒，无菌操作，以免发生骨膜炎。

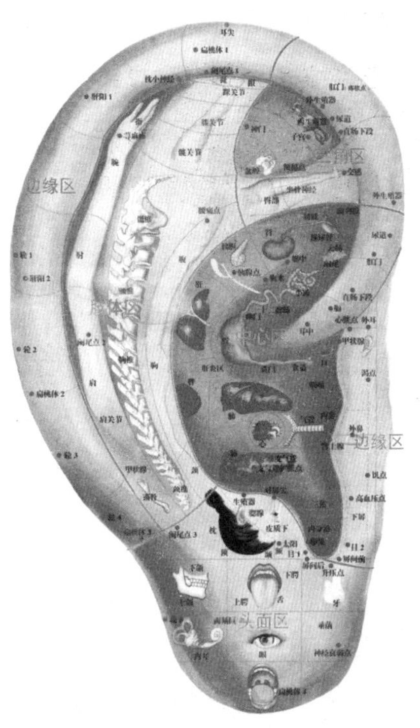

（2）纠正挖耳不良习惯

耳道内有皮脂腺、耵聍腺及毳毛等，常附有病菌。有些人喜用发夹、火柴柄、手指等挖耳，造成外耳道皮肤损伤，感染后易发生脓肿及软骨膜炎。挖耳时被别人碰撞极易引起鼓膜破裂，感染后引起中耳炎，影响听力。常言道“耳不挖不聋”是有一定道理的。

（3）防止蚊蝇昆虫入耳

经常有小昆虫、蜈蚣等误入耳道，中耳炎患者耳朵流脓有腥臭味，易引诱苍蝇入耳，应有专人看守和自我防护。一旦发生可用油类或麻药滴耳，让其窒息死亡，然后再取出，并根据病情进行治疗，以免感染引起炎症及耳聋。

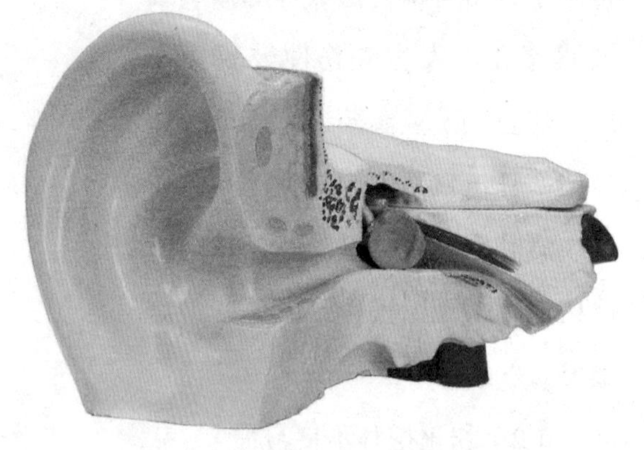

（4）游泳时防水呛入耳鼻

游泳时耳道灌水后，可将头偏向一侧并跳动数次，水可自动流出。游泳时嬉戏、跳水或潜水时，鼻腔进水发生咳呛，经耳咽管进入中耳腔，易引起中耳炎。没有掌握游戏要领者最好不要做跳水及潜水动作，中耳炎鼓膜穿孔者更应慎重。

（5）婴幼儿喂奶饮水防止咳呛

婴幼儿之耳咽管短、粗、直且位置低。故喂奶饮水时不能操之过急，头位不要太低，否则易发生咳呛，将分泌物和奶液经耳咽管进入中耳腔，极易引起中耳腔感染，日后影响听力。

另外，耳朵的病还跟胃气虚有关，有胃病的人要防耳病。为什么胃不好耳朵也会出问题呢？《黄帝内经》记载："胃中空虚则宗脉虚""耳为宗脉之所聚"。耳朵是许多经脉所经过的地方，如果一个人的饮食节律不好，通常就会得胃病，胃气不足，水谷精微就不能转变成正常的营养，那人体的经脉就得不到滋养，血脉都空虚了，耳朵自然会出问题。

还有一个问题也会导致耳病，那就是很多人经常乱服药。"是药三分毒"，药物都是有偏性的，如果不明白它的机理就乱服用的话，就也会造成耳朵的损伤。

所有的药之所以会产生作用，不管中医西医，它都是通过一个个步骤来调动元气，真正治病的不是药，是元气，而药不是元气。人不是吃了药就补了元气，就可治病，而是通过药来调动元气，让元气发挥作用来恢复脏腑的功能，所以一定要元气充足了才有可能恢复脏腑功能，这个基本道理要清晰，用药才能有把握。

所以，药实际上都有调元气的作用。如果吃药不当，首先损伤的是肝肾，因为肝肾同源；而一旦损伤了肝肾，就有可能造成耳朵的损伤。一旦出现耳病，如果在三个月内没有得到及时医治的话，以后就会越来越难治。这一点是目前中西医对耳病的一个比较一致的看法。

中国古代耳朵的保养方法有三种，都属于心肾相交法，就是通过让心火与肾水关系相协调的方法来让人体的阴阳气机协调，以达到养生的目的。

顾名思义，心肾相交法就是需要心肾相通。耳朵里面的孔窍是肾气的代表，所以这是肾的一个外现。心，主要是用心包经上的劳宫穴，用该穴来代表心。人们的手臂靠身体的里侧正中线走的是心包经，中指的指尖就是心包经的井穴。人们将手轻轻半握拳的时候，中指指尖井穴所指的手掌的部位就是劳宫穴。

在中医里，穴都是空的地方。耳朵里面有一个道教养生的要穴——听闻穴，它是不可以用针刺的。以下几个方法可以帮助我们达到锻炼它的目的。

（1）鸣天鼓

心肾相交法的第一种叫做鸣天鼓。人们的后脑勺就叫做天鼓。鸣天鼓要用到听闻穴和劳宫穴。人体的劳宫穴是最操劳的一个穴位，它是一个火穴，如肚子疼了，马上就不自觉地用手去捂肚子，所以它是很操劳的。

具体鸣天鼓的做法是：先用手掌心，即用劳宫穴贴住耳孔，把整个手搭在后脑勺上，将食指放在中指上，然后往下一弹，产生一个弹击的力量，就这样使劲压住听闻穴，然后弹拨后脑壳，弹几次再压紧，然后突然放松，耳朵就会有一种特别清爽的感觉。经常这样做对耳朵的保健作用很大。

（2）按摩听闻穴

心肾相交法的第二种叫做按摩听闻穴。耳朵里的听闻穴要怎么做才能按摩到呢？其实还是采取的心肾相交法。

中指的指尖是心包经的井穴，属于心，耳朵、眼属于肾。首先，掌心向后，然后用中指插进耳朵孔里去，塞进去以后，手指在里面转180度，让掌心向前，然后让手指轻轻地在里边蠕动，要注意，不要使劲地杵，而是轻轻地蠕动，就像小虫子一样在里面轻轻的动，按摩上二三十秒后，突然将手指向前外方猛的拔出来，最好能听见响。这就是完整的按摩听闻穴的一个方法。如果手指插进耳朵里去以后，觉得指尖有一种黏着感，有吸力的话，这就是湿气太盛的一种感觉，那在按摩完了以后，猛的将手指拔出来就可以了。

需要注意的是，做任何动作都要以不受伤为原则，就是说动作要轻、要柔、要缓，要轻轻地做，指甲也一定要铰得很干净，然后用指尖轻轻地按摩耳朵里边的听闻穴，千万不要伤到耳朵。

（3）手心搓脚心

第三个心肾相交的方法叫做手心搓脚心。千万不要小瞧了这个方法，这里面融汇了很深的中医道理。

人们的脚底板有一个肾经的穴位叫涌泉穴，而手上是劳宫穴。没事的时候坐在床上可以让左、右手交叉，用掌心搓脚心，或者用手心拍打脚心。这样做有助于让肾发挥收藏的功能，把气往下引，把上面的虚火拽下来，这样气就不会壅在上面，病自就会好。

用手心搓脚心有利于疏通人体的气机，气机顺了，经脉通了，耳朵的病自然就会改善。而且这样做有助于改善睡眠，对有高血压的病人也非常有好处。

骨骼健康

世界卫生组织在1992年世界医学大会发表的维多利亚宣言中提出了健康的四大基石：合理的膳食、适量的运动、戒烟和限酒、心理平衡。应该说关于心脏的著名维多利亚宣言给人们留下的启迪是：骨骼也是人体上的重要器官，虽说它不像心脏那样的危险轻而易举的制人于死地，但从痛苦和致残率上看，骨骼关节疾病对人的伤害是太大了。

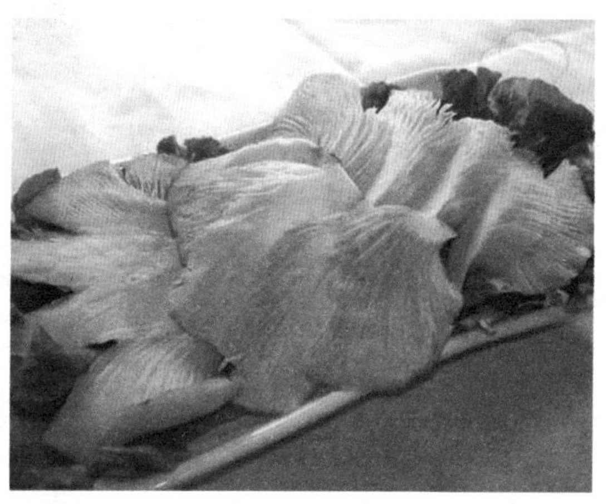

如果说心脏保健的“四大基石”是心脏健康的基础，那么骨骼健康的基石更是关键，这里也提出了关于骨骼关节健康的“四大基石”：

第一大基石：合理膳食可创造骨骼健康。

对于很多人来说，骨骼健康是“吃”出来的，骨骼不健康也是“吃”出来的。应该说，这话不假！医学研究证实，成年人罹患的慢性疾病均与人体内脂肪含量过量有关。体重过大其中便是易患成骨骼关节疾病。

第二大基石：参加适量的运动

是骨骼健康的基础。

随着社会的发展，骨骼关节的质量问题正在向低龄化发展，这与社会的进步密切相关。现在的生活发展模式是省时、省力、便捷、舒适，人们本应承受的体力支出大幅度缩减，而运动的重要意义又被很多人所忽视。因此，骨骼在生活的“减负”中变成了问题。

许多老年人之所以长寿，他们都有一个共同点，那就是经常从事一定的体力劳动。这充分说明：老年人为了健康必须要参加适量的体力劳动或是运动。

第三大基石：积极参加合理的骨负荷训练。

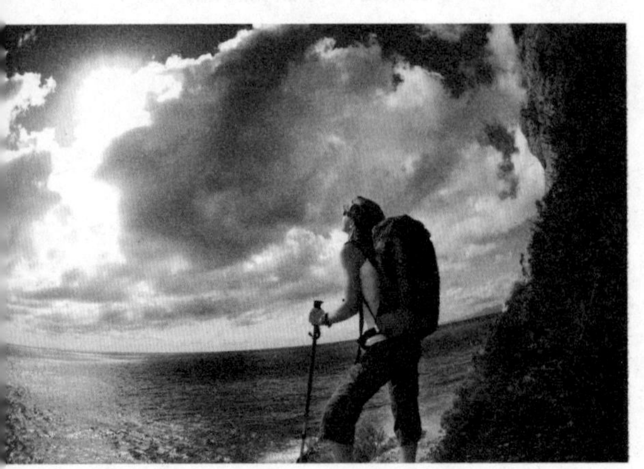

世界卫生组织1999年发布了有关老年人锻炼的五项指导原则：

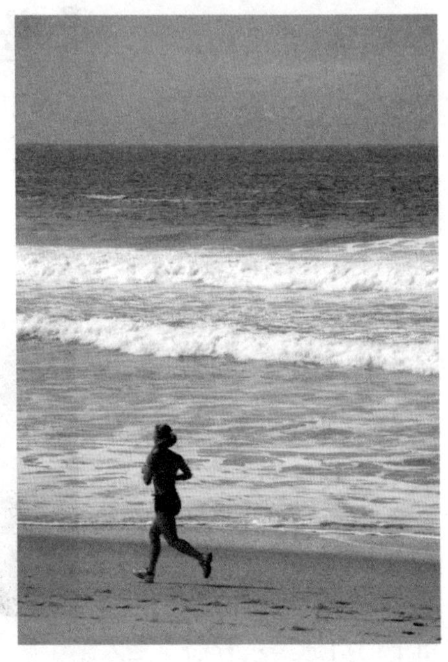

（1）特别重视有助于心血管健康的运动。

（2）重视重量训练。

（3）关注与锻炼相关的心理因素。

（4）维持体能运动的平衡。

（5）高龄老人和体质衰弱老人也应参与运动。

在五项指导原则中，第二点重视重量训练则是强调骨骼肌肉锻炼。重量的训练会造成以下几点：

（1）从事体育锻炼可使关节内的液体交换率或渗透率大于日常的几倍，也就是说运动后的骨骼自身的代谢和关节生理活性处于最高点。

（2）系统的器械健身锻炼可有效地改善关节的生理活性，可使关节面骨密质增厚，关节韧带韧度增大，从而可使骨骼承受更大的负荷。

（3）全身性骨锻炼是骨骼质量提高和发展的基础，加大对局部骨骼质量改善和提高。

第四大基石：全面控制造成骨关节问题的因素。

（1）控制体重问题：

①控制肌脂比例：减少脂肪，增加肌肉质量。

②控制血液品质：如高脂血症、血黏等。

③保持代谢功能：防糖尿病、防甲状腺疾病等。

（2）防止代谢失衡造成的骨骼关节病：

①控制高蛋白摄入量：痛风——由高尿酸血症引起骨骼组织损伤，特征是急性关节炎反复发作。

②由于肾脏功能不好者多发尿酸血症，所以严格监测及进行相应的治疗。

③积极的控制某些疾病：如风湿类风湿病、药物反应、腺体分泌紊乱等。

④积极的锻炼和进行骨康复：积极参加骨骼功能性和机能性的锻炼与康复。

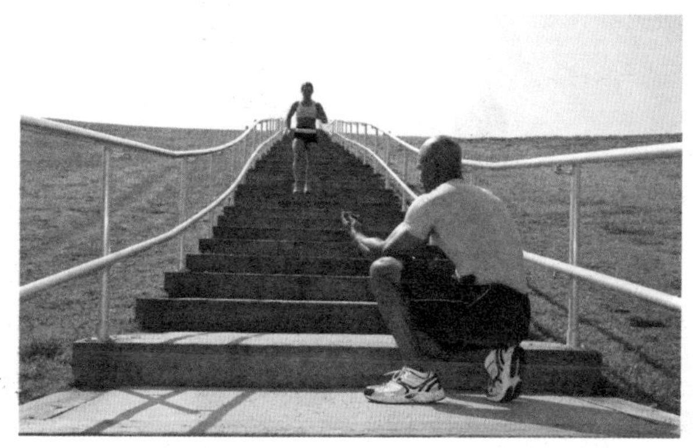

脚健康

俗话说，千里之行始于足下。现代医学证明：脚的健康关系到人体的多种健康。人类的脚疾病有50多种。常见的有鸡眼、水泡、胼胝、拇囊炎肿、扭伤、踢伤、疣肿等。

据调查，在生活水平越高、穿鞋越讲究的国家和阶层，患各种脚病的人也越多。所以在繁忙的工作生活中，千万不要忽视了双脚。

脚病专家认为，有规律地轻快散步和跑步，有益于脚的舒适健康。跑步能自然地加强脚底压力。足球运动员在一场比赛中，大约要跑1万步。如果把每一步对地面的压力加起来。那么每一只脚大约付出了1千吨的力。

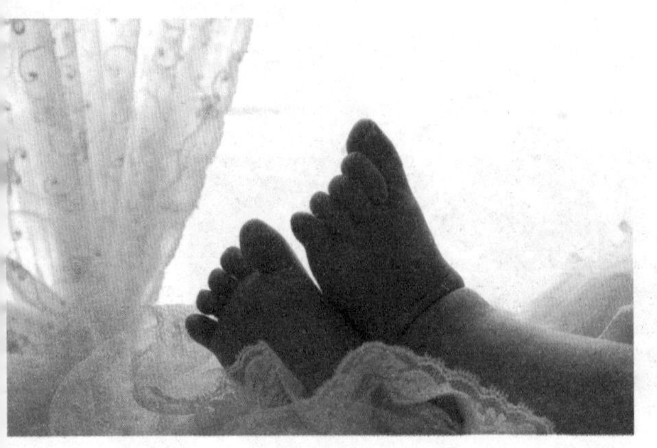

赤脚是保持脚健康的好方法。绕着操场或沿着走廊有组织地进行慢跑活动有利于脚健康。实践证明，推行孩子赤足训练一段时间后，绝大多数儿童体质增强了，身高、体重增长很快，甚至伤风感冒也很少发生。

赤脚还可减少因穿鞋不当而引起的鸡眼、脚癣、脚部软组织炎症等。医学研究证实，经常赤脚行走，可以调节机体内许多功能，使人感到轻松愉快，还能预防感冒、神经及心血管疾病。当坐着时，可以交替抬起脚，让它不断摇动，以保持肌肉强健。

虽然穿鞋可以保护双脚，但是

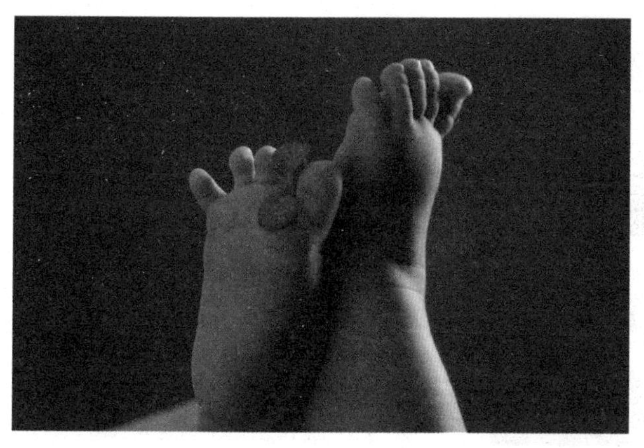

科学家们也指出，随着文明的发展，一些人用一切可以利用的材料把脚复盖起来。一些鞋袜不适合脚的生长发育，使脚在推进人体运动中的杠杆作用不能充分发挥。因此，选择合适的鞋子对于保证脚的健康十分重要。

皮鞋、布鞋都能使脚舒适健康，能使脚“呼吸”，排除湿气。而人造革和全橡胶的鞋就没有这种优点，不适于连续穿。

对于经常进行散步、跑步活动的人，如果锻炼方法不当，会造成足伤。美国足类运动医疗协会曾对跑步者提出下面几点建议：

（1）选取适合自己双脚的跑鞋，鞋底应厚而不硬，这样可以减轻运动中的颠震，保护双脚

（2）跑前跑后，要做些伸展小腿的运动。

（3）病后或因故中断跑步进行恢复活动时，运动量要逐步加强。

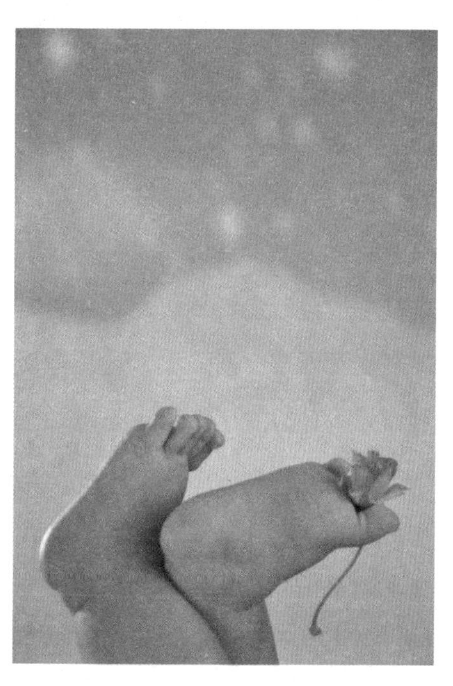

（4）在某些情况下，如小腿酸疼或其他不适，减少跑步距离和速度比完全停止跑步要更健康。

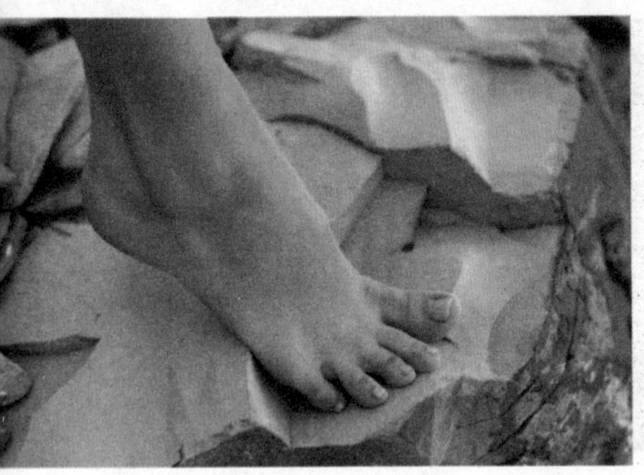

（5）最好不要在水泥、柏油路上跑，而在平坦的草地上跑更好。

脚底按摩对神经方面的病痛疗效最显著，更适合于慢性病患者。只要持之以恒，经过一段时间的按摩，不但可治愈慢性病，而且其他器官也会因按摩而强壮，这是有百利而无一害的治疗兼保健良方。

还需要特别注意的是千万不要用凉水冲脚。因人的脚部是血管分支的末梢部位，脚下的脂肪层较薄，保温性差，脚底皮肤温度是全身最低的部位，极易受凉。如果夏天经常用凉水冲脚，会使脚受凉遇寒，然后通过血管传导而引起周身一系列的复杂病理反应，最终导致各种疾病。脚底的汗腺较为发达，如果突然用凉水冲脚，会使毛孔骤然关闭，引起排汗机能迟钝，脚上的感觉神经末梢受凉水刺激后，正常运转的血管组织会剧烈收缩，日久会导致血管舒张功能失调。诱发肢端动脉痉挛、红斑性肢痛、关节炎和风湿病等。

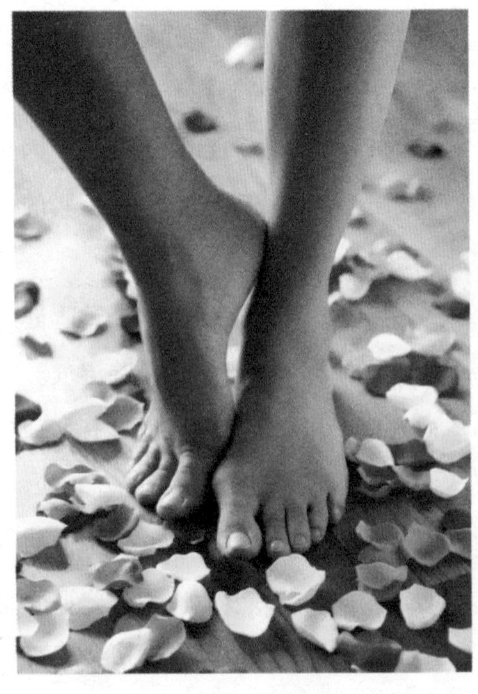

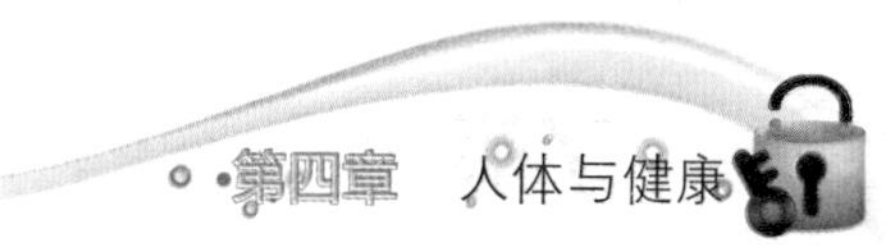

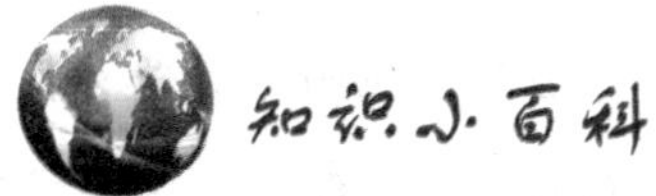

宋美龄长寿的秘密（三）

（8）用的是最普通的化妆品

许多人认为，宋美龄用的化妆晶肯定是全世界最高级的。其实不然，说了也许大家不相信，她用的化妆品是最普通的，价格也是便宜的。而且，她画眉用的黑膏，竟然是她吩咐随从用废报纸烧成灰做成的。每个刚到她身边的新随从，第一件事就是按她的意思，为她烧废报纸，报纸烧成灰后，放在小碟里，加上自来水，调成稀泥状，这就是她画眉的黑膏。

其实，宋美龄对化妆品的功用有自己的解释。她说："化妆品全是冲着那些爱美又有虚荣心的女人来的，是要从女人口袋里掏钱的。化妆品这东西我看透了，是早晨的露水。迄今为止，世世代代最令人困惑和头痛的事就是衰老。生命如此美好，活着又如此千姿百态。然而，人这个动物，五分贵贱贤愚，最后的终点站是去见上帝。古有道家炼丹，今有医学冷冻，还有改变基因。殊途同归，都是想抗拒衰老，想尽办法留恋人世。于是，这些等级不同的五花八门的化妆品就产生了。它好像会让人留住青春，其实是不可能的。化妆品的功用，不在于对皮肤的保养，而是对人的心理的安慰，自己骗自己，实际年龄是不会倒退的。岁月无情啊，人最重要的还是健康。我看抗衰老的办法就是少吃多运动，少懒多动脑，少愁多寻乐，笑一笑百年少，这个道理谁都知道，碰到具体问题就难做到了。"

（9）钟爱中国绘画

阅读书刊是宋美龄常年保持的习惯。她每天必翻阅纽约各大英文报纸。空闲时就画国画、写毛笔字。从二十世纪五六十年代起，宋美龄开始学习画画，而且逐渐成为她最喜欢、也是她最下工夫的晚年业余消遣。她在台北时，特地聘请了当时两位中国画名家做国画教师。在她的客厅、卧室里，没有古董和名画，挂的都是她的旧作，有的画上还有蒋介石的题词。

宋美龄钟爱中国绘画，她学画的热诚，几乎到了废寝忘食的地步。这种对艺术境界的追求，使她的精神集中，忘却时光的流逝。

一般画家多长寿，因为绘画时必须精神集中，杂念尽除、心平气和、神意安稳、意力并施、感情抒发，使全身气血通畅，体内各部分机能都得到了调整，大脑的神经系统获得平衡，并有效地促进了血液循环和新陈代谢。同时，欣赏名画，也是一种追求艺术境界，美化生活的享受，并从创作与欣赏中汲取“精神的营养素”，陶冶人的性情，排除忧虑和烦恼，故绘画与欣赏名画，能促使人身心健康，从而达到延年益寿的目的。

宋美龄逝世后，海内外，不管是官方还是民间，不管是学术界还是政界，对她的评价极高。

在美国，各主流媒体都以显著位置报道宋美龄逝世的消息。《纽约时报》、美联社、CNN等主流媒体都及时发布了相关消息。《时代》周刊称宋为“钢铁塑成的花朵”，并以此为主题发表悼念文章。欧洲和日本等国的报纸刊物，把宋美龄逝世当作新闻事件一样，都将有关文字和图片放在了突出的重要版面。

在台湾，轰动更大。当时正在美国洛杉矶访问的国民党主席连战听到宋美龄逝世的消息后，立即改变行程，赶赴纽约等

宋美龄是民国政治舞台上的一个关键人物，她集美貌、财富、权力、荣誉于一身。

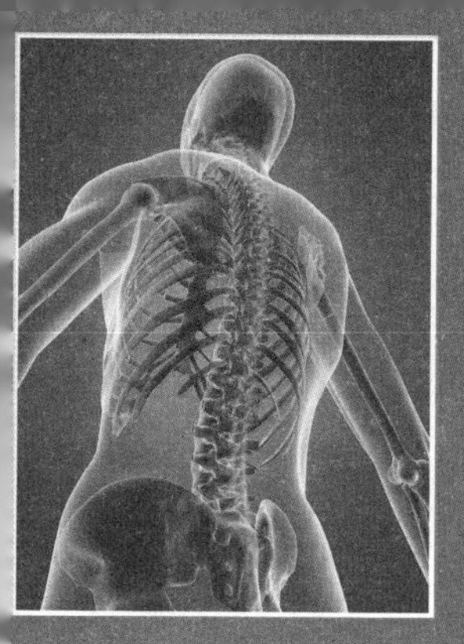
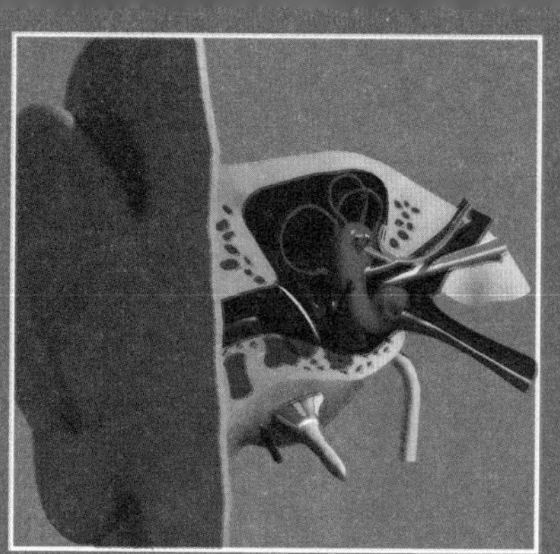
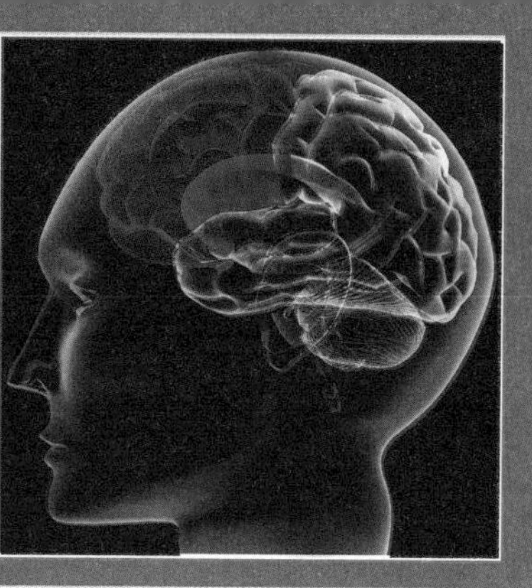

第五章

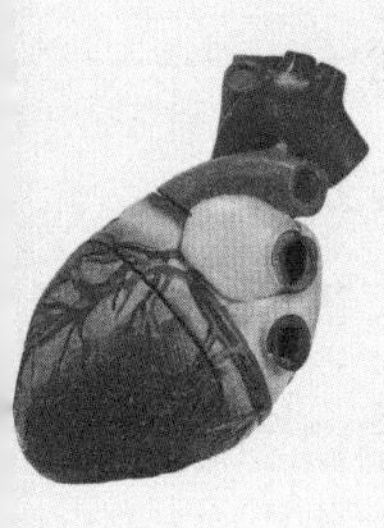
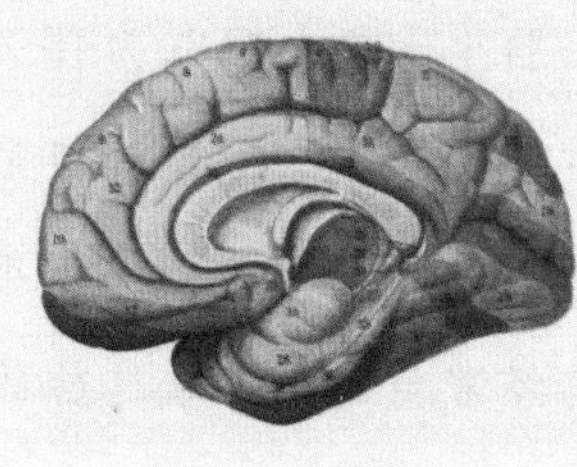
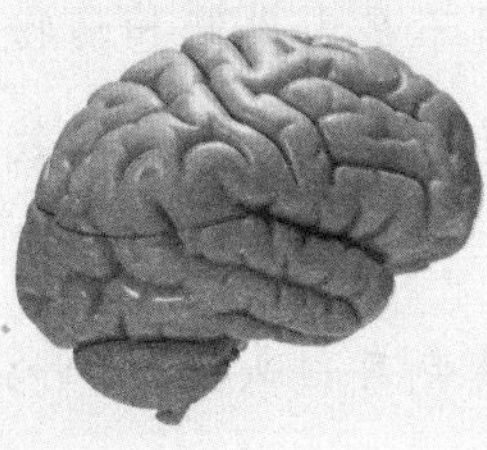
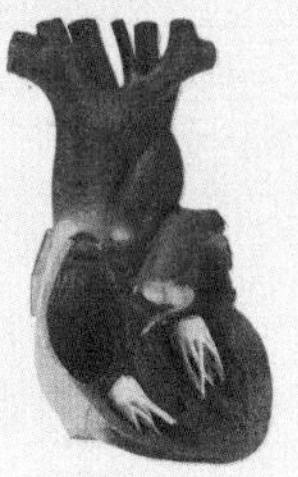

人体内部的奥秘

人类生命开始于一个单细胞——受精卵。这个生命的基本单位不断地分裂，最终形成了由1000万亿个细胞构成的人体。这些细胞分为200多种不同的类型，如脂肪细胞、神经细胞和骨细胞等，每一种都有其独特的功能。每个细胞多包含的基因不仅能构建单个细胞，还能构建整个人体。

为什么人们会衰老死亡？为什么有些妇女会生出双胞胎或者多胞胎，是不是人也能和动物那样一胎生十多个呢？为什么有些人拥有特异功能？为什么大多数人用右手吃饭写字做事，但是有部分人却用左手，甚至两个手能同时写字？为什么会看到一些年轻人甚至小孩子就会有白头发？……是不是经常会遇到一些这样的问题，让你百思不得其解？你是不是对这些越来越感兴趣呢？是不是对自己的身体更加好奇呢？很多人都会有这样的困惑。

本章主要是满足读者对人体一些常见问题进行解释，通过本章的阅读，会对身体的一些奥秘有些了解，但是，想要了解更多人体奥秘，就需要读者以后自己去寻找和探索。

“长生不老”的科学探索

古往今来，“长生不老”成为多少人的梦想。如今，随着现代科学技术的迅猛发展，科学家们对这个横亘于人类社会文明史的千古梦想进行了有益的探索，并且已经取得了一定的成果。

（1）寻找生命时钟

多年来，科学家们一直在寻找导致细胞死亡的基因，但始终没有结果，但由此却发现了一种叫端粒的存在于染色体顶端的物质。端粒本身没有任何密码功能，它就像一顶高帽子置于染色体头上。在新细胞中，细胞每分裂一次，染色体顶端的端粒就缩短一次，当端粒不能再缩短时，细胞就无法继续分裂了。这时候细胞也就到了普遍认为的分裂100次的极限并开始死亡。因此，端粒被科学家们视为“生命时钟”。

科学家由此又开始研究精子和癌细胞内的染色体端粒是如何长时

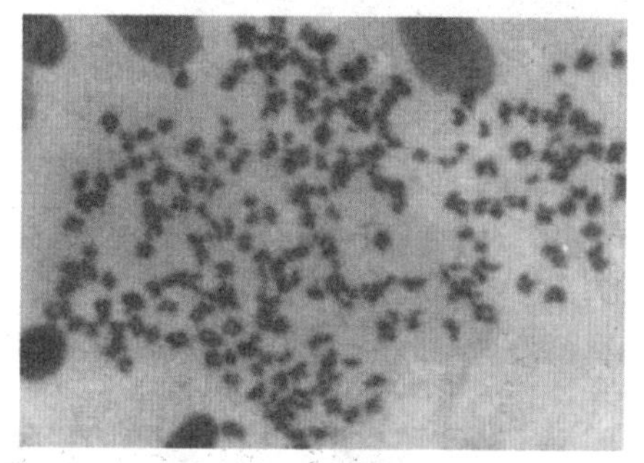

腹水癌细胞染色体·肺癌

间不被缩短的原因。1984年，分子生物学家在对单细胞生物进行研究后，发现了一种能维持端粒长度的端粒酶，并揭示了它在人体内的奇特作用：除了人类生殖细胞和部分体细胞外，端粒酶几乎对其他所有细胞不起作用，但它却能维持癌细胞端粒的长度，使其

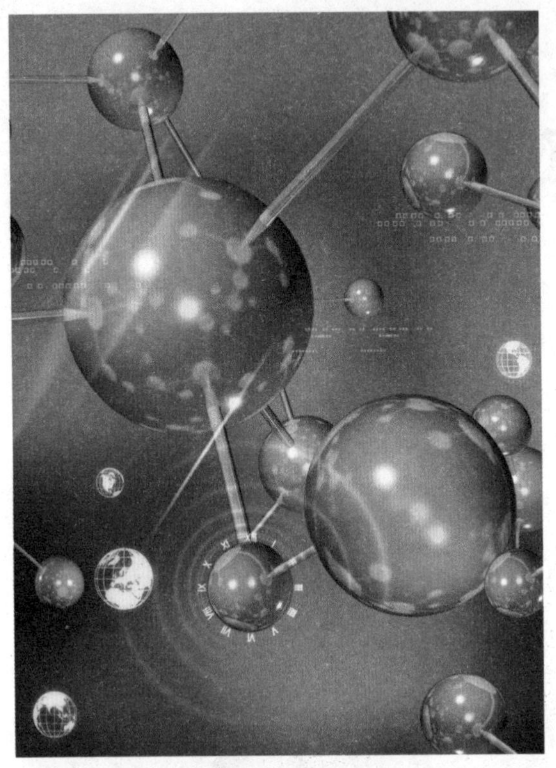

无限制扩增。端粒酶研究走在世界前列的美国，正在倾注全力寻找能调控端粒酶产生的基因物质，以便生产出延缓衰老、抑制癌细胞增殖的药物。

其他与寿命有关的基因也在不断地被发现，它们的工作原理与端粒相似。科学家们不但希望能找到人体内所有的生命时钟，更希望能找到拨慢时钟的方法，使人类“长生不老”的梦想得以实现。

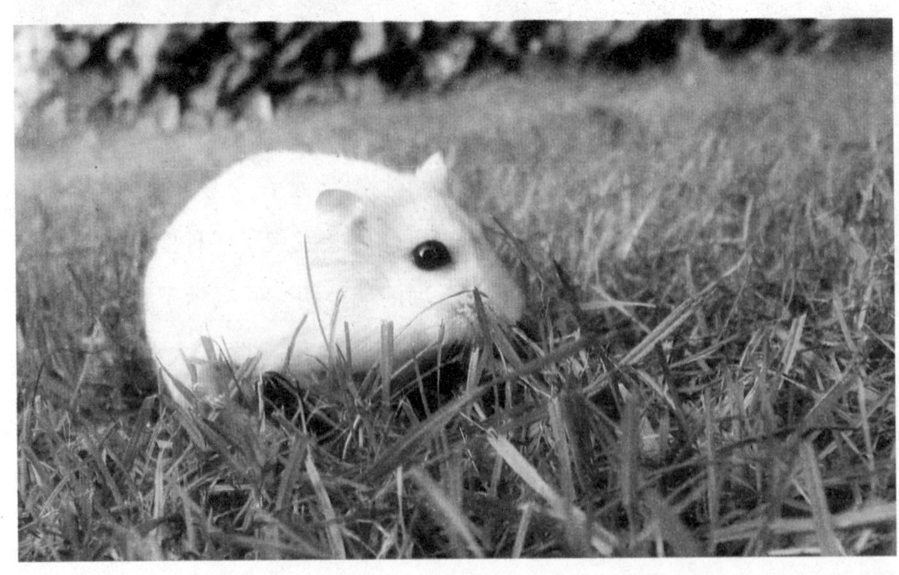

（2）节食可以延年

60年前，美国的生理学家克莱夫·马克·凯和他的助手有惊人的发现：大量减少老鼠食物所含的热量，老鼠反而延长寿命1/3，从过去的3岁变成4岁。不仅如此，减少饮食的老鼠看上去显得年轻，很少患有和衰老有关的疾病。从那时起，人们在其他许多动物身上重复这个试验，从单细胞纤毛虫到软体虫，从苍蝇到鱼类，其结论几乎完全相同。那么，人类是否也这样呢？

在过去的10年中，科学家已经基本揭开了“低热量食物延缓衰老”之谜，但能不能延缓人的衰老还不清楚。对人进行实验，哪怕对类人猿进行实验要复杂得多，费用高得多，时间也长得多。况且，正如实验所表明的，人轻易不肯接受某种饮食限制，即使他们这样做对健康有利。

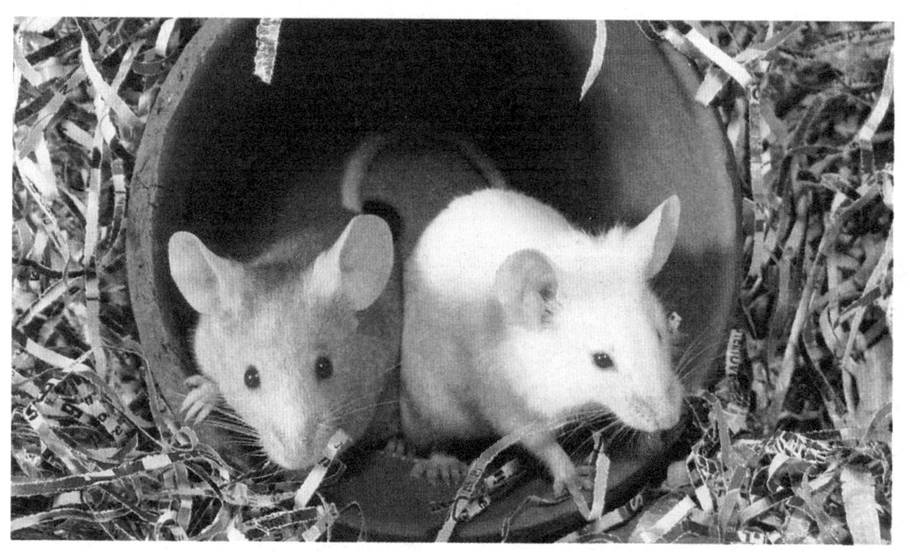

科学家在实验室对老鼠进行了实验，使老鼠饮食所含的热量比通常少30%~50%，但维持生命的蛋白质、脂肪、维生素和无机盐不减少。结果，被实验的老鼠比同岁正常饮食的老鼠重量轻得多，寿命也

都延长了。这表明，限制热量是延缓衰老的主要方法之一。

研究还表明，限制热量不必从童年开始。如果从中年起采用低热量食物，老鼠的寿命将增加10%～20%，并减少患癌症的可能性。

目前，还没有对人体进行类似的实验。不过，可以说，对老鼠有益的现象对人同样适合。在日本的冲绳岛上，居民传统的饮食习惯为低热量、高蛋白质，结果岛上百岁和百岁以上的老人是日本其他地方的40倍。

（3）心跳慢寿命长

心跳与寿命之间是否存在某种内在联系？心跳慢的人是否比其他人寿命长些？这是日本名古屋大学医学系第一内科的林博史讲师目前正致力研究的一个课题。

“类似寿命短暂的老鼠这样的小动物，心脏的跳动特别快，而作为动物界长寿者的马和象，它们的心跳则要慢得多了。”时间生物学的这一公式，揭示了体重、心跳数与寿命之间的关系。近年来的研究表明，人类也存在类似现象。因此，通过适当的运动锻炼身体，增大心脏的耐受力，控制心跳数，也许将成为人们延长寿命的一种行之有效的方法。

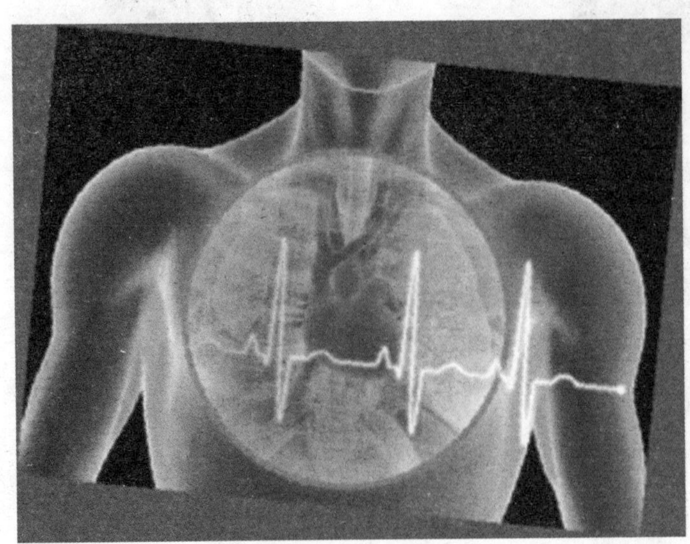

林博史讲师通过搜集大量第一手资料，对心跳与寿命的关系进行了深入研究。体重仅30克的鼷鼠，其心跳数高达每

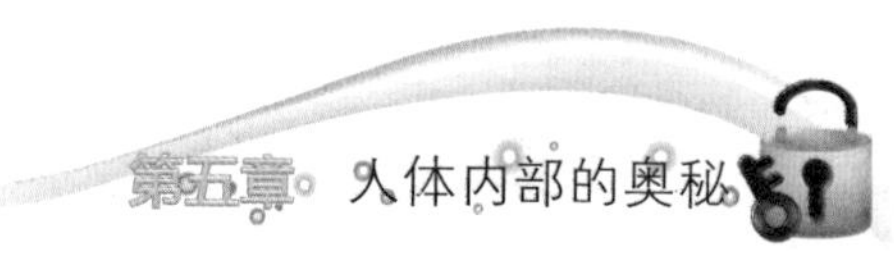

分钟600次，体重1.8千克的猫，却一下子减到了每分钟200次。体重

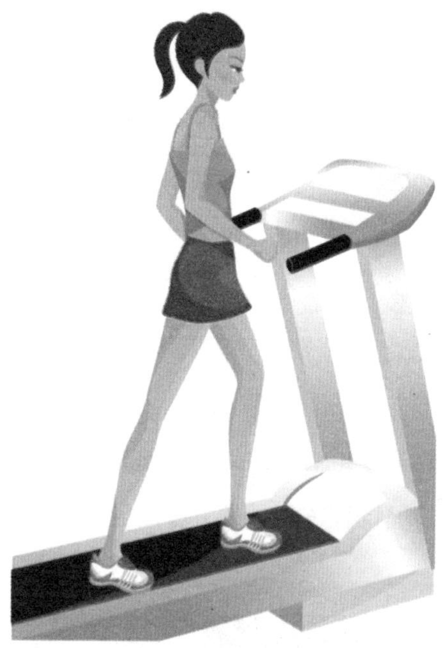

80千克的人，每分钟平均心跳80次，而重达3吨的大象，每分钟仅心跳20次。研究表明，心脏的跳动周期（完成一次收缩、扩张过程所需的时间）与动物的体重成反比。此外，健康人群中，体重50千克者的每分钟心跳数为90次，100千克者则为75次。由此看来，人的体重与心跳也存在着类似的反比例关系。

如果假设人的平均寿命为80岁左右，在综合考虑了日常生活等诸多因素之后，林博史认为，人一生的心跳数在15亿次至20亿次之间。当心跳数达到一定极限后，寿命便自然终结。

无论不同动物或个体间存在何种体重差异，心脏每跳动一次消耗的能量均为一焦耳，由于体重增加，会导致心跳数相应减少，动物

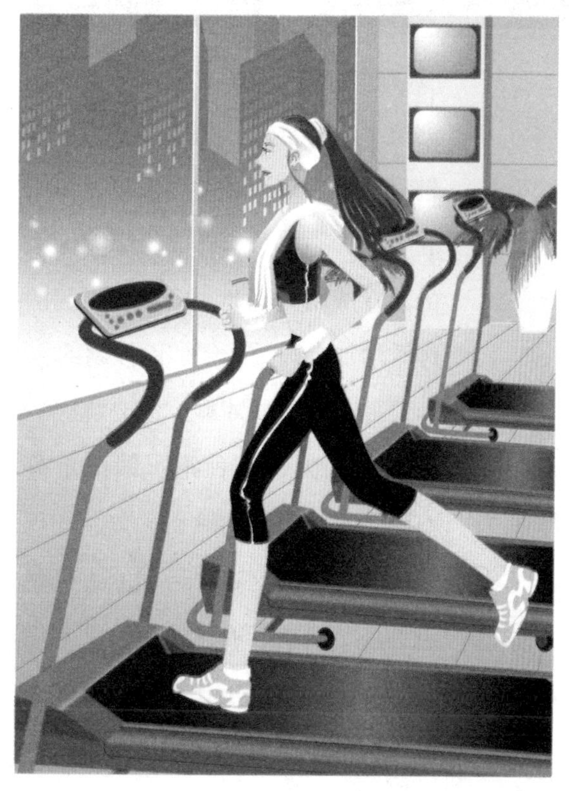

的代谢周期也随之拉长。每一单位

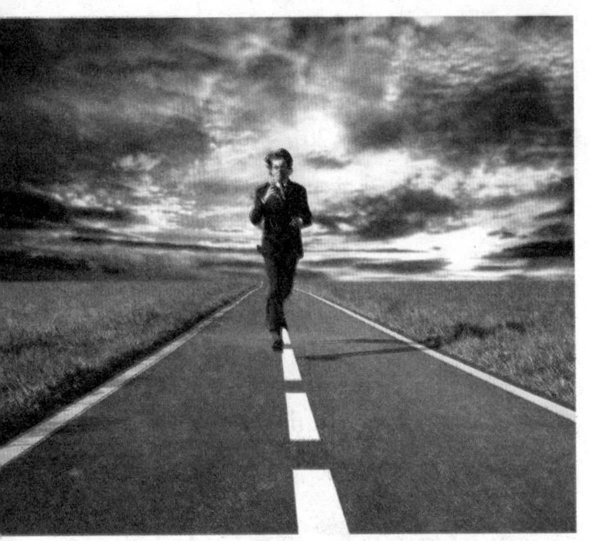

时间能量消耗的减少，为延长寿命创造了良好条件。相反，如果体重过轻，则会导致寿命的缩短，但肥胖会加大心脏负担，成为影响健康的潜在威胁。因此，由肥胖引起的体重增加，则是必须加以控制的。

那么，怎样才能放慢心跳呢？林博史认为，各种跑步锻炼十分有助于减少心脏的跳动次数。在现实生活中，缺乏这种运动的人稍稍动弹一下身子，心跳便会一下子加快，停止运动后也往往要喘上好一阵子时间。平时经常锻炼者，心跳不会出现明显的加快。即使剧烈运动后，心跳也能很快恢复正常。只有坚持锻炼，才能保持强壮的体魄和适宜的体重，使心脏能适应各种剧烈运动，避免出现心跳加快的不良反应。此外，心脏一旦出现异常加快跳动，应及时查明原因，进行对症治疗。在日常生活中，应尽量避免过度劳累，以减轻心脏的负担，对于酗酒等“玩的就是心跳”的不良生活习惯，则不宜倡导。因为保持合适的心跳，有助健康。

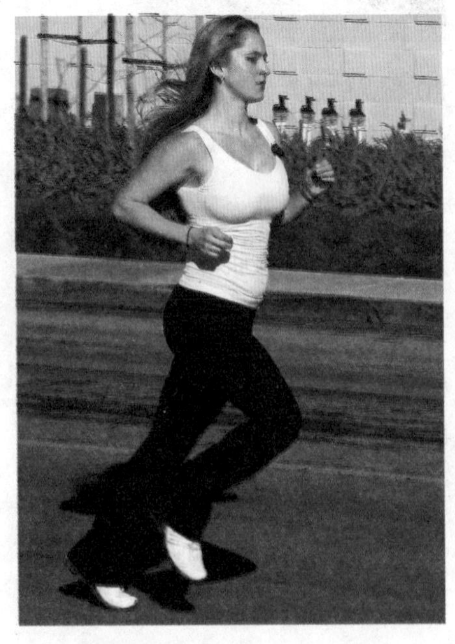

唾液的奇异功能

唾液在古籍中就被称为金津玉液，然而，现代科学发现，唾液蕴藏着是一个神秘的世界。

唾液，俗称“口水”，是由唾液腺分泌出来的，它们差不多全部被吞下，经胃肠道吸收入血。近年来，经过科学家的探索，发现唾液在维持人体的正常生命活动中，是不可缺少的“角色”。

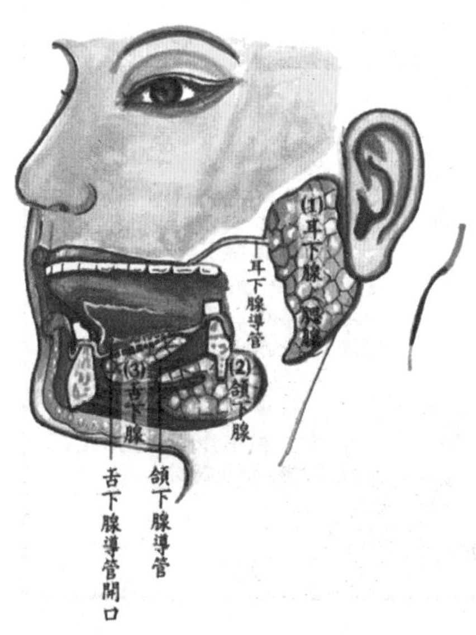

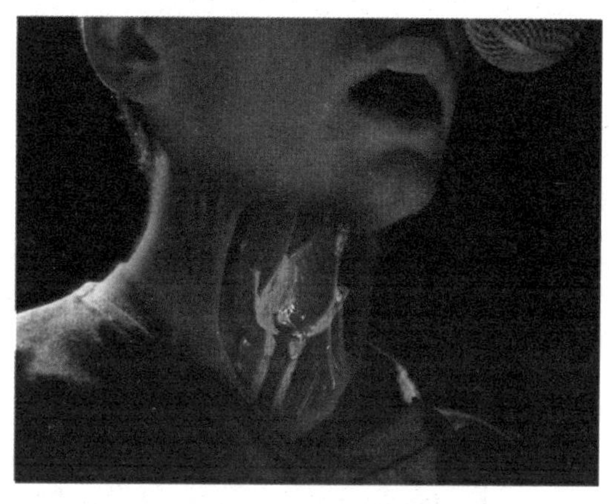

唾液中的淀粉酶能够帮助消化，唾液中的溶菌酶能杀死细菌，这是人们早已熟知的科学常识。

近年来，科学家发现，唾液还具有许多人们意想不到的“特异功能”。

唾液的成分与血液成分相似，唾液成分的异常，可用于疾病的诊断。比方说，唾液中含有一种“免疫球蛋白”，正常人这种蛋白含量是比较稳定的，患有细菌感染性牙病的人，免疫球蛋白的含量就会下降，相反，霍乱病患者其含量则增加。所以，通过检测唾液中免疫球蛋白能反映肠道的免疫状况。又如，肾功能不全者，其唾液中的尿素含量会有明显增加，成为确诊尿毒症的重要标志之一。

唾液不仅是诊断疾病的“助手”，也是监护病人药物用量的一面奇妙的“镜子”，病人服药后，在一定时间内采集其唾液，经过分析化验，就可知道该药在血液中的浓度。

更为诱人的是，从唾液中提取的某些成分，还能神奇地抵抗致癌物质。据报道，近年日本一位教授曾是一些常见的致癌物质，如黄曲毒素、亚硝酸盐和3、4-苯并芘，经过人的唾液处理后，再作用于细菌，结果发现细菌突变现象减少。据此，他认为，进入口腔的食物如能咀嚼30秒钟以上，就可基本上消除其中可能存在的致癌物质。

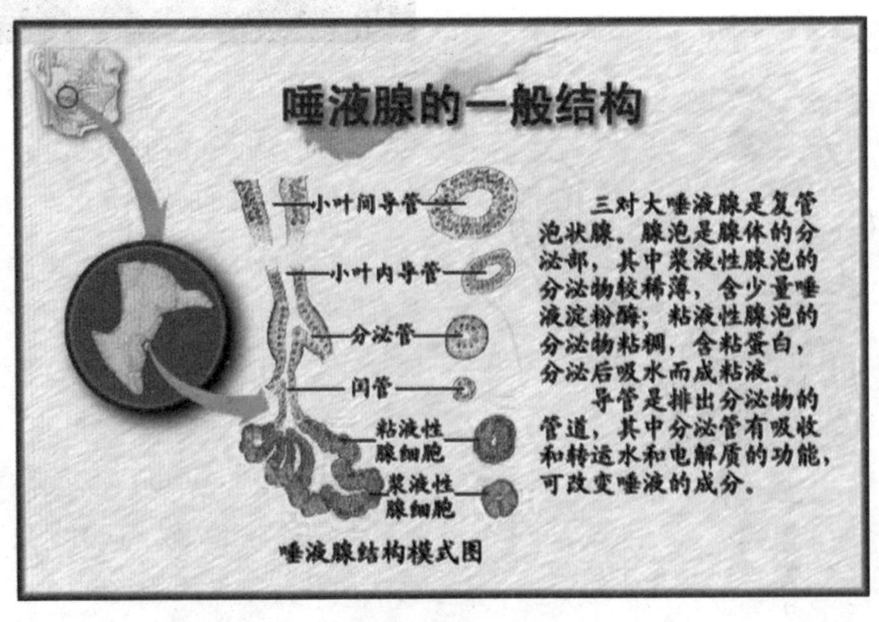

唾液腺结构模式图

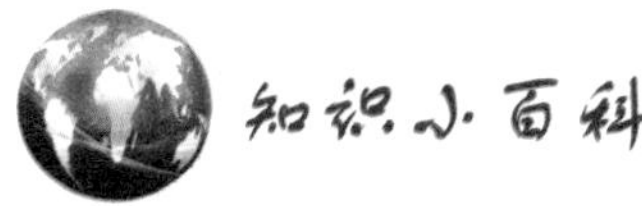

秋波之秘

热恋之人为何会含情脉脉呢？对瞳孔的研究也许会让你豁然开朗。

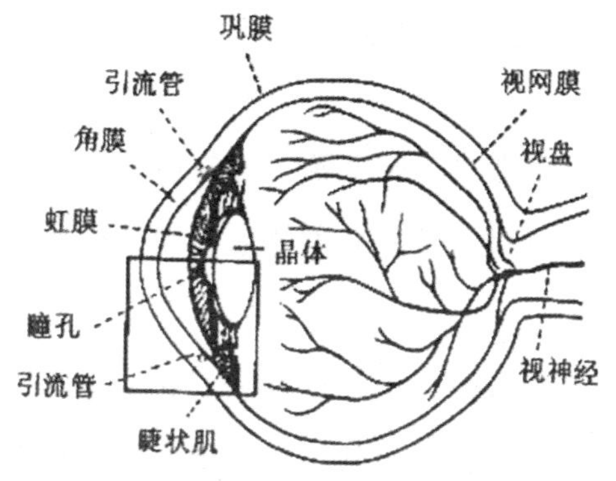

心理学家观察瞳孔的变化，即可了解当事人对某些事物的感受；不管他们怎样说，也隐瞒不了真情。

人高兴时，瞳孔会扩大；遇到憎恶或害怕的事物，瞳孔就缩小。例如见到毒蛇的图画，瞳孔自然缩小。留心观察瞳孔的变化，可以探出隐藏于心内的微妙感情或信息；看来，瞳孔是心灵的窗户。

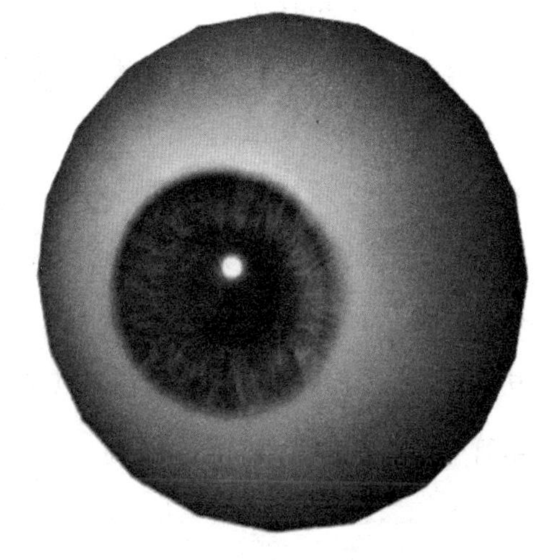

瞳孔清楚显示整个神经系统的状况。心理学家发现，学生做数学题时，瞳孔扩张、心跳加快，还出现其他精神紧张的迹象，直到求出答案才恢复正常。

瞳孔也受味道和气味影响。在某次市场研究中，研究员让一批人品尝多种汽水。从他们瞳

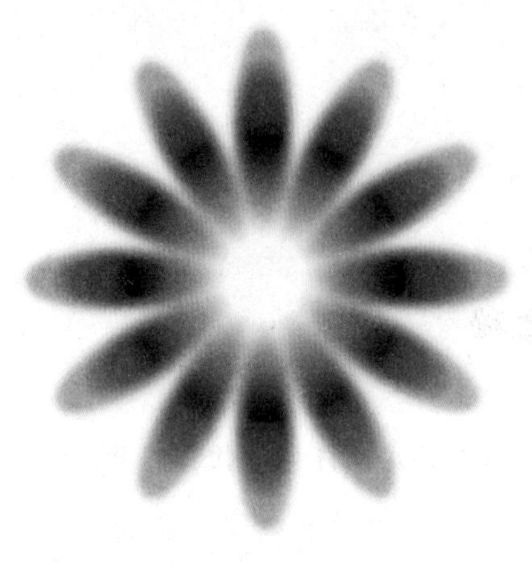

孔的扩张或收缩可以看出对各种饮料的喜爱程度，比他们说的还要准确。

因为瞳孔的变化无法控制，所以大可藉此测谎。在一次试验中，科学家发现女性看到男性模特儿的照片时，虽然口说无动于衷，但是双目泄漏了真情：瞳孔扩张了，可见她们其实喜欢看那些照片。

在另一次试验中，接受试验者看一套现代抽象画。奇怪的是，有些自称喜欢现代艺术的人，看到其中许多幅画时瞳孔都收缩，显示他们并不喜欢那些画。

观察瞳孔变化有很多用途。有些魔术师玩纸牌魔术可能并不高明，但无论暗插的是哪一张牌，他都能说出来，因为插牌者看见他翻到那张牌，瞳孔就扩大。

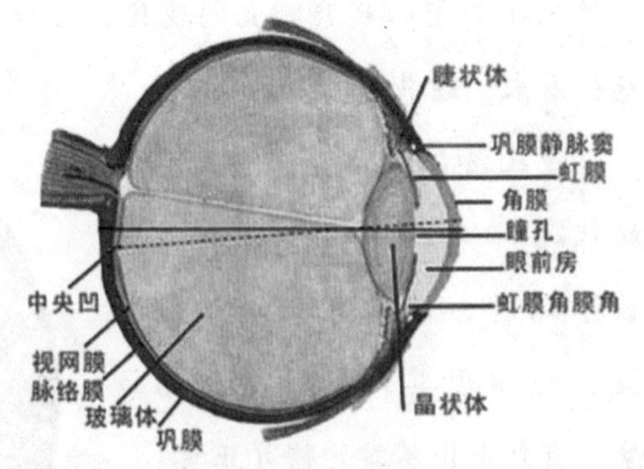

有些用途比较实际。心理学家探讨年轻人对父母的态度以及何时对异性发生兴趣，用的就是这种方法。至于应用范围最广的也许要算测验消费者对新产品、新包装和新广告的反应了。新商品得以推出，在超级市场内售卖，可能因为有人在测验中眼睛一亮，表示喜欢这种产品。

人体衰老之谜

多少年来，科学家们对于人体衰老的原因进行了不懈的探究，主要观点有：

（1）人类由于受到各种射线的照射，服用化学药剂，以及食物中含铁量过多等因素，体内会积累有害的自由原子基因。这种自由基因是导致人体衰老的罪魁祸首。美国路易斯维尔大学的生物学家从植物中提取出一种能消除动物体内自由基因的物质，用它去喂蚊子，使1200只蚊子的平均寿命从29天延长到了45天。据此，将来只要能把这种物质注射到人的体内，即能消除体内的自由基，从而延长生命。

（2）细胞老化是由于细胞中产生了导致老化的物质。美国洛克菲勒大学的细胞生物学家尤金尼亚从人体结缔组织细胞中分离出一种特殊的蛋白质，这种蛋白质只是在老化的、停止分裂的细胞中才有，而在年轻的细胞中不存在。她认为，这种蛋白质就是细胞老化的产物。也许正是这些老化的物质最终“杀”死了细胞。如能找到清除老化物质的方法，人类就能大大推迟衰老的进程。

（3）线粒体遗传基因变异的积累是人体衰老的原因之一。日本名古屋大学小泽高将教授与澳大利亚蒙纳修大学安索尼·利内因教授等人合作研究查明，存在于细胞内部为细胞提供能量的线粒体，其遗传基因很容易发生突变，变异的积累很可能是人体老化的原因之一。研究小组还发现，原因不明的肥大型心肌症、肌肉萎缩症，有些很可能是由于线粒体遗传的基因的突然变异所导致。据此小泽高将教授认为“线粒体遗传基因的突变过程就是人体的老化过程，如果人们能够采用饮食疗法，多多摄取具有防止细胞内能量生产线发生故障作用的化学物质醌和维生素C，也许能延缓老化的进程”。

（4）人体老化的关键步骤发生在大脑之中。苏联科学院动物进化形态和生态研究所通过用小灰鼠进行试验证实了大脑对身体的生理过程产生直接影响的理论。此外，他们在实验中还发现，移植的神经细胞得到恢复，即可加速细胞的生长。以上实验说明，免疫系统的功能是直接依靠于大脑的。据推测，人有可能学会有目的地支配自己的健康甚至加强意志。为此，该研究所指出：如果从遗传角度说人可活到大约200岁的话，只要对人脑做一次不太复杂的手术，这个年龄极限至少还可以往后推迟100年，即可活到300岁。

（5）细胞分裂有一定的极限，达到这个极限即会衰老死亡。美国科学家研究发现，人体细胞从胚胎开始分裂，连续分裂50代便全部衰老死亡，人的生命也就此了结，而癌细胞分裂了上千次，仍然生机勃勃。这是因为正常细胞与细

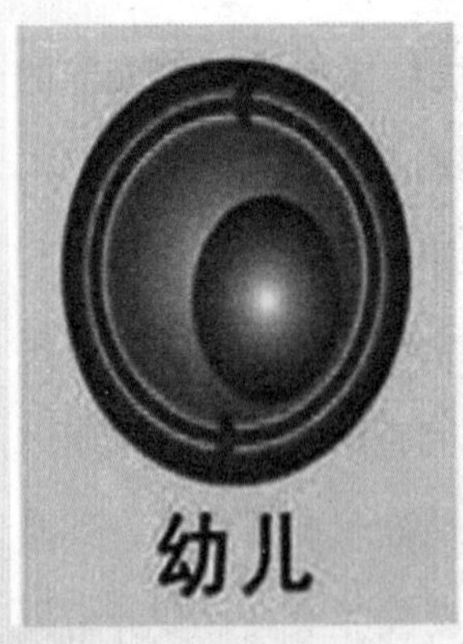

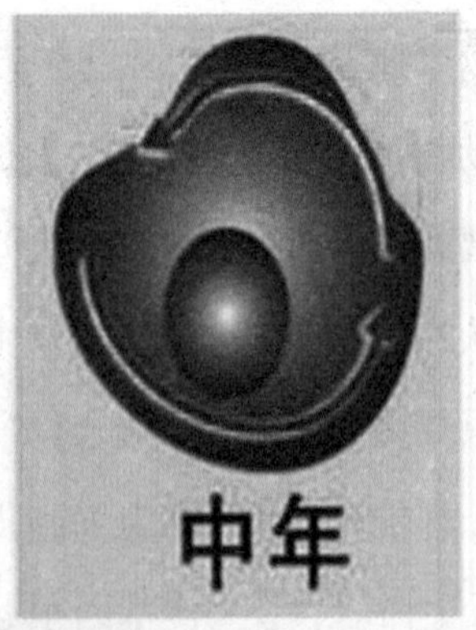

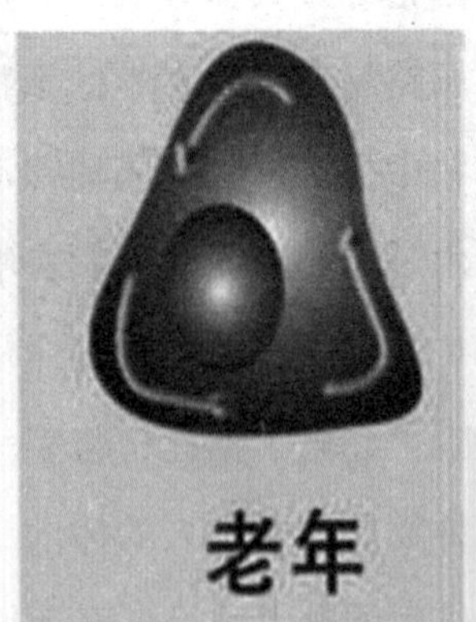

各个年龄层细胞基本形状区别

胞之间连接紧密，基本上不与外界进行信息交换，而癌细胞则不受什么约束，它与病毒或其他物质之间发生遗传信息交换，从而使癌细胞生生不息。有位科学家将哺乳动物的神经细胞核移植到去掉核的金鱼卵中，发现神经细胞核经过100次分裂也没有衰老的征兆。这如果在人身上得以实现，推迟衰老便可成为现实。

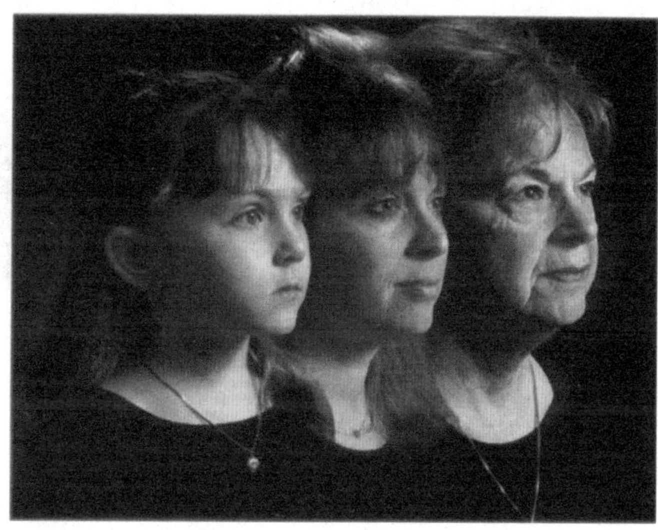

（6）日本的医学研究小组从黄果蝇体内发现了决定生物寿命的蛋白质。该小组培育出了长命系（寿命52天）和短命系（最长寿命35天）两个系列的纯系黄果蝇，找出它们的差别。结果发现，有一种长寿蛋白质在长命系的果蝇中大量存在，而在短命系果蝇中极少。这种蛋白质的分子量为76600。试验表明，如果将少量的蛋白质掺入果蝇的食料中让其进食，短命系的果蝇寿命能延长到41天，而长命系的则延长至61天。而且，即使死亡前喂食这种蛋白质，也能达到延长寿命的效果。同时，该小组还研制出一种对抗长寿蛋白质的抗体。结果确认，老鼠和人的胎儿中，早期也有与抗体起反应的蛋白质。将来如果能弄清这种蛋白质的机制，研究长生不老药的梦想将可能变成现实。

左右手的奥秘

在亚特兰大耶基·里吉纳灵长目动物研究中心，一只名叫温斯顿的大块头黑猩猩正接受一项试验：它伸出左手，从灵长类学家B·霍伯金手中接过一节塑料管，然后用右手掏出抹在塑料管内的花生酱。

霍伯金说："温斯顿习惯用右手。"然后他向等在一旁的年幼黑猩猩递去另一节塑料管。它用右手接过塑料管，并用左手挖出花生酱，它是温斯顿的弟弟。霍伯金说："这小家伙是左撇子。"

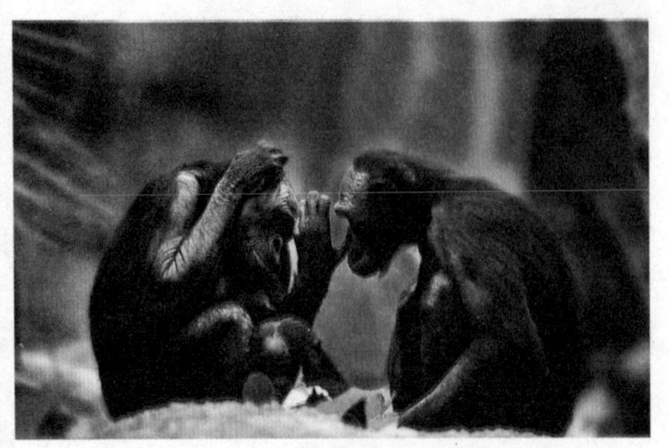

通过10年的研究，霍伯金有确凿证据表明：类人猿，包括人，都有左撇子和右撇子之分。在耶基·里吉纳中心，有1/3的黑猩猩惯于用左手，其余都是右撇子。

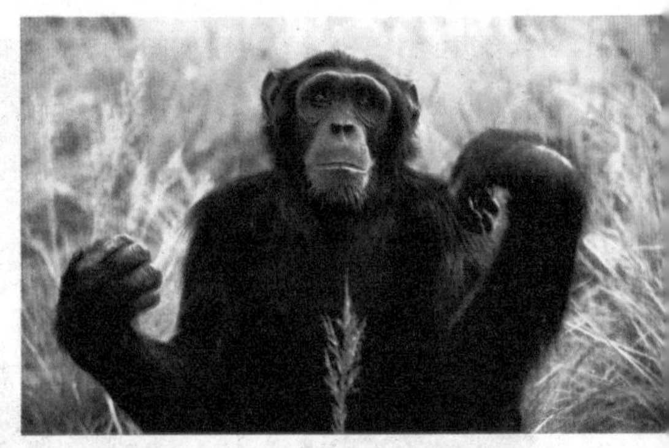

通过对温斯顿兄弟姐妹的研究，科学家发现了一个有趣的现象：越年轻的弟妹越趋向于左撇子。如果黑猩猩的左右手之分明确地与出生顺序有关，那么这一发现就会动摇关于人的左右手之分的研

究结论。

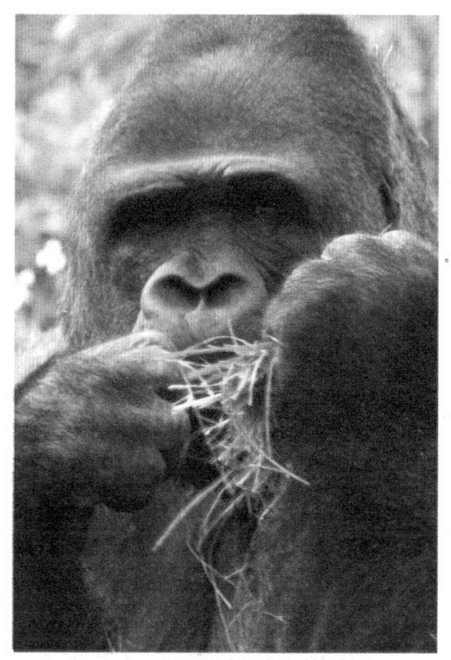

有人惯用左手，而有人又惯用右手，这一谜团难以解开的原因之一是因为这个问题与大脑有千丝万缕的深层联系。而发达的大脑是人类区别于其他动物的最明显的标志。

大多数灵长类动物的大脑两个半球，大体上平均承担着处理信息的任务。但人类却不一样，人的大脑左右两半球趋向于专业化分工。

几乎所有惯用右手的人都用左脑处理语言信息，而许多惯用左手的人则用右脑处理语言信息。由于惯用手的左右之分和语言是人类特有的两项属性，所以生物学家长期以来一直假定这两项特性是紧密相连的。

牛津大学的神经生物学家们的观点最为极端，他们甚至认为，人的左右手惯用性之分可追溯到20万年前的宇宙大爆炸似的基因突变。这次基因突变一次性地创造出大脑两半球分工、语言和更高的认知功能。

按照这种论点，人习惯于使用

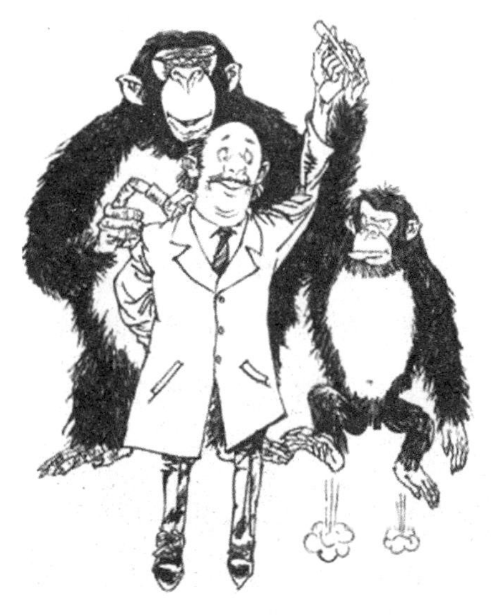

右手是人大脑分工的体现，也是遗传指令最显著的标志；正是这一遗传指令把人类与不会说话的、左右

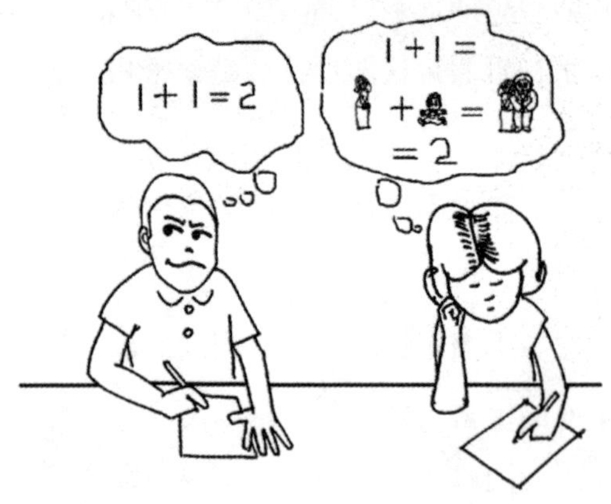

手均衡使用的野兽区分开来。

可是，人当中为什么又有左撇子呢？20世纪80年代，哈佛大学的神经生物学家认为他们已找到了答案。他们认为，绝大多数左撇子其实都是右撇子，只不过他们的左右半脑的中心颠倒了位置。

这种错位是在母亲子宫中受到超量睾丸激素的作用而形成的。这种观点多少带有中世纪的遗风。英文“左”（left字是从古英文意思为“虚弱”lyft一词演变而来的，而且在《圣经》中的意思left的意思是“被诅咒下火海”。

伦敦大学的神经心理学家C·麦克马纳斯说：“真正的问题是为什么几乎所有人都认为左撇子是一种缺陷？”麦克马纳斯所创立的左撇子遗传学模型是在这一学术领域广为人们接受的论点之一。

按照麦氏的模型，左撇子并不是缓慢变化的结果，而是突然出现于原始人群中的。起因是大约2万年至10万年前之间的第二次基因变异，发生在人们已普遍习惯用右手的许多万年之后。

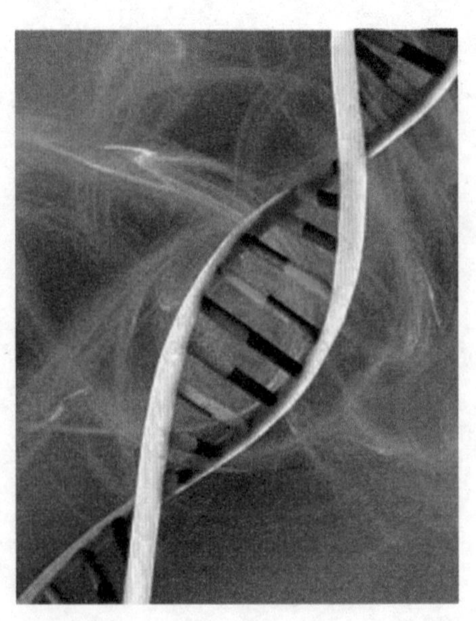

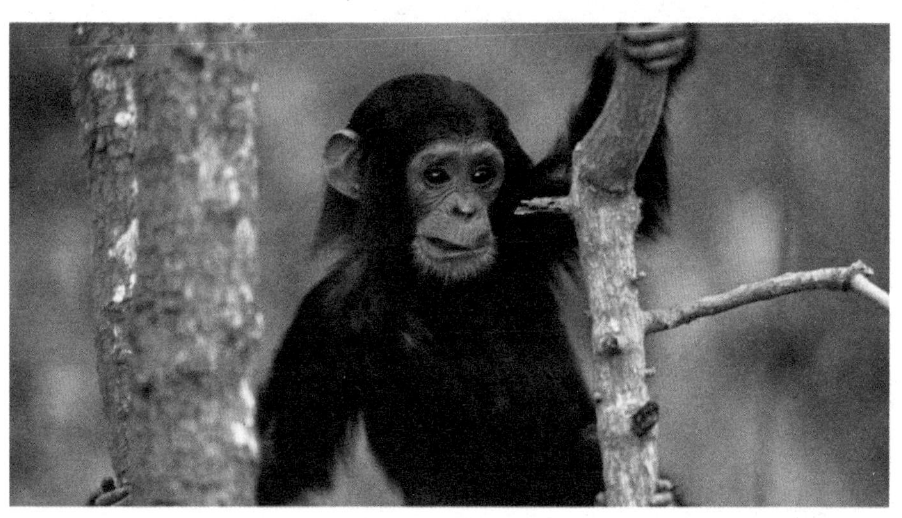

这次基因突变并非直接把基因编码成左撇子，而是阻断了成为右撇子的趋势，使其后代具有成为左撇子的50%可能性。这个理论能解释为什么几乎完全一样的双胞胎会一个是右撇子，另一个是左撇子，以及为什么既得到天赋才能，同时又心身失调的人多为左撇子。但如果对左右手分工进行编码只在人体中进化出来，那为什么有那么多黑猩猩也是左撇子？在霍伯金对圈养黑猩猩进行研究之前，灵长类动物学家们从未想到上述问题。

在野外，黑猩猩都均衡使用左右手。霍伯金说："它们只需一只抓树枝，另一只摘果子，因此不需要左右分工。但在研究中心的黑猩猩在完成精细的运动神经技巧时，则必须经常使用某一只手。"

尽管人类比黑猩猩更多倾向于惯用右手，但人类和黑猩猩的婴儿都趋向于继承其父母亲的用手习

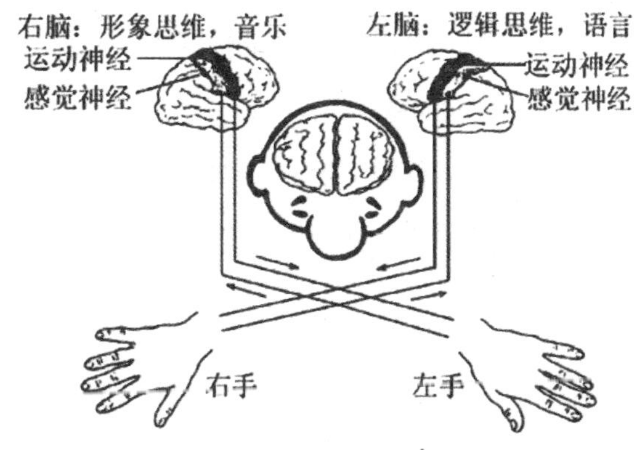

惯。霍伯金说："这看起来只能用于基因或基因组进行解释。"与麦克马纳斯和哈佛的研究小组不同，霍伯金认为，可通过两种途径成为左撇子：一种是缺乏负责成为右撇子的基因；另一种是虽然具备右撇子基因，但在发育过程中因失误而无法表达出来。

头胎和末胎出生的黑猩猩出现发育缺陷的机率最高，因此他们最有可能成为左撇子。霍伯金说："头胎黑猩猩中左撇子占50%以上。而第二胎出生的黑猩猩中，左撇子只占12%。"同时，如果人或黑猩猩在出生时就没有右撇子基因，也没有发育缺陷，那么他（它）的特性肯定与一组基因相关，而这组基因是相应于一些特殊才能而编码的。

霍伯金说："如果我们承认右撇子和左撇子都有遗传基础，那么最要紧的是能否把基因表达出来。均为右撇子的父母所生的左撇子下一代的健康会打折扣，反之也一样。"

有一种理论把左手右手惯用性之分看作是语言功能不对称性的外在表现。其实这种理论充其量也只是现代的颅相说。大脑扫描术证明，与左右惯用手之分紧密相关的是大脑运动控制部分，而不是语言部分。

新西兰澳克兰德大学研究左右手惯性的专家M·柯巴利斯说："使人分成左右惯用手的原因可能是人说话起源于手势语，这大概就是语言与人的左右手惯用性的间接联系。"

柯巴利斯说，人的左右手惯用性之谜和其他许多奥秘一样，不可就事论事地自行解开，因为它涉及到人们并不太了解的大脑。

多胞胎之谜

少数妇女一次妊娠可同时孕育两个或多个胎儿，这就是人们常说的双胞胎或多胞胎现象。这种现象是偶然的还是有一定规律可循?

著名的生命科学家西林教授通过对人类生育史的潜心研究，提出了一个有趣的“西林法则”即人类每妊娠89次，就有可能孕育一次双胞胎；每妊娠892次，有可能孕育一次三胞胎；每妊娠893次，则有可能孕育一次四胞胎。而一次生育四胞胎以上的产妇极其罕见，故不作为统计对象。另外，美国一家医学杂志最近公布的一项数据则认为：多胞胎发生率正在逐步提高，如四胞胎有可能在4100万名孕产妇中即发生1例。

专家们还认为，倘若没有多胞胎消失现象，人类的多胞胎至少是目前的三倍。70%以上的孕妇受孕后一般怀有两个以上的胎儿，但等到胎儿发育到4～5个月时就只剩下一个了。据分析有两种缘故：一种是胎儿着床不稳，除了一个胎儿扎根外，其余的被母体以某种方式吸收掉；另一种是“同室操戈”，即一个强壮的胎儿为了争夺母体营养，将另一个或几个弱小的胎儿吸收掉或遏制其发育。人体内常发现的牙、头发、躯干等“寄生胎”现象就可能是“同室操戈，相煎太急”的结果。这种观点若能成立，则可改变以往“人类基本是单胎生动物”的论点。

那么，人类一次最多能生育多少胎？1971年7月22日，意大利妇产科医生蒙坦宁博士，从一位35岁妇女的子宫中剖取10女5男计15个胎儿，这是一胎生育最多的世界纪录，但由于胎儿体重太轻，全部没有存活。另一名巴西农妇名叫莎达路，于1964年4月20日一胎生下8男2女计10胎。这10位兄弟姐妹个个活泼健康，现在全都满30岁并成家立业，成为世界上多胎一次存活的最高记录。

而女性在一生中生育多胎次数的最高记录，要数意大利58岁的德来莎。她于1984年生下了她的第73个孩子。自15岁结婚以来，她共生育了13胎单胞胎，15胎双胞胎，8胎三胎和1胎四胞胎，而且都活着。当她生下了最后一个小儿子后，因心脏病发作而施行了绝育手术，要不然她还不知要生育出多少奇闻趣事来，不过她创造的生育多胞胎的世界记录，至今尚未被要打破。

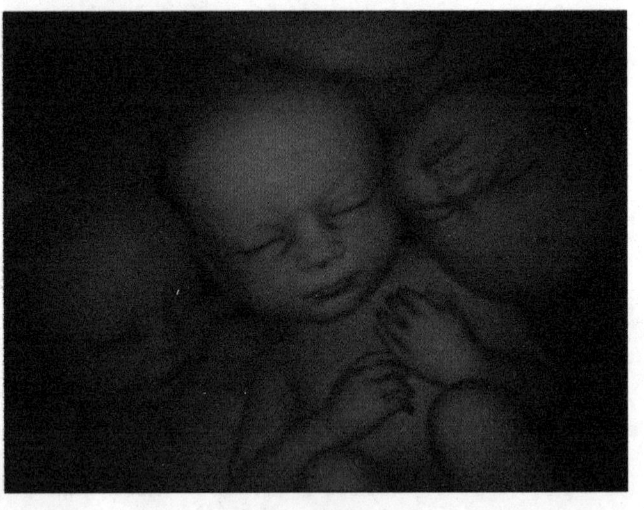

人们常常被一些双胞胎的相貌，甚至生活习惯、社会经历、患病症状乃至死亡等完全相似的现象所吸引，觉得神秘无比。那么，这些“酷似”的现象能否用科学去解释呢？答案是肯定的。

其实多胞胎有单卵性多胞胎和多卵性多胞胎之分。一般情况下，一个受精卵只能发育成一个胎儿，如果由一个受精卵在囊胚期分裂成两个以上的细胞群，并逐渐发育成两个以上的胎儿，便称为单卵性多胞胎。单卵孪生的胎盘只有一个，两个以上的胎儿各自有一条脐带与胎盘联系。由于这类多胞胎的遗传基因基本相同，因而他们的性别相同，甚至性格爱好、举手投足都几乎一模一样。

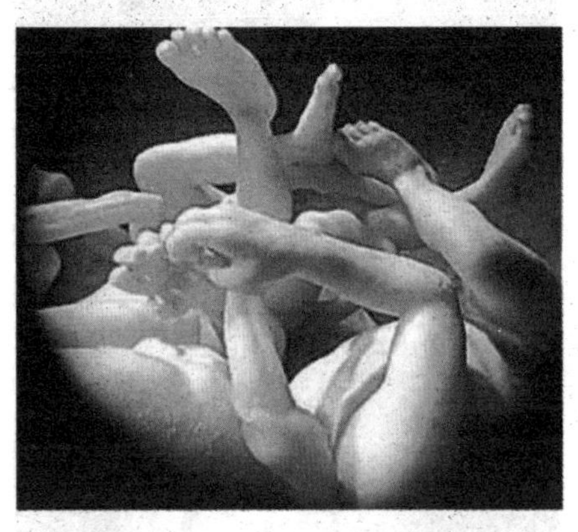

倘若妇女一次排出两个以上的卵细胞分别与精子结合成两个以上的受精卵，并分别在子宫内着床发育，继而发育成两个以上的胎儿，这类多胞胎便称做多卵性多胞胎。由于他们是两个不同的受精卵发育成长，各自有一个胎盘，其遗传基因也不尽相同，容貌体征未必相似，性格神态、言谈举止、志向情趣不仅存在差异，而且许多方面大相径庭。

研究结果表明，单卵性多胞胎与多卵性多胞胎发生的比例约为3：7，前者受先天遗传的影响较大，而后者的发育生长及性格形成则多受到后天环境的影响。

1990年1月15日下午，无锡市一妇女乐滋滋地迎来了“四小龙”。其中三条“龙”为一卵裂变而孕育，另一条“龙”为单卵单胎，这种由一个单卵三胎和一个单卵单胎合璧的四胞胎兄弟实属罕见。更为有趣的是，他们在血型上也可区别出来。经过血液学检查，老大、老二、老三的血型为B型，老四为A型。单卵三胞胎由于其遗传基因基本相似，有人预断他们长大后这三兄弟的外貌、体型及其神态举止将会十分相似，而四弟则在各方面与三位哥哥迥然相异。

拥有特异功能的人

据俄罗斯新闻网综合报道，目前，俄罗斯的科学家们通过研究一些拥有特异功能的人们为将来人类生命奥秘创造条件。这些被科学家们找来作为研究对象的人，有的可以记住数以万计的数字，有的能够任意弯曲自己的四肢，还有人可以用辐条刺喉咙，或者身体能像磁铁一样吸引金属物体，甚至还有人没有眼睛也能做自行车特技表演。总之，他们都是具有奇异功能的人。

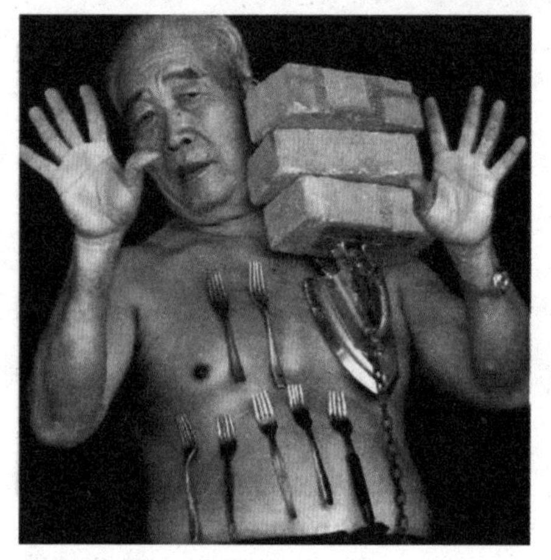

马来西亚华人托尼·李是一位建筑承包商，是一位及其普通的老人。但是他却具有科学家也无法解释的奇异功能。他的身体可以象磁铁一样，拥有强大的吸力，可以吸附所有铁制品和钢制品，最另人惊奇的是他如同X战警里的角色一样，可以自己控制这种奇异功能。现在，科学家发现，他的两个孙子也具有这样的功能。他经常在一些商业演出中表演这种功能。对他的研究也在秘密进行中，日本科学家甚至希望他能提供精子，可是70岁的老人拒绝了这一要求。

丹尼尔·斯米特，号称世界上最柔软的男人。他可以将自己的身体和四肢任意的扭曲，看到他千奇百怪的造型，你也许会问，这样扭

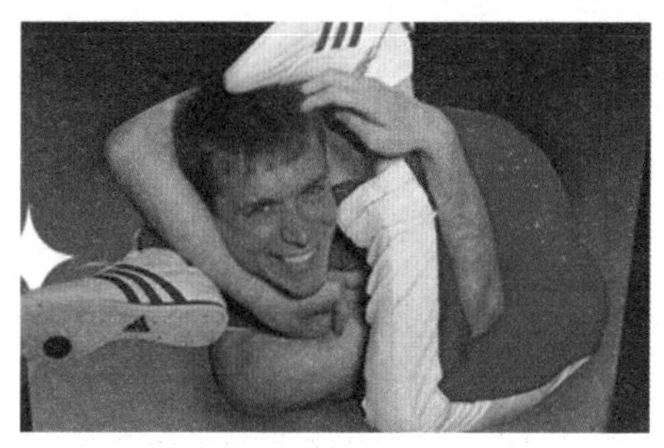

曲身体和四肢难道没有疼痛吗？原来丹尼尔具有的奇异功能之处就在于，他的四肢和身体非常柔软，而且他还没有疼痛感。

巴西人克拉吉奥·平托是一位更奇异的人。他可以将自己的双眼的95%的部分突出眼眶。他是一位穷人，但是因为这一奇异功能，让他逐渐摆脱的贫穷。科学家认为，他的眼睛可能比普通人多了很多肌肉和纤维，但是还是无法解释为什么他的眼睛却能不受任何损伤。

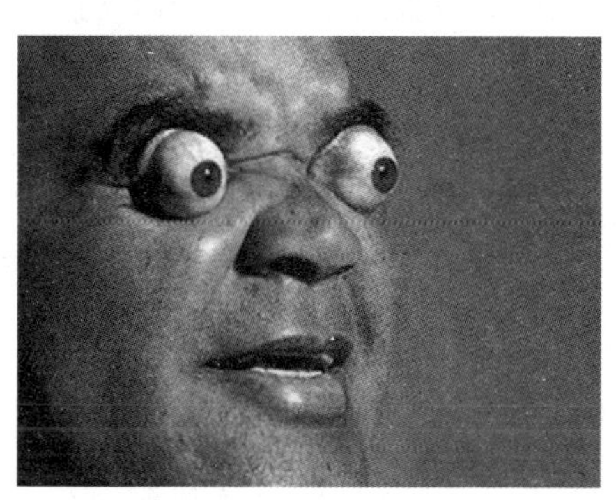

吉姆·克里特兰特是一位无法感知疼痛的人。在他的一生中也许他永远不知道什么是疼痛。他用铁钳插自己的喉咙，插自己的身体各个部位，但是他却永远感受不到疼痛。科学家得出结论，他的基因缺陷导致他的神经系统与普通人不同，可以说有缺陷，也可以说是一种奇异功能。

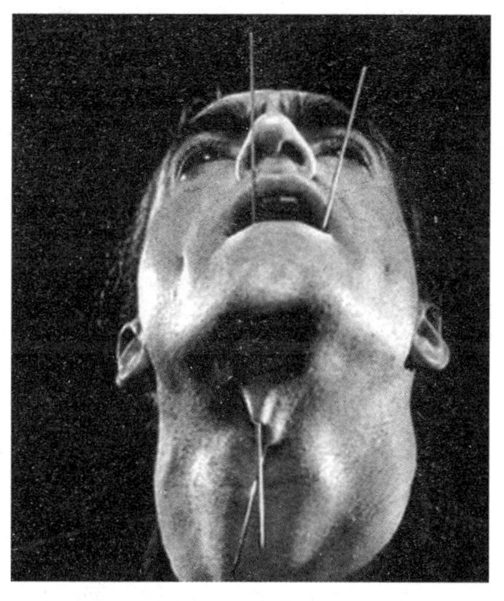

米歇尔·罗吉达是一位法国报幕员。他是法国最著名的节目“吃掉一切”中的明星。他拥有一个无人可以比的铁胃，他能吃掉自行车的辐条，玻璃，橡胶，自行车，电视机和其他东西。

马来西亚人拉塔克里施耐·诺差，是世界纪录保持者，号称“牙齿之王”，他的牙齿拥有无穷的力量，他至今保持着用牙齿拖动一辆火车头的记录。专家无法解释他的牙齿为何有这么强大的力量。

德尼尔·波尔是一位英国教师，他具有不同寻常的记忆力和语言天赋。从他出生时，他就创造了很多奇迹，1岁开始说话，5岁掌握第一门外语。虽然失眠症一直困扰着他，但是却没有阻止天才继续发挥他的奇异功能。现在，他会说英语、法语、芬兰语、德语、西班牙语、立陶宛语、俄语、罗马尼亚语、冰岛语、威尔士语等。而他最喜欢的是爱沙尼亚语，他表示还将继续学习新的语言。他还宣布，他将用一周的时间录制一盘学习冰岛语的教学录像带。

本·安德伍兹，是一位年青人，也是一位盲人。他的双眼在一次事故中受伤被迫摘除了。每次当他骑自行车的时候，人们就会惊奇发现，他是一个没有双眼的车手。原来是他用自己奇异的听觉，弥补了自己的双眼。他的听觉达到了普通人无法达到的一个程度。他甚至可以听清10千米以外的小鸟的叫声。他现在是美国的一位自行车特技爱好者，经常做各种自行车特技表演。有时候，你会在篮球场上看到这个拥有奇异能力的盲人。

人类的奥秘永远值得人们继续探索，生命的意义不在于惊讶这些现象，当科学家在研究这些奇异功能的时候，我们不禁会问，在我们中间还有多少这样的人呢？

为什么青少年长白发？

现代年青人少年白头的越来越多，在一些压力大、竞争激烈的岗位上，更是不时可见年轻的面孔上顶着一头沧桑的白发。专家表示，“少白头”的致病机理暂时还不很清楚，市面上的药、生发水都无法彻底根治“少白头”，只能通过一些综合性因素共同作用改善病情。少年白头有遗传背景。

经过医学从临床证明，绝大多数“少白头”病人都有遗传背景，一些病人长到一定年龄就会出现白发，先天性就是白发的也不乏其人。不过，专家至今还未发现致病的基因位点。只能推测是在有家族病史的情况下，由于精神、心理等因素作用，致病基因更易显现出来。基于现代人心理压力大、生活节奏快的现状，“少白头”出现得多也就不难理解。

对于一些声称可以使白发变黑的药物，医学证明：头发黑是毛囊中黑色素作用的结果，这些药物基本上有营养毛囊的作用，因此对黑色素也能起一定的营养效果。但是，这些药物最多只能降低黑发变白的速率，不能根治少白头，也不能使原有白发变黑。尽管如此，病人还是可以通过自身的努力，作出一定改善。如果遇到这样的情况，首先，病人要进行正确的咨询，避免因为白发而导致心情过度焦虑。其次，病人要适当放松精神压力，这可能是促使少白头加重的外因。第三，要有均衡的营养，因为毛囊的活力需要局部营养，而系统性的全身营养有助于头发获得局部营养，相形之下，身体虚弱的人头发更易变白。少白头的饮食防治现代医学认为，少白头的发生多与神经因素、营养不良、内分泌障碍以及全身慢性消耗性疾病有关。中医学则认为，此疾病主要是由于肝肾不足、气血亏损所致。先天性的少白头多与遗传有关，不易治疗；而后天性的少白头，除了根据病因治疗外，还应加强营养。实验表明，缺乏蛋白质和高度营养不良是早生白发的病因之一。饮食中缺乏微量元素铜、钴、铁等也可导致白发。

近年来科学家研究发现，头发的色素颗粒中含有铜和铁的混合物，当黑色头发含镍量增多时，头发就会变成灰白色；金黄色的头发中含有钛；赤褐色的头发中含有钼；棕红色的头发中除含有铜外，还含有钛。由此可见，微量元素与头发的颜色有密切关系。

为了防止少白头的过早出现，在饮食上应注意多摄入还铁和铜的食物。含铁多的食物有动物肝、蛋类、黑木耳、海带、大豆、芝麻酱等；含铜多的食物有动物肝、肾、虾蟹类、硬果类、杏脯干和干豆类等。要注意B族维生素的摄入，医学家现已确认，缺乏维生素B_1、B_2、B_6也是造成少白头的一个重要原因。应增加这类食物的摄入，如谷类、豆类、干果类、动物肝、心、肾、奶类、蛋类和叶蔬菜等，还要注意多摄入富含酪氨酸的食物。黑色素的形成过程，是由酪氨酸霉氧化酪氨酸而成的，也就是说，黑色素形成的基础是酪氨酸，酪氨酸缺乏也会造成少白头。因此，应多摄入含酪氨酸丰富的食物，如鸡肉、瘦牛肉、瘦猪肉、兔肉、鱼及硬果类食物等。此外，经常吃一些有益于养发乌发的食物，增加合成黑色素的原料。中医认为“发为血之余”“肾主骨，其滑在发”，主张多吃养血补肾的食品以乌发润发。